GANHE
MÚSCULOS

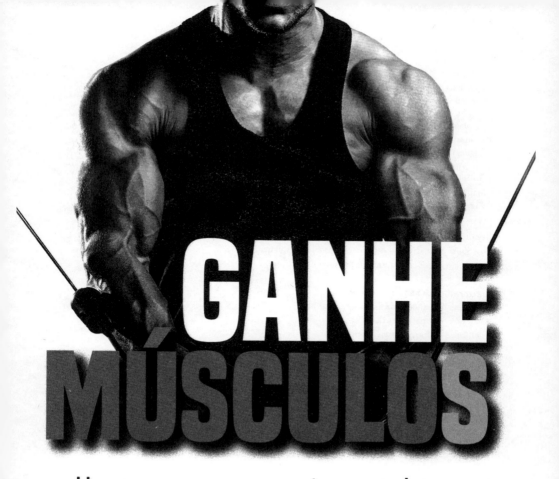

GANHE MÚSCULOS

Um programa para queimar gorduras, ficar mais forte e saudável

MICHAEL MATTHEWS

Tradução
Sandra Martha Dolinsky

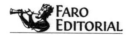

COPYRIGHT © 2022 BY FARO EDITORIAL
Esta publicação contém as opiniões e ideias do seu autor. Destina-se a fornecer informações úteis e material informativo sobre os assuntos abordados na publicação. É vendido com o entendimento de que o autor e o editor não estão envolvidos em prestar serviços médicos, de saúde ou qualquer outro tipo de serviços profissionais no livro. O leitor deve consultar seu médico ou outro profissional antes de adotar qualquer uma das sugestões deste livro ou fazer inferências a partir dele. O autor e o editor se isentam especificamente de qualquer responsabilidade por qualquer perda ou risco pessoal que seja incorrido como consequência, direta ou indiretamente, do uso e aplicação de qualquer um do conteúdo deste livro.

COPYRIGHT © 2022 BY WATERBURY PUBLICATIONS, INC.
Published by arrangement with the original publisher, Gallery Books, a Division of Simon & Schuster, Inc
© Michael Matthews

Todos os direitos reservados.
Nenhuma parte deste livro pode ser reproduzida sob quaisquer meios existentes sem autorização por escrito do editor.

Diretor editorial **PEDRO ALMEIDA**
Coordenação editorial **CARLA SACRATO**
Assessoria editorial **RENATA ALVES**
Tradução **SANDRA MARTHA DOLINSKY**
Revisão técnica **LEWIS DIAS**
Preparação **PAMELA OLIVEIRA**
Revisão **3GB CONSULTING E LÍVIA LEVINE**
Diagramação **ANNA YUE E FRANCISCO LAVORINI**
Capa **JÉSSICA WENDY**
Imagem de capa © **KYRYRLO SHEVTSOV | DREAMSTIME.COM**

Dados Internacionais de Catalogação na Publicação (CIP)
Jéssica de Oliveira Molinari CRB-8/9852

Matthews, Michael
    Ganhe músculos : um programa para queimar gorduras, ficar mais forte e saudável / Michael Matthews ; tradução de Sandra Martha Dolinsky. -- São Paulo : Faro Editorial, 2022.
    384 p.

    ISBN 978-65-5957-237-3
    Tradução de: Muscle for life: Get Lean, Strong, and Healthy at Any Age

    1. Musculação 2. Exercícios físicos 3. Nutrição 4. Saúde I. Título II. Dolinsky, Sandra Martha.

22-5895   CDD 613.713
            Índice para catálogo sistemático:
                1. Musculação

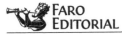

1ª edição brasileira: 2022
Direitos de edição em língua portuguesa, para o Brasil, adquiridos por **FARO EDITORIAL**

Avenida Andrômeda, 885 – Sala 310
Alphaville – Barueri – SP – Brasil
CEP: 06473-000
www.faroeditorial.com.br

Obrigado a todos que me ajudaram a criar este livro, inclusive Karyn, que primeiro tornou este projeto possível e depois uma alegria; Rebecca, que me fez parecer mais inteligente do que sou; Mary e Armi, que fizeram o trabalho de guardiãs da torre, como sempre; e a todos os outros que ajudaram a colocar este livro em suas mãos, leitor.

E obrigado, caro leitor, por seu apoio; obrigado a todos os homens e mulheres que carregaram minha bandeira ao longo dos anos e me inspiraram a continuar aprendendo e ensinando.

Isto é para vocês.

Sumário

Prefácio do Dr. Spencer Nadolsky   8

Parte I: O que temos aqui para você?

Funciona! Pessoas comuns, resultados extraordinários.

    Será você o próximo?   10

1. Por que *Ganhe músculos* é diferente?   16
2. A promessa   20
3. Quem é Mike Matthews e o que eu tenho com isso?   36
4. Como usar este livro   40
5. Como dominar o "jogo interior" do fitness   43

Parte II: O último conselho sobre dieta de que você vai precisar

6. Está tudo na composição de seu corpo: a fórmula de quatro etapas para menos gordura e mais massa magra   66
7. Bem-vindo à dieta mais fácil do mundo   91
8. O plano alimentar *Ganhe músculos*   112

Parte III: O último conselho sobre exercícios de que você vai precisar

9. As pequenas grandes coisas sobre ganhar massa magra (em qualquer idade)   174
10. Os 5 mandamentos da musculação bem-sucedida   187

11. Os melhores exercícios de força para construir
seu melhor corpo 205
12. Programa de treino de *Ganhe músculos* 256
13. As maneiras certas (e erradas) de acompanhar seu progresso 278
14. Guia prático de treino *Ganhe músculos* 288

Parte IV: O último conselho sobre suplementos de que você vai precisar

15. O guia do comprador de suplementos inteligente 304

Parte V: Começando

16. Perguntas frequentes 336
17. Epílogo 348
18. Bônus: material gratuito
(vídeos, ferramentas e muito mais!) 350

Apêndice 352

Planos alimentares para definição muscular 353
Planos alimentares para ganhar massa magra 359
Exercícios de musculação para mulheres 366
Exercícios de musculação para homens 371

Índice remissivo 376

Prefácio

Dr. Spencer Nadolsky

Conheço Mike e acompanho seu trabalho há anos, e ele é um dos educadores mais autênticos e eficazes na área de condicionamento físico baseado em evidências. Sua missão é espalhar o evangelho da alimentação saudável, bem-sucedida e sustentável, exercícios e suplementos, e, graças a livros como este, ele vem dando grandes passos para alcançar seu objetivo de ajudar milhões de pessoas comuns a chegar à sua melhor forma.

Ao contrário de muitos livros de fitness, *Ganhe músculos* não é um misto de pseudociência descarada e casos duvidosos usados para vender dietas restritivas, rotinas de exercícios improdutivos ou suplementos exagerados. É, na verdade, uma análise panorâmica, penetrante e – mais importante – prática da arte e ciência de ganhar músculos e força, emagrecer e continuar magro, em forma e saudável a vida toda. Não importa sua idade ou suas circunstâncias, os princípios e práticas simples, mas poderosos, ensinados neste livro transformarão seu corpo, e *rápido*. Eles funcionam para todos exatamente como Mike descreve, sempre. Ponto final.

Portanto, leia este livro, implemente seus ensinamentos e nunca mais precisará olhar para trás. Com sua saúde e seu condicionamento físico totalmente sob seu controle, seu corpo e, provavelmente, sua vida nunca mais serão os mesmos.

Boa sorte e boa viagem. Você está em ótimas mãos.

Dr. Spencer Nadolsky
Médico de família, especialista em obesidade e lipidologia

PARTE I

O QUE TEMOS AQUI PARA VOCÊ?

Funciona!
Pessoas comuns, resultados extraordinários. Será você o próximo?

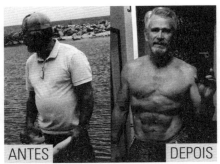

"Sou a prova viva de que, mesmo aos 62 anos, você pode ter um corpo forte e saudável do qual se orgulhar."
Lanny W.

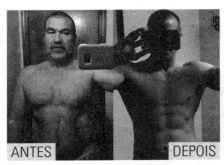

"Estou muito mais confiante e tenho mais energia, e o fato de as pessoas elogiarem meu corpo é um incentivo."
Darrel S.

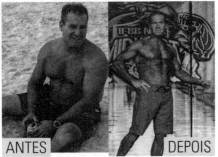

"ESSE PROGRAMA FUNCIONA! Basta aplicar os princípios que Mike estabeleceu para você. Confie em mim, o céu é o limite."
Brandon W.

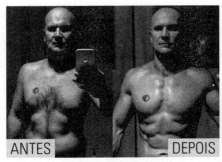

"Tenho mais energia. Acordo e praticamente pulo da cama (menos depois de trabalhar pernas). Eu me sinto ótimo, não chego à tarde cansado, não vejo a hora de encerrar o trabalho e ir para o treino. Estou na melhor forma de minha vida."
Daniel F.

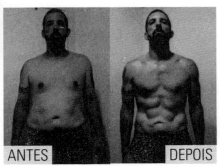

"Agora, amigos e colegas de trabalho me perguntam o tempo todo o que estou fazendo para ficar em forma, e sempre indico Mike Matthews."
Chad P.

FUNCIONA! 11

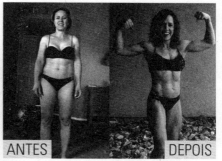

"Tenho mais energia que nunca. Minha autoconfiança é mais alta que nunca. As pessoas me perguntam o tempo todo o que eu faço para me manter em forma, e muitas têm metade de minha idade. Fazer compras agora também é mais divertido!"
Jean G.

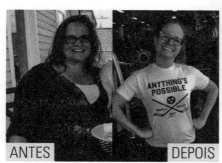

"Tenho mais confiança, é mais fácil encontrar roupas para mim, tenho mais energia, e meu casamento melhorou. Eu era viciada em comida; agora, meu vício é encontrar novos desafios e maneiras de me surpreender com o que sou capaz."
Stefanie C.

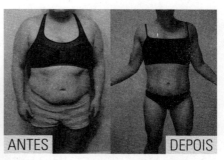

"Tenho mais confiança e energia, e provei que, se eu consigo, qualquer um consegue também! Sério, esse programa é a maneira mais fácil de perder peso. Se você o seguir, vai conseguir emagrecer, MESMO COMENDO SUAS COMIDAS FAVORITAS!"
Tina H.

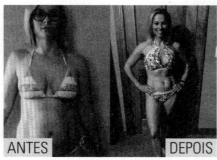

"Esse programa é superior a qualquer outro que existe. A questão não era só perder peso, mas também reservar um tempo para mim mesma, pois sou mãe, e encontrar uma maneira de me colocar em primeiro lugar. Tenho mais orgulho de minha força e de meus filhos me pedirem para fazer flexões diariamente – especialmente minhas meninas."
Amber L.

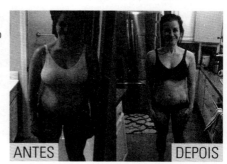

"Percebi que meu nível de energia aumentou, meu humor mudou para melhor, não luto contra desejos não saudáveis como antes e me sinto muito melhor."
Jenna H.

Os homens e as mulheres que você acabou de ver são como você. Estão na casa dos 30-60 e vieram de todos os âmbitos da vida e níveis de condicionamento físico. Alguns já estiveram em forma, outros sempre foram flácidos; alguns tentaram muitas dietas e rotinas de exercícios antes e fracassaram, e para outros tudo era novo; alguns tinham muito tempo e energia para malhar, outros tinham muito pouco.

Mas o que todos têm em comum é que seguiram meus princípios e programas de alimentação e exercícios para construir um corpo do qual se orgulham. Perderam quilos de gordura, ganharam quilos de massa magra e reduziram drasticamente o risco de doenças e disfunções, tudo isso comendo coisas que amam, fazendo exercícios que adoram e tomando poucos suplementos, quando tomam.

Quero lhe apresentar a história de alguns deles, que me inspiraram e me tocaram, e que são a prova definitiva de que, com o conhecimento e a orientação certos, *qualquer pessoa* pode alcançar uma boa forma física. Se eles conseguiram, por que não você?

A HISTÓRIA DE AMBER (42 ANOS)

"Eu nunca havia lutado contra o peso antes de meu terceiro bebê. Nos dois anos depois que ela nasceu, corri uma meia maratona e segui outros programas de levantamento de pesos, sem sucesso. Eu estava completamente desanimada e quase resignada à crença de que era por causa de minha idade ou estágio de vida.

"Quando não conseguia emagrecer, eu me sentia péssima. Estava sempre me cobrando, porque nunca havia me esforçado daquele jeito antes.

"Então, comecei a seguir o programa de Mike para mulheres e fiquei chocada com a rapidez com que emagreci. Fiz dieta durante oito semanas e perdi 6 kg, e não engordo há um ano. Também tenho orgulho da quantidade de peso que consigo levantar. Sou uma pessoa de estrutura óssea pequena, mas me sinto TÃO FORTE!

"A questão não era só perder peso, mas também reservar um tempo para mim mesma, pois sou mãe, e encontrar uma maneira de me colocar em primeiro lugar. Tenho mais orgulho de minha força e de meus filhos me pedirem para fazer flexões diariamente – especialmente minhas meninas. Noventa e nove por cento do tempo depois do treino me sinto feliz, energizada e pronta para encarar meus dois empregos, os filhos, a vida em casa e tudo o mais.

"Repito para mim mesma várias vezes: 'confie no processo'. Eu confio em Mike Matthews e em sua abordagem sensata. 'É ciência.' Leia o livro, aplique tudo, e você verá resultados."

A HISTÓRIA DE BRANDON (54 ANOS)

"Antes de descobrir o trabalho de Mike, minhas desculpas e minha mente destreinada (condicionada a desistir facilmente) me impediam de atingir meus objetivos. Eu usava como pretextos minha cirurgia no ombro, meu problema com a bebida e minha falta de vontade de mudar meu estilo de vida. Até que encontrei o site e os livros de Mike, e minha vida mudou.

"Sou ex-fuzileiro naval, veterano da Guerra do Golfo, casado e pai de três lindos filhos, e o nome de meu melhor amigo era 'cerveja'. Doente e cansado de minha vida como era, tive que mudar meu comportamento, minha atitude e minha abordagem. Tinha medo de acabar como meu pai, que morreu aos 46 anos por abuso de álcool.

"Finalmente comecei a usar o conhecimento que Mike compartilha para superar tudo que me atrapalhava – desejos, impulsos e pensamentos. Não olho para trás desde setembro de 2016 e agora ninguém me segura. O apoio que recebi de Mike salvou minha vida!

"Por isso, acredite: OS PROGRAMAS DE MIKE FUNCIONAM! Basta aplicar os princípios que Mike estabeleceu para você (não mude, não acrescente nem subtraia nada). Confie em mim, o céu é o limite.

"Lembre-se, também, de que essa NÃO é uma solução rápida, uma dieta de Hollywood ou da moda. É o começo de uma mudança de estilo de vida que você pode manter para sempre para ser mais feliz e saudável.

"Esse programa salvou minha vida! Um GRANDE e SINCERO obrigado a Mike. Devo muito a você!"

A HISTÓRIA DE JENNA (36 ANOS)

"Eu estava cansada de passar horas na academia fazendo CÁRDIO, CÁRDIO, CÁRDIO, sem obter resultados. Funcionou bem para mim quando eu era mais nova, mas, quando fiquei mais velha, simplesmente não funcionava mais e eu não conseguia sair do lugar.

"Desde que comecei o programa de Mike para mulheres, perdi 16 kg em seis meses! Também notei que meus níveis de energia aumentaram, meu humor está melhor e não luto contra desejos não saudáveis como antes. No geral, me sinto muito melhor.

"Esse programa também é um estilo de vida sustentável. Ainda não estou na fase de manutenção, mas sei que será ainda mais flexível quando chegar a esse ponto. Tenho muito mais a aprender e novas metas a definir, mas estou gostando do processo. Gosto da autodisciplina que esse programa me ensinou.

"Seguindo os conselhos de Mike, você constrói o corpo que deseja para o resto da vida, e isso requer tempo, regularidade e paciência. Mas vale a pena. Ver seu corpo mudar é uma coisa incrível e muito empoderadora."

A HISTÓRIA DE DAN (52 ANOS)

"Fiz 50 anos e pesava 106 kg, com 1,80 m. Eu tinha uma filha de 19 anos e dois filhos de 12 e 14, e percebi que precisava fazer sérias mudanças para poder participar mais ativamente desses anos importantes da vida deles.

"Então, um amigo próximo me falou de Mike Matthews. Eu era bem cético em relação aos mais novos, 'melhores' e mais 'avançados' programas de fitness, mas, depois de ver que o programa de Mike funcionava para meu amigo, tinha que tentar. Comprei um plano alimentar personalizado no dia seguinte e comecei o programa de Mike.

"E apenas um ano depois, eu pesava 86 kg, com 9-10% de gordura corporal, e ganhei uma quantidade significativa de força e músculos. Fiquei impressionado. E isso foi só o começo.

"Agora, estou na melhor forma de minha vida desde que fui jogador de basquete universitário, na década de 1980. Não só sou forte e magro (7-8% de gordura corporal), como também minha qualidade de vida melhorou significativamente. Minha energia aumentou, a qualidade do sono melhorou, e minhas articulações (especialmente meus joelhos e quadris) doem muito menos! E o mais importante é que meu otimismo acerca da vida é significativamente maior."

***

Sinto-me muito inspirado por esses homens e mulheres excepcionais, e espero que você sinta o mesmo. Mas o mais incrível é que as pessoas me contam histórias de sucesso como essas o tempo todo. Essas transformações extraordinárias não são reservadas para poucos. Qualquer pessoa pode entrar no clube. Quem sabe se as pessoas não vão ler *sua* história de transformação um dia?

Tudo é possível se você quiser de verdade. E neste livro, vou lhe mostrar o caminho.

1

Por que *Ganhe músculos* é diferente?

Se você não arrisca nada, arrisca ainda mais.
ERICA JONG

Em *Ganhe músculos*, quero lhe provar que ser tonificado, magro e forte não é tão complicado quanto você foi levado a acreditar. Não tem a ver com *biohackings* duvidosos para turbinar o crescimento muscular, derreter a gordura da barriga ou otimizar os hormônios. Não requer estratégias alimentares como jejum intermitente ou dieta cetogênica, técnicas de exercícios como confusão muscular ou treinamento funcional, nem pílulas e pós esotéricos como proteína de colágeno e cetonas exógenas.

O verdadeiro "molho secreto" da elite fitness pode ser resumido assim:

1. Controle da ingestão de calorias e proteínas.
2. Ingestão principalmente de alimentos nutritivos.
3. Treino de algumas horas por semana, principalmente para ganhar músculos e força.

Em outras palavras, o passaporte para o corpo que você sempre quis está nos fundamentos, não nos acessórios. Mas o diabo está nos detalhes, porque, como você aprenderá neste livro, existem algumas maneiras corretas e *muitas* incorretas de aplicar essas estratégias. É como fazer música: só saber que o processo equivale a usar notas para criar harmonias, melodias e ritmos agradáveis não é suficiente para desenvolver o ouvido. É preciso entender como criar e combinar esses elementos de maneiras bem particulares. Infelizmente, há muito mais desinformação sobre entrar em forma que sobre compor músicas.

Por quê? Por que mentiras há muito tempo desmascaradas ainda são traficadas por celebridades tradicionais, influenciadores de mídias sociais, escritores e gurus?

Eu gosto de chamar o motivo de "Síndrome do objeto brilhante". A verdade é que, enquanto milhões de pessoas estiverem motivadas a resolver um problema e dispostas a gastar grandes somas de dinheiro para isso, sempre haverá uma abundância de coisas para comprar e profissionais brilhantes de marketing para vendê-las. Assim, muitos dos principais conselhos apresentados em revistas, sites e livros de fitness, que alcançam milhões de pessoas todos os anos, são veiculados pela necessidade de manter o pessoal comprando e assinando.

Qual é o melhor chamariz do marketing para isso? O "Novo". A maneira mais fácil de manter os clientes fisgados é dar novas recomendações o tempo todo – dieta maravilhosa, novinha, "truques" de treino, "descobertas" de pesquisas, "atalhos" avançados etc.

Informações novas não são ruins em si. Saúde e boa forma são assuntos vastos, com inúmeras trilhas, túneis e cavernas para explorar. Mas a maioria dessas informações não vende assinaturas. A pessoa comum só quer perder um pouco de gordura e ganhar certa definição muscular, não aprender sobre as nuances da periodização do treinamento ou partição de nutrientes, e não é preciso uma pilha de livros, revistas e sites para ensinar alguém a definir os glúteos ou alisar a barriga, ou ganhar braços maiores e abdominais melhores.

Se a indústria de conselhos de fitness dissesse a verdade simples, teria, talvez, uns 25 ensaios para reimprimir, literalmente, repetidamente, e seus ensinamentos seriam mais ou menos idênticos ao que você aprenderá neste livro. Além disso, o material conteria "verdades inconvenientes", como que você não pode melhorar o tônus muscular só se exercitando; que não pode eliminar só a gordura da barriga; e que os suplementos não são tão importantes.

Mas este livro é diferente, porque tenho outros incentivos e recompensas. Tive sucesso como escritor autopublicado e empreendedor, por isso meu trabalho e meu sustento não se devem a editores, anunciantes ou tendências. Minha força vital vem de você, com base na qualidade com que sirvo a seus interesses. Desse modo, *Ganhe músculos* talvez vá contra a corrente e recomende dietas baseadas na ciência, e estratégias de exercícios que diferem do tipo de promessas de soluções milagrosas que você está acostumado a ouvir.

Em primeiro lugar, vou lhe ensinar o poder de ganhar e manter músculos e força – a chave mestra para condicionamento e saúde duradouros e sustentáveis. Também apresentarei um estilo de vida e um programa factíveis de verdade. Por exemplo, deixarei você comer muitos carboidratos enquanto retira a gordura e acrescenta massa magra a seu corpo; vou incentivá-lo a fazer algumas horas de musculação por semana e muito menos cárdio (e não, mulheres, isso não as deixará "volumosas"; falarei mais sobre isso mais tarde); e recomendarei só uns poucos suplementos simples (e opcionais) que podem melhorar seu corpo, sua saúde e seu desempenho.

Dito isso, este livro não é para todos. Não é para pessoas que têm medo de ouvir verdades duras e preferem engolir mentiras agradáveis. Não é para pessoas que ainda estão procurando a dieta milagrosa ou o plano de exercícios que não requer habilidade, esforço ou sacrifício. Não é para quem quer muito em troca de pouco. É para pessoas que entendem que "segredos" nunca funcionam se você não estiver disposto a se esforçar. É para pessoas que estão prontas para acionar a coragem e sair um pouco da zona de conforto. É para pessoas que querem ganhar um futuro saudável investindo nele hoje.

Sente-se cético? Com razão. Também fiquei quando encontrei pela primeira vez as pesquisas científicas e as estratégias práticas que compartilharei com você neste livro. Mas, anime-se, porque não vou lhe pedir para dar um grande salto de fé. Muitas coisas que você aprenderá existem há décadas e resistiram ao teste do tempo, mas, como você não deve ser um atleta de elite com acesso a treinadores e nutricionistas de classe mundial, ninguém o ajudou a ligar os pontos do jeito que farei aqui.

Além disso, *Ganhe músculos* tem tudo a ver com resultados rápidos. Isso significa que você verá melhoras tangíveis em seu corpo nos primeiros trinta dias após o início do programa, e em três meses seus amigos e familiares vão querer saber que diabos você está fazendo. Seu peso estará indo na direção certa, suas roupas vestirão melhor e você verá definição muscular onde antes havia pouca. Prometo.

E se, por qualquer motivo, você não vir esses resultados, ainda tenho boas notícias para lhe dar: não é porque *Ganhe músculos* é só mais uma farsa exagerada que não pode entregar o que promete ou não funciona para você. Significa apenas que você precisa de ajuda para implementar o programa, e será um prazer ajudá-lo. É só me mandar um e-mail para mike@muscleforlife.com.

Lembre-se, também, de que dezenas de milhares de pessoas (que eu saiba) usaram os ensinamentos de meus livros, artigos e podcasts para construir um corpo forte e ficar em forma. Portanto, você está em boa companhia. E logo estará a caminho.

2

A promessa

Não importa quantos anos você tem, não importa se acha que seus hormônios ou sua genética são ruins, e não importa se está perdido depois de tentar e abandonar dietas e rotinas de exercícios anteriores... Sem dúvida nenhuma, você pode ter um corpo magro, definido e saudável com o qual sonha, e vai aprender como.

E se você pudesse seguir uma fórmula, baseada na ciência e aprovada por médicos, para comer, exercitar-se e se recuperar que tornasse possível perder gordura e ganhar massa magra para qualquer pessoa de qualquer idade; e se pudesse ver um progresso drástico no espelho no primeiro mês?

E se houvesse uma maneira de construir seu melhor corpo sem passar fome nem privações, sem passar longas horas na academia nem fazer exercícios exaustivos que o deixam esgotado?

E se também pudesse reduzir o risco de quase todas as doenças, eliminar dores e, inclusive, reverter as consequências de anos de negligência física?

Isso tudo pode parecer afirmações ultrajantes, mas este livro é um plano realista que *qualquer um* pode seguir para cumprir essas promessas – muito diferente do que você normalmente encontra em um livro como este. Não vou lhe dar "macetes" alimentares, soluções rápidas nem outros regimes insustentáveis que produzem mudanças rápidas, mas fugazes, e não vou pedir que você abra mão de todos os alimentos de que gosta.

Em vez disso, fornecerei orientações nutricionais e planos alimentares com estrutura para obter resultados e flexibilidade para acomodar suas preferências alimentares, horários e estilo de vida. Dessa maneira, você esperará ansiosamente pelas refeições, todos os dias, e, francamente, nunca mais achará que está "de dieta".

Também não tentarei forçá-lo a seguir um programa de treinamento de tamanho único, que pode ou não atender às suas necessidades e gostos. Em vez disso, primeiro mostrarei por que seu objetivo principal no condicionamento físico deve ser *ficar forte* e, a seguir, darei três programas de treino para que você escolha – um para iniciantes, um intermediário e um avançado. Dessa maneira, você pode curtir seu treino sem achar que está se esforçando demais ou não o suficiente.

Também serei seu guia durante o caminho todo, incentivando-o a descobrir do que é capaz; ajudando a superar obstáculos e contratempos, como alimentação emocional, regularidade irregular, e rigidez e dor irritantes; e também lhe mostrando como evitar armadilhas, como diálogo interno negativo, perfeccionismo sufocante e expectativas impraticáveis, levando-o a alcançar seus objetivos de uma maneira realista.

"Mas e se for tarde demais?", perguntaram muitas pessoas de meia-idade com quem trabalhei. Talvez você esteja pensando a mesma coisa. Eu entendo; a maioria dessas pessoas já havia tentado muitos programas de alimentação e exercícios, e as perspectivas pareciam sombrias. Tudo o que comiam parecia grudar no estômago, quadris e coxas. O corpo delas não respondia ao exercício como antes. O metabolismo delas parecia lento; os hormônios, malucos. Por isso relutavam a seguir um livro como este. Não queriam fracassar de novo ou, pior, machucar-se e se sentir fracas, confusas e vulneráveis. Não queriam perder seu tempo perseguindo uma miragem.

Se você está assentindo com a cabeça, não está totalmente enganado. O corpo muda de maneiras indesejáveis à medida que envelhece – maneiras que conspiram contra nossa saúde e condicionamento físico. Mas isso não significa que seja tarde demais para entrar em forma; é tarde demais para entrar em forma *do jeito que você conseguia antes*. Quando era mais jovem, você comia o que queria, vivia como queria e tinha o corpo que queria. Para a maioria das pessoas, essa fórmula consistia em comer fora regularmente, correr ou andar de bicicleta ocasionalmente e ostentar músculos definidos e magros – uma receita que não funciona e nunca mais funcionará quando se atinge a meia-idade.

Pense assim: a primavera de sua vida foi como a estrela do Super Mario, que o torna temporariamente invencível. Mas a aura desaparece silenciosamente, e, de repente, o jogo muda de um jeito que você não entende. Misteriosamente, seu corpo não responde mais aos seus truques habituais.

Mas se você entender o que aconteceu e aprender o que fazer, poderá recuperar a forma e a vitalidade da juventude. Não posso prometer que você se sentirá como se tivesse 20 anos de novo, mas, independentemente de quanto tenha esbanjado em bem-estar no passado, poderá cancelar muito ou até toda a "dívida" de fitness que acumulou, mais fácil e mais rápido do que imagina. Para muitas pessoas, isso leva meses, não anos. E se você ainda estiver na flor da juventude, mas não aparenta ou não se sente assim, esta é sua chance de florescer antes que a vida interfira.

Isto também não é só minha opinião. Mais e mais pesquisas científicas vêm mostrando que, embora o "envelhecimento" não seja opcional, a genética afeta o bem-estar e a longevidade muito menos do que a maioria das pessoas acredita. Simplificando: o que parece mais influenciar a maneira como envelhecemos não é o tempo, e sim o estilo de vida. Ficamos mais pesados e fracos não por causa das areias do tempo, e sim porque paramos de nos exercitar e comemos demais; nossas articulações se deterioram porque pesamos muito e nos movimentamos pouco; e desenvolvemos doenças e disfunções porque permitimos que nosso corpo fique estagnado e azede.

De modo que, embora não possamos mudar nossa idade cronológica, estudos mostram que podemos reverter nossa idade biológica e restaurar grande parte do vigor da juventude. Na verdade, mais ou menos todos os aspectos negativos do envelhecimento podem ser atenuados por exercícios adequados (especialmente musculação), alimentação, sono e suplementação.

Por exemplo, costuma-se dizer que você perde cerca de 1% de sua massa muscular por ano após os 30 anos, e ainda mais após os 50 anos. E isso é verdade... se você não treinar seus músculos, não comer proteína suficiente nem dormir o suficiente. E o que acontece se você fizer tudo isso? Pesquisas mostram que você pode não só prevenir a perda muscular aos 40 anos e além, como também ganhar músculos e força de forma tão eficaz quanto quando tinha vinte e poucos anos.

Em um estudo conduzido por cientistas da Universidade de Oklahoma, um grupo de homens de 18 a 22 anos e outro quase vinte anos mais velho, de 35 a 50 anos, obtiveram ganhos musculares e de força quase idênticos após oito semanas seguindo a mesma rotina de musculação. Resultados semelhantes foram vistos em um estudo conduzido por cientistas da Universidade de Maryland no qual mulheres de 65 a 73 anos ganharam tanto músculo após nove semanas de musculação quanto mulheres quase quarenta anos mais jovens, com idade entre 23 e 28 anos.

Existem muitos outros experimentos desse tipo na literatura científica, e a mensagem é clara: nunca é tarde demais para construir um corpo forte, tonificado e funcional.

Além disso, a musculação faz muito mais que bombar seus músculos e endurecer seus ossos; ela muda fundamentalmente a maneira como quase todos os órgãos, tecidos e células de seu corpo funcionam. Fala-se muito, hoje em dia, sobre a relação entre envelhecimento e *telômeros,* as "capinhas da ponta" que mantêm nossos cromossomos juntos. Toda vez que uma célula se replica, os telômeros perdem um pouco de comprimento, e, quando ficam muito curtos, a célula morre. Desde que os telômeros foram descobertos, no início dos anos 1980, cientistas e entusiastas do antienvelhecimento vêm tentando aumentar seu comprimento e diminuir o encolhimento, e profissionais de marketing fizeram fortunas promovendo métodos duvidosos para realizar isso.

Agora, sabemos que uma das maneiras mais poderosas de aumentar o comprimento dos telômeros é simples e gratuita: o exercício. Em um estudo realizado na Universidade Brigham Young, o Dr. Larry Tucker analisou o comprimento dos telômeros e os níveis de atividade de 5.823 adultos de todas as idades. Os resultados mostram por que muitos pesquisadores agora chamam o exercício de a "droga maravilhosa". Dr. Tucker descobriu que os telômeros de pessoas do grupo de alta atividade física pareciam *nove anos* mais jovens que os de pessoas sedentárias e de baixa atividade física e, surpreendentemente, sete anos mais jovens que os de pessoas do grupo de atividade física moderada.

Ou seja, pessoas de 50 anos altamente ativas tinham telômeros de pessoas de 41 anos sedentárias ou pouco ativas, e de 43 anos moderadamente ativas. E a melhor parte é que "altamente ativo" nesse estudo era equivalente a apenas trinta minutos de exercício moderado por dia para mulheres e quarenta minutos para homens. O mesmo do programa *Ganhe músculos*.

Exercício regular – e musculação em particular – também é uma defesa notável contra a "disseminação da meia-idade". Muitas pessoas acham que seu metabolismo está programado para falhar à medida que envelhecem, tornando impossível "comer como antes" sem engordar.

É verdade que a taxa metabólica geralmente diminui à medida que as pessoas envelhecem, mas menos do que se imagina, e isso ocorre sobretudo por causa da perda de massa muscular. Um estudo conduzido por cientistas da Universidade de Giessen mediu as taxas metabólicas de um grupo de homens e mulheres com idades entre 60 e 90 anos, e fez as mesmas medições de novo oito anos depois. A queda média na taxa metabólica diária de repouso (quantidade de energia queimada em repouso) dos homens foi de apenas oito calorias por ano, e nas mulheres, cerca de quatro calorias por ano. Em outras palavras, depois de oito anos, os homens queimavam cerca de 70 calorias a menos por dia, em média, o que equivale a comer uma maçã pequena; e as mulheres apenas trinta calorias a menos por dia, ou cerca de quatro amêndoas.

E ainda tem mais. Os pesquisadores também descobriram que essas pessoas perderam cerca de 250 g de músculo por ano, que foi substituí-do por gordura, o que poderia explicar toda a desaceleração metabólica. Como cientistas da Universidade de Hiroshima observaram em outro estudo sobre esse tema, a perda de massa muscular à medida que envelhecemos pode ser "totalmente responsável pelas diminuições na taxa metabólica basal relacionadas à idade". Essa é uma ótima notícia, porque, se conseguirmos manter os músculos, conseguiremos manter o metabolismo, e *Ganhe músculos* mostrará como fazer exatamente isso e muito mais.

Mas você precisa saber que não existem atalhos para a saúde ideal. Talvez ache que administrar sua atividade física é como administrar suas finanças. Assim como não pode esperar ganhar na loteria, não vai encontrar um corpo extraordinário pronto para você. Prudência, paciência e persistência são as palavras de ordem das pessoas resistentes e saudáveis.

Tudo começa com um plano viável, e aqui está o nosso:

1. Faça muita musculação.
2. Faça um pouco de cárdio.
3. Tenha uma alimentação rica em proteínas, como foco nos vegetais.
4. Durma o suficiente.

Se você seguir esses quatro passos, poderá ter um corpo forte, bonito e dinâmico, resistente à deterioração, a doenças e disfunções. Para o resto da vida.

É bem provável que você não se surpreenda com essas táticas porque "todo mundo sabe" que comer bem e se exercitar faz bem. O que não se sabe, porém, é como transformar esse conselho em algo que não seja uma camisa de força. Quero lhe mostrar como entrelaçar esses fios de uma maneira nova e versátil, que permite uma variação infinita para que você nunca se sinta sufocado. Isso é *Ganhe músculos,* afinal, tanto no sentido de duração quanto de propósito.

Vamos explorar minha metodologia um passo de cada vez, começando pelo começo.

1. O rei do condicionamento físico antienvelhecimento: musculação

Você já deve ter ouvido falar que "exercício é remédio", mas a maioria das pessoas não sabe que nem todo exercício é igual – especialmente no combate ao envelhecimento. E, ironicamente, o campeão dos exercícios medicinais e antienvelhecimento – musculação – é algo que poucas pessoas de meia-idade fazem.

A musculação engloba exercícios que fazem mover o corpo contra a resistência (como máquinas, pesos ou apenas o peso corporal), e é o mais próximo de uma pílula mágica para otimizar a saúde e o condicionamento físico. Quando você fica forte, coisas milagrosas acontecem com seu corpo.

Em um estudo conduzido por cientistas do Brigham and Women's Hospital, policiais com sobrepeso, sedentários e sem histórico de musculação foram divididos em três grupos: todos limitaram a ingestão de calorias, e o primeiro grupo não fez exercícios, ao passo que o segundo e o terceiro grupos faziam quatro treinos de musculação por semana. Após apenas doze semanas, o primeiro grupo perdeu 2,5 kg em média, incluindo 500 g de músculo, ao passo que o segundo e terceiro grupos perderam cerca de 5 kg de gordura e ganharam cerca de 3 kg de músculo.

No jargão do fitness, esse efeito é conhecido como *recomposição corporal*, e esse estudo e outros semelhantes mostram que, ao regular o que você come e fazer musculação, como fará no programa *Ganhe músculos*, você pode essencialmente "trocar" gordura por músculos, transformando sua aparência, a sensação e o desempenho de seu corpo.

Mais músculos e força e menos gordura também são bons para mais coisas, além de um mero afago no ego; também significam menos limitações físicas, acidentes e deficiências. Em um extenso estudo de cinco anos envolvendo 3.069 homens e 589 mulheres com idades entre 30 e 82 anos, cientistas da Universidade da Carolina do Sul descobriram que os que mantinham melhor a força à medida que envelheciam eram três vezes menos propensos a sofrer qualquer tipo de limitação física ou deficiência com mais idade que os que mantinham menos a força. Uma das razões para isso é que a musculação é excepcional para fortalecer os ossos, e isso reduz muito o risco de fraturas com o avanço da idade.

A musculação tem mais presentes para você: também ajuda a combater doenças cardíacas e diabetes. A saúde do coração é um aspecto essencial da longevidade (doenças cardíacas são o assassino número um do mundo desenvolvido), e a musculação reduz os níveis de colesterol e pressão arterial, que são componentes vitais da saúde cardiovascular.

O diabetes é outra doença que tira milhões de vidas todos os anos, e a musculação o combate reduzindo os níveis de açúcar no sangue e melhorando a sensibilidade à insulina. Além disso, estudos mostram que a musculação é tão eficaz, se não mais, que o exercício cardiovascular para reduzir os níveis de açúcar no sangue e os sintomas do diabetes.

Por fim, a musculação pode ajudar a manter a função cerebral saudável na velhice. Em um estudo realizado na Universidade British Columbia com 155 mulheres com idades entre 65 e 75 anos, os pesquisadores descobriram que as que fizeram apenas um ou dois treinos de musculação por semana durante um ano melhoraram a função cognitiva em cerca de 12%. No entanto, as mulheres que seguiram apenas uma rotina de alongamento e equilíbrio experimentaram uma diminuição de 0,5% na função cognitiva.

Algumas mulheres também fizeram ressonância magnética do cérebro para medir o volume de substância branca, que é o tecido cerebral que ajuda a passar mensagens entre diferentes partes do sistema nervoso e que diminui com a idade. Vários anos depois, os pesquisadores analisaram esses exames e descobriram que as mulheres que faziam dois treinos de musculação por semana mantinham mais massa branca que as que não faziam.

Portanto, a conclusão é que a musculação é a maneira mais eficaz de melhorar quase todos os aspectos da saúde, do condicionamento físico e do bem-estar. Com apenas algumas horas por semana, você pode...

- Perder gordura e ganhar massa muscular.
- Melhorar força e resistência.
- Reduzir o risco de limitações físicas, acidentes e lesões, bem como muitas doenças crônicas como diabetes, cardiopatias e osteoporose.
- Reduzir os níveis de colesterol LDL ("ruim") e aumentar os de colesterol HDL ("bom").
- Melhorar a função cerebral e proteger contra o declínio cognitivo.
- Melhorar a qualidade do sono.
- Entre outros.

É por isso que o programa *Ganhe músculos* gira em torno da musculação. Se você ficar forte, poderá desbloquear a vitalidade e o condicionamento físico para a vida toda.

2. A rainha do treino anti-idade: cárdio

Quando a maioria das pessoas pensa em "exercício", pensa em exercícios cardiovasculares ou "cárdio", que demandam manter uma frequência cardíaca elevada por longos períodos. Um termo mais preciso seria "treinamento de resistência" ou "exercício aeróbico", mas vou usar a palavra cárdio por uma questão de familiaridade. Corrida, natação, ciclismo, remo, caminhada, tênis e outros esportes coletivos, e até caminhadas rápidas; todos se qualificam nessa categoria.

Durante décadas, a maioria dos médicos recomendou cárdio em vez de musculação porque acreditava que produzia mais benefícios à saúde, estressava menos o corpo e agradava mais ao público. Agora, sabemos que a musculação tem várias vantagens importantes sobre o cárdio, e, se você tivesse que escolher só um tipo de exercício, deveria ser a musculação.

Mas há boas razões para incluir cárdio em sua rotina de exercícios também.

Primeiro, como o termo indica, o cárdio aumenta a saúde e a função do sistema cardiovascular. Por exemplo, embora o cárdio e a musculação sejam igualmente eficazes para reduzir a pressão arterial, pesquisas mostram que fazer os dois a reduz ainda mais.

Além disso, o cárdio – mas não a musculação – ajuda a manter as artérias flexíveis e responsivas às mudanças no fluxo sanguíneo. Assim, estudos mostram que pessoas que fazem mais cárdio têm as artérias mais flexíveis, o que é crucial para manter níveis saudáveis de pressão arterial e minimizar o estresse no coração e nos vasos sanguíneos.

Outra desvantagem circulatória do envelhecimento é a redução da saúde capilar e da densidade dos músculos e outros tecidos, e pesquisas mostram que o cárdio pode aumentar significativamente a densidade capilar (número de capilares em uma área do corpo) no músculo em apenas algumas semanas.

O cárdio também queima substancialmente mais calorias por unidade de tempo que a musculação, o que pode ajudar a perder gordura mais depressa e manter o peso mais facilmente. E combinando musculação e cárdio da maneira que ensinarei neste livro, você pode maximizar a perda de gordura sem prejudicar o ganho de massa muscular ou força.

Portanto, a conclusão é: com doses moderadas, sustentáveis e eficazes de musculação e exercícios cardiovasculares, você pode construir um corpo que funciona como uma máquina bem lubrificada.

3. A alimentação quase perfeita: rica em proteínas, com foco em vegetais

Essa é a essência da alimentação saudável, e não dietas da moda ou eliminação do açúcar, carboidratos ou carnes, ou a substituição com uma pequena lista de "superalimentos" especiais.

Proteína é vital porque ajuda a construir e preservar os músculos à medida que envelhecemos, que é o caminho para permanecer quase "sem idade". Um estudo conduzido por cientistas da Universidade Wake Forest analisou a relação entre a ingestão de proteínas e a massa magra corporal em 2.066 homens e mulheres com idades entre 70 e 79 anos. Durante um período de três anos, os que comeram mais proteínas perderam 40% menos músculos que os que comeram o mínimo. Não é de admirar, então, que outras pesquisas mostrem que homens e mulheres mais velhos que têm uma alimentação rica em proteínas têm menor risco de dificuldades físicas e são notavelmente menos propensos a se tornar fisicamente deficientes.

O fato é que a alimentação rica em proteínas supera a pobre em todos os sentidos, e no Capítulo 6 você saberá mais por quê (e por que as críticas comuns à ingestão de proteínas, incluindo proteína animal, são infundadas).

Depois de proteína adequada, a outra diretriz principal de uma alimentação saudável é incluir muitos alimentos derivados de vegetais em sua dieta. De fato, de todas as variáveis que os cientistas investigaram sobre a relação entre alimentação, saúde e longevidade, o consumo de vegetais é o que se destaca. Uma quantidade extraordinária de evidências mostra que as pessoas que comem mais frutas, vegetais, grãos integrais, nozes, sementes, feijões e outras plantas são mais saudáveis, vivem mais e têm um risco menor de pressão alta, doenças cardíacas, acidente vascular cerebral (AVC), câncer, osteoporose, declínio cognitivo e demência.

Além disso, pesquisas mostram que as consequências de comer poucas frutas, vegetais e outros alimentos à base de plantas podem ser desastrosas. Uma equipe internacional de cientistas realizou um estudo que analisou como quinze fatores alimentares diferentes previam o risco de morte em 195 países. Descobriram que uma alimentação pobre (caracterizada principalmente por uma baixa ingestão de grãos integrais, frutas, nozes e sementes, vegetais e frutos do mar) foi responsável por cerca de uma em cada cinco mortes, matando cerca de 11 milhões de pessoas somente em 2017. Além disso, de acordo com estudos conduzidos por cientistas da Universidade de Washington, dos CDC (centros para controle e prevenção de doenças dos Estados Unidos) e do National Cancer Institute, somente cerca de um terço dos adultos com mais de 65 anos atende aos requisitos mínimos de ingestão de frutas e vegetais.

Por que os vegetais são tão bons para nós? Primeiro, porque fornecem uma abundância de vitaminas essenciais, minerais e outros nutrientes que são difíceis de obter em quantidades suficientes de alimentos de origem animal, como vitamina C, magnésio e fibras. Os vegetais também contêm uma grande variedade de substâncias benéficas chamadas *fitonutrientes,* que não são indispensáveis para a vida, mas são saudáveis.

Uma alimentação rica em frutas, verduras, leguminosas, grãos integrais e outros vegetais também é fantástica para controlar a ingestão de calorias e evitar a fome crônica ou os desejos. Estudos vêm mostrando repetidamente que pessoas que comem mais vegetais têm mais facilidade de perder peso e mantê-lo, e a principal razão disso é simples: a maioria dos alimentos vegetais tem uma *densidade energética muito baixa,* o que significa que contêm muito poucas calorias em relação ao peso e volume consumidos. Uma xícara de melancia tem cerca de cinquenta calorias, por exemplo, ao passo que uma xícara de queijo ralado tem cerca de quatrocentas. Isso é importante, porque a sensação de saciedade após uma refeição é afetada mais pelo volume (quanto espaço a comida preenche em nosso estômago) que pelas calorias. Assim, comendo muitos alimentos vegetais, podemos comer mais e nos sentir mais cheios com menos calorias, o que pode fazer maravilhas para alcançar e manter nosso corpo desejado.

Mas não é correto divulgar frutas e vegetais como "alimentos para emagrecer", porque eles não têm propriedades especiais inerentes à queima de gordura. Mas são propícios à perda de peso (e manutenção), pois ajudam a nos sentir saciados e a evitar excessos.

Portanto, para envelhecer bem, você *deve* ter uma alimentação rica em proteínas e rica em alimentos à base de vegetais, incluindo uma variedade de frutas frescas, verduras, leguminosas, grãos integrais, nozes e sementes. Mas que alimentos você deve comer e quais evitar, e por quê? Você ficará aliviado ao saber que não há muitos alimentos que você "deveria" comer além do que *gosta* de comer, e há ainda menos que você "não deveria" comer. Mas falaremos sobre isso mais tarde, no Capítulo 7.

4. O herói desconhecido da saúde: o sono

Dormir o suficiente é a melhor "dica de saúde". Melhora a perda de gordura, o crescimento muscular, a imunidade, o comprimento dos telômeros e a cognição, e ainda nos deixa mais atraentes fisicamente. Em contrapartida, dormir mal cronicamente (em geral, definido como dormir menos de seis horas por noite) suprime o sistema imunológico e aumenta o risco de quase todas as doenças que foram estudadas, incluindo obesidade, diabetes, demência, cardiopatias, câncer e até o resfriado comum.

Uma das razões de muitas pessoas não dormirem o suficiente é que ouviram dizer que as necessidades de sono diminuem com a idade. Isso é verdade, mas não significa que podemos nos virar com o mínimo de horas de sono. A maioria das pessoas começa precisando de cerca de doze a catorze horas de sono por noite quando bebês, dez a doze horas quando crianças e nove a dez horas quando adolescentes. Portanto, quando chegamos à idade adulta, a maioria das pessoas precisa de sete a nove horas de sono por noite, dependendo de genética, estilo de vida e hábitos de exercício. Conclusão: sim, precisamos de menos sono, mas não *muito* menos. Embora haja uma pequena fração da população que pode sobreviver com seis, cinco ou até quatro horas de sono por noite, estatisticamente, você não deve fazer parte desse grupo.

Portanto, se você dorme menos de sete horas por noite, provavelmente não dorme o suficiente, e dormir pelo menos sete a oito horas por noite melhorará imediatamente quase todos os aspectos de seu bem-estar.

5. A cereja (em pó) do bolo: suplementos

Muitas empresas de suplementos afirmam que, ingerindo o suficiente das panaceias naturais que elas fabricam, podemos conquistar um corpo melhor, uma mente mais afiada e uma vida mais longa. Muitos "especialistas", por outro lado, alegam que, uns mais e outros menos, todos os suplementos são um desperdício de dinheiro.

A verdade está no meio-termo. A maioria dos suplementos não funciona como promete, e alguns são até perigosos; mas existem *ingredientes* naturais que podem aumentar com segurança sua saúde e condicionamento físico. O truque é saber quais valem a pena comprar e quais não.

Por exemplo, embora a proteína em pó não tenha propriedades mágicas que você não possa obter dos alimentos, é uma maneira saborosa e conveniente de atender às suas necessidades diárias de proteína. E a *creatina,* um dos compostos mais estudados na nutrição esportiva, provou aumentar o ganho muscular e de força, e também pode melhorar a cognição em pessoas mais velhas e em quem recebe muito pouca creatina na alimentação (como vegetarianos e veganos). O óleo de peixe é outra estrela porque fornece ao corpo moléculas vitais conhecidas como ácidos graxos ômega-3. Pesquisas mostram que a maioria das pessoas não recebe o suficiente desses nutrientes, o que resulta em prejuízo na cognição, na função cardiovascular e imunológica, na perda de gordura e no ganho muscular.

Existem vários outros suplementos seguros e eficazes que você pode tomar para melhorar sua saúde, desempenho e longevidade, e analisaremos todos eles no Capítulo 15.

***

Imagine acordar todas as manhãs, daqui a apenas doze semanas, e se sentir poderoso. Imagine perder até 7 kg de gordura, usar as roupas que quiser, amar sua aparência e ter energia de manhã à noite para fazer tudo que quiser. Imagine como você se sentirá confiante quando não tiver mais que se preocupar com seu peso ou suas roupas. Imagine como dormirá bem todas as noites, sabendo que está ficando um pouco mais em forma, mais forte e mais saudável a cada dia.

Tudo isso e muito mais é o que espera por você no programa *Ganhe músculos,* e não é tão difícil nem tão complicado quanto imagina. Não importa se você tem 41 ou 61 anos, ou se está em forma ou não. Também não importa se é muito ocupado, ou se está cansado, ou quantas lesões ou acidentes já sofreu ao longo dos anos. Não importa quem você é; você tem o poder de transformar seu corpo. Pergunte a muitas pessoas cuja vida mudou graças a meu trabalho. Elas aceitaram minha ajuda e agora se sentem melhor e têm uma aparência melhor que nunca. Essas pessoas são a prova de que este livro pode fazer o mesmo por você.

Mas, para ser bem-sucedido, preciso de algumas coisas de você.

Primeiro, preciso que você leia *Ganhe músculos* com a mente aberta. Sei que outras pessoas como eu já fizeram promessas parecidas e depois não cumpriram. Você já deve ter experimentado a inebriante onda de esperança que se transforma em uma esmagadora decepção, e talvez mais de uma vez. Mas desta vez será diferente. Ao encarar a alimentação, o exercício e a suplementação de uma maneira totalmente nova, você poderá quebrar o ciclo tentativa-frustração, que fica um pouco pior a cada vez. Este programa lhe ensinará a escapar desse terrível círculo vicioso. É um plano realista e viável com o qual homens e mulheres de todas as idades e circunstâncias podem vencer; mas você tem que confiar no processo.

Segundo, preciso que você aja. É fácil comprar um livro com boa intenção, mas suas intenções têm que se traduzir em ações. Assim, neste livro, pedirei que você esqueça as esperanças do passado e dê passos concretos em direção à sua nova realidade. Faça seu melhor e siga o programa *Ganhe músculos,* pois eu o explicarei direitinho. E saiba que não preciso que você seja *perfeito* (seria impossível, de qualquer maneira), só bom o bastante na maioria das vezes. Com isso, você pode chegar à terra prometida.

Terceiro, eu adoraria que você entrasse em contato comigo depois de atingir seu primeiro grande marco com este programa, como diminuir um ou dois números de suas roupas, sair do treino cheio de energia ou se emocionar com sua força recém-descoberta. É verdade, esse é um pedido egoísta, mas saber de pessoas que usaram meu trabalho para ficar em forma, mais saudável e mais felizes é o verdadeiro pagamento por meus esforços. Por isso, eu adoraria ouvir sua história. E como gosto de dar o exemplo e mostrar que estamos juntos nessa, vou contar a minha rapidinho.

RESUMINDO

- Não importa quanto você negligenciou seu bem-estar no passado, nunca é tarde demais para construir um corpo forte, tonificado e saudável.
- A maioria dos aspectos negativos do envelhecimento pode ser atenuada com exercícios adequados (especialmente musculação), alimentação, sono e suplementação.
- A musculação aumenta e preserva a massa muscular, mobilidade e função cerebral e ajuda a combater doenças cardíacas e diabetes.
- Exercícios de cárdio melhoram a saúde de artérias, músculos e outros tecidos, aumentam a densidade capilar e queimam mais calorias que a musculação.
- A alimentação rica em proteínas supera a pobre em todos os sentidos.
- Pessoas que comem mais frutas, leguminosas, verduras, grãos integrais, nozes, sementes, feijões e outros vegetais são mais saudáveis, vivem mais e têm menor risco de pressão alta, doenças cardíacas, AVC, câncer, osteoporose, declínio cognitivo e demência.
- Dormir o suficiente melhora a perda de gordura, o crescimento muscular, a imunidade, o comprimento dos telômeros e a cognição, e até nos deixa mais atraentes fisicamente.

3
Quem é Mike Matthews e o que eu tenho com isso?

A maioria das pessoas superestima o que pode alcançar
em um ano e subestima o que pode alcançar em dez.
DESCONHECIDO

Fiz algumas promessas bastante ousadas sobre o que este livro fará por você, e a razão de minha certeza da eficácia de meus métodos é que não apenas são baseados na ciência, mas também surgiram de meus próprios problemas e tribulações com a boa forma. Vasculhei grande parte da literatura científica relevante e tentei praticamente todos os tipos de programas de exercícios, planos de alimentação e suplementos que você possa imaginar. Posso dizer com confiança que, embora não conheça tudo, sei o que funciona e o que não.

Como a maioria das pessoas, eu não tinha ideia do que estava fazendo quando comecei a ir à academia, há quase vinte anos. Procurei ajuda em revistas de fitness, que diziam para eu malhar como um fisiculturista profissional algumas horas por dia e gastar centenas de dólares em suplementos por mês. Fiz exatamente isso por quase oito anos, pulando de uma dieta para outra, de um programa de treino para outro e de suplemento em suplemento. Com todos os meus esforços, ganhei cerca de 11 kg de músculo e força de nível iniciante, mas não tinha ideia de como perder gordura e manter o peso, e passava pelo menos dez horas por semana na academia. Mas não saía disso e não sabia por quê.

Então, contratei personal trainers para me orientar, mas eles faziam mais do mesmo: técnicas de treino "fantasiosas" como superséries, circuitos e "condicionamento metabólico", a maioria ineficaz; um estilo de "alimentação natural" depois do outro, e nada mudava; e ervas, vitaminas e aminoácidos que fizeram pouco mais que deixar minha carteira mais leve e iluminar meu xixi. Depois de gastar muitos meses e milhares de dólares com personal, nada mudou muito no espelho nem na academia, e eu ainda não tinha ideia do que fazer para ter o corpo maior, mais magro e mais forte que queria. Não queria desistir, porque gostava demais de malhar, mas não estava feliz com meu corpo e não sabia onde estava errando.

Mas o que eu sabia muito bem era como fracassar no condicionamento físico, e, ironicamente, isso se mostrou valioso quando finalmente decidi que algo tinha que mudar, porque sabia onde *não* procurar respostas. Abandonei os personal trainers, joguei as revistas fora, saí dos fóruns da internet e comecei a estudar a verdadeira fisiologia do crescimento muscular e da perda de gordura.

Estudei o trabalho dos melhores treinadores de musculação e fisiculturismo, conversei com fisiculturistas naturais veteranos e analisei as evidências científicas. Meses depois, uma imagem clara estava surgindo: ter uma boa forma incrível é muito mais simples do que muitos especialistas em fitness afirmam. Contraria muitas coisas que vemos na TV, no Instagram e YouTube, que lemos em livros, blogs e revistas. Os muitos mitos e equívocos nessa área não só tornam a boa forma muito mais difícil do que deveria, como também minam nossa autoconfiança e autoestima, sobrecarregam nossa vida e relacionamentos sociais e desencorajam futuras tentativas de autoaperfeiçoamento.

Quando finalmente me libertei de toda a desinformação e mudei completamente minha forma de abordar a alimentação e os exercícios, meu corpo respondeu de tal maneira que nem acreditei. Minha força disparou. Meus músculos começaram a crescer de novo. Meus níveis de energia subiram. E o legal era que eu passava *menos* tempo malhando, fazia *menos* exercícios aeróbicos e comia *mais* livremente.

Durante o processo, meus amigos e familiares notaram como meu corpo estava melhorando e começaram a pedir conselhos. Passei a ser personal deles e os ajudei a perder a gordura que eles achavam que estava cimentada ali para sempre, a ganhar a força e a definição muscular que não viam havia anos ou décadas, e a desbloquear a sensação de satisfação e autoconfiança que haviam esquecido que era possível.

Um ou dois anos depois, essas pessoas começaram a me incentivar a escrever um livro. Descartei a ideia no início, mas, depois, comecei a me interessar por ela. "E se eu tivesse tido um bom livro sobre musculação desde o início?", pensei. Isso teria me poupado quem sabe quanto tempo, dinheiro e frustração, e eu teria alcançado minhas metas no condicionamento físico muito mais rápido. Então, escrevi um livro chamado *Bigger Leaner Stronger* e o publiquei em janeiro de 2012.

Vendi umas vinte cópias no primeiro mês, mas logo esse número foi crescendo, e todos os dias recebia e-mails e críticas positivas dos leitores. Comecei a fazer anotações sobre como poderia melhorar o livro com base nesse feedback e esbocei ideias para escrever outros, incluindo um livro de fitness para mulheres chamado *Thinner Leaner Stronger* e um de receitas chamado *The Shredded Chef*.

Alguns anos depois, escrevi e publiquei vários livros para fãs de fitness – livros que já venderam mais de 1,5 milhão de cópias –, e passava algumas horas por dia respondendo a perguntas, elogios e críticas de leitores e seguidores. Percebi, então, que precisava escrever mais um livro: este. Um livro que oferece a mesma abordagem e benefícios baseados na ciência, mas com uma curva de aprendizado mais fácil e um programa menos intimidador. Eu também queria abordar as questões fisiológicas, psicológicas e logísticas únicas de homens e mulheres na faixa dos 30-40 anos e além, e alcançar especialmente pessoas que não conhecem minha abordagem de condicionamento físico baseada em evidências.

Enquanto meus outros livros atendem a um público mais "hardcore" de homens e mulheres física, mental e emocionalmente prontos para comer e treinar segundo um "estilo de vida fisiculturista", este livro é calibrado para pessoas comuns que desejam um programa de condicionamento físico altamente acessível que produza resultados reais e duradouros.

Portanto, você pode usar *o Ganhe músculos* como uma leve rampa para chegar à alimentação e aos métodos de treino dos campeões de fitness, se isso lhe interessar. Ou, se quiser ficar em forma, saudável e feliz sem ter que dedicar muito tempo e energia a isso, talvez este seja o último livro de fitness que você precisará ler. Depois de usar tudo que vai ver em *Ganhe músculos* para entrar na melhor forma de sua vida, *você* decidirá o que fazer a seguir. Seja o que for, você só tem a ganhar.

E então, está pronto para começar sua aventura?

4

Como usar este livro

Nós, que cortamos meras pedras, devemos sempre imaginar catedrais.
CREDO DE QUEM TRABALHA NA CANTARIA

Um antigo provérbio chinês diz o seguinte: "Diga-me, e vou esquecer; mostre-me, e me lembrarei; envolva-me, e vou entender".

Esse ditado resume o espírito deste livro. Ele foi feito para mais que leitura e reflexão. Sua essência é ação. E isso foi a base de todas as decisões que tomei sobre o que incluir neste texto e como organizá-lo e apresentá-lo. Desse modo, quero compartilhar com você um roteiro que o ajudará a aproveitar ao máximo o *Ganhe músculos*.

Este livro contém cinco partes:

1. Nesta primeira parte, dei uma visão geral do programa e estilo de vida *Ganhe músculos,* e vamos começar a abordar o "jogo interior" do condicionamento físico para ajudá-lo a esclarecer seus objetivos, aumentar sua confiança e fortalecer sua resolução. Espero que, ao concluir esta parte, eu tenha conseguido inspirá-lo a tomar uma decisão simples: "Vou tentar de verdade".

2. Na segunda parte, você aprenderá tudo que precisa saber para se libertar para sempre do estresse da alimentação restritiva e da "dieta", incluindo um método simples e intuitivo de planejamento alimentar que permite máxima flexibilidade e sustentabilidade.

3. Na terceira parte, abordaremos os exercícios de *Ganhe músculos* e fornecerei um sistema de treino simples, com embasamento científico, para ganhar força e massa magra e perder gordura natural e facilmente.

4. Na quarta parte, abordarei o aspecto controverso e menos importante deste programa: a suplementação. E compartilharei com você o pequeno número de suplementos que vale a pena considerar.
5. Na quinta parte, fornecerei mais informações e táticas que acelerarão seus resultados, e também planos alimentares e modelos de treino pré-definidos.

Há também duas maneiras de abordar este livro:

1. Leia-o na íntegra e, a seguir, inicie o programa.
2. Leia e implemente-o à medida que for avançando.

Prefiro o segundo método, porque, depois de trabalhar com dezenas de milhares de pessoas em todos esses anos, descobri que quanto mais cedo a pessoa começa a se mexer, maior a probabilidade de que continue. Quando estamos em movimento, as raízes da dúvida e do desespero não podem nos prender. Ao fazer coisas, não podemos ser detidos por pensar coisas. Portanto, inseri momentos de ação em *Ganhe músculos*, para que você pare de ler e comece a agir. Os momentos de ação não foram escolhidos arbitrariamente; são pontos em que sei que a implementação imediata aumentará suas chances de sucesso no longo prazo. Se eu estivesse treinando você, seria exatamente assim que lhe apresentaria o programa.

Como você verá, algumas dessas etapas exigirão que escreva; há espaço para isso neste livro, mas você pode usar um caderno, que pode se tornar um diário onde criará seus planos alimentares, registrará seus treinos e acompanhará seus resultados. Mantendo tudo em um só lugar, você pode revisar com facilidade seu progresso e seu planejamento enquanto trabalha por seus objetivos. O diário também será um memorial de sua transformação, e, se você for como muitos dos meus leitores e seguidores, valorizará sua coleção de diários de fitness como um monumento à sua dedicação a esta jornada.

Se quiser ir ainda mais rápido, você pode simplesmente pular para o *como* e iniciar o programa, e depois aprender *por quê*. Para fazer isso, comece pelo Capítulo 8, que lhe ensinará a montar planos alimentares eficazes para perder gordura e ganhar músculos. Depois de montar seu plano alimentar e começar a segui-lo, vá para os Capítulos 11 e 12, onde encontrará os exercícios e treinos de *Ganhe músculos,* que poderá começar imediatamente. O Capítulo 13 fala de como acompanhar seu progresso, e o 14 é um guia prático que também pode lhe ser útil. Por fim, leia o Capítulo 15 para aprender sobre suplementação, que é opcional, mas vale a pena se você tiver verba e simpatia pelo tema. E quando estiver treinando e aplicando tudo, volte ao início deste livro e aprenda tudo que precisa saber para aproveitar ao máximo o programa.

Em resumo, use este livro da maneira que funcionar para *você,* seja lendo e absorvendo tudo nestas páginas antes de começar, seja pulando para a ação e inserindo o programa em sua rotina imediatamente.

Por fim, este livro contém muitas informações, inclusive muitos detalhes técnicos e algumas contas, mas não se deixe intimidar por isso. Este não é um livro cheio de jargões e complexidade para entusiastas do fitness; é um manual prático e acessível para transformar novatos em veteranos. É por isso que, por exemplo, incluí o tópico "Resumindo" no final da maioria dos capítulos, a fim de relembrar os pontos mais importantes discutidos – as informações essenciais para o sucesso no programa. Consulte esses resumos regularmente para reforçar sua compreensão do material e sua capacidade de usá-lo de maneira eficaz.

Independentemente de como escolha começar, se você se comprometer, os resultados virão. Suas dúvidas desaparecerão, e você perceberá que está mais do que pronto para o desafio de melhorar seu corpo. E lembre-se: se você se perder no caminho ou encontrar alguma dificuldade, estou a apenas um e-mail de distância (mike@muscleforlife.com), e será um prazer ajudar.

5

Como dominar o "jogo interior" do fitness

Qualquer idiota pode enfrentar uma crise. É o dia a dia que desgasta.
ANTON TCHEKHOV

Em seu atemporal best-seller *O jogo interior do tênis,* Tim Gallwey explicou que todo jogo é composto de duas partes: um jogo exterior e um jogo interior. O exterior é jogado contra um oponente externo para superar desafios externos e alcançar objetivos externos, e o jogo interior ocorre na mente e é jogado contra obstáculos como lapsos de concentração, nervosismo, hesitação, autocrítica e outros sentimentos que inibem a excelência no desempenho.

Como esse modelo se encaixa no fitness? Livros, revistas, treinadores e influenciadores geralmente focam no jogo exterior de perder gordura e ganhar músculos e dão pouca atenção ao jogo interior, que é, sem dúvida, mais importante. Simplesmente saber o que fazer não é suficiente. Você tem que fazer e continuar fazendo todos os dias, durante semanas, meses e anos.

Prioridade, disciplina e motivação são os maiores desafios do jogo interior. Toda semana, as pessoas iniciam novos programas de condicionamento físico com determinação e prazer, mas geralmente não demora muito para que o entusiasmo desapareça. Elas se esforçam para encaixar seu plano alimentar a seu estilo de vida e espremer os treinos em sua agenda cheia; encontram mais desafios físicos do que esperavam; e à medida que passam os dias e as semanas, elas não veem nenhuma mudança evidente no corpo. Em suma, é muito sacrifício para muito pouco ganho por isso, não é surpresa que muitas pessoas desistam de suas aspirações fitness nos primeiros meses.

Já vi muito isso. Às vezes, uma doença atrapalha a rotina da pessoa e ela nunca mais volta. Outras vezes, tira uma semana de folga e se esquece de voltar. Alguns simplesmente "não querem mais saber". Talvez você já tenha vivido isso. Eu já. Condicionamento físico é difícil, e, independentemente de sua determinação, se você não vir resultados claros e consistentes, é natural que sua motivação acabe.

Não quero que isso aconteça com você. Quero fazer tudo que puder para lhe dar a melhor chance de sucesso no programa *Ganhe músculos*. Para ser sincero, quero que este seja o programa de condicionamento físico que finalmente faça toda a diferença e traga resultados excelentes. É por isso que este capítulo o ajudará a desenvolver uma mentalidade de sucesso que lhe permitirá superar os obstáculos, resistir às tentações e vencer os contratempos que todos nós experimentamos em nossa jornada de condicionamento físico.

Para fazer isso, precisamos enfrentar os três ogros mais feios do jogo interior que estão entre você e a linha de chegada:

1. O fantasma do propósito.
2. O troll do tempo.
3. O monstro da regularidade.

Vamos aprender a derrotar cada um.

DOMINANDO O FANTASMA DO PROPÓSITO

Pessoas com metas de condicionamento físico vagas, irreais ou sem inspiração (ou sem metas) são sempre as primeiras a desistir. Elas aparecem na academia esporadicamente e muitas vezes vão embora antes mesmo de suar a camisa. São vítimas de situações e circunstâncias que as levam a fraquejar (*happy hour* da empresa!). Estão em busca de soluções rápidas e métodos milagrosos. Para ser bem-sucedido onde a maioria fracassa, você precisa se vacinar contra essas atitudes e comportamentos, e isso requer um pouco de reflexão.

Cada um tem suas razões para se alimentar bem e malhar. Alguns gostam da sensação de levar o corpo ao limite. Outros querem impressionar alguém. Muitos querem aumentar a autoconfiança e autoestima. A maioria quer melhorar a saúde geral e o bem-estar.

Todas essas são razões perfeitamente válidas para entrar em forma, ter uma ótima aparência, sentir-se bem, ter altos níveis de energia, ser mais resistente a doenças e viver mais, mas é importante isolar e articular as *suas* razões. Vamos fazer isso agora, começando com a dimensão do fitness que a maioria das pessoas acha mais atraente: o visual.

Como é seu corpo ideal?

Uma das principais razões de você estar lendo este livro é que quer ter determinada aparência. E não há nada de errado com isso. Toda pessoa fitness que conheço – inclusive eu – é motivada pelo espelho tanto quanto por qualquer outra coisa. Não interprete isso como narcisismo. Existem muitos saradões idiotas e metidos por aí, mas não vejo nada de errado em usar um pouco a vaidade se ter uma aparência fantástica também nos ajudar a nos sentir bem (e ajuda), especialmente se considerarmos como essa sensação aumenta nossa capacidade de trabalhar, amar e brincar. Quanto melhor nossa aparência, melhor nos sentimos, e quanto melhor nos sentimos, melhor vivemos. É bem simples.

Bem, vamos falar de você. Como é seu corpo ideal? Mas vamos além das palavras banais e devaneios: procure uma ou duas (ou três ou quatro) fotos do tipo de corpo que você deseja. Salve-as em um lugar de fácil acesso, como seu celular, o Google Drive ou o Dropbox. Pode até imprimir algumas e colá-las em seu diário de fitness. Por quê? Quando você estiver no programa *Ganhe músculos,* quero que saiba que está trabalhando rumo a um corpo tão real quanto esta página que está lendo, não a uma invenção de sua imaginação.

Não sabe o que escolher porque não sabe o que é possível? Comece assim: como você teria que ser para ir à praia sem constrangimento? Procure fotos desse tipo, porque, pode acreditar, isso é possível.

Como você sente seu corpo ideal?

É muito mais prazeroso habitar um corpo saudável e em forma do que um corpo inadequado e insalubre. Quanto mais em forma você estiver, mais poderá desfrutar de muitas vantagens: níveis mais altos de energia, melhor humor, mente mais alerta, pensamento mais claro, menos dores e sono melhor, para citar apenas algumas. E depois há as coisas mais profundas, como mais dignidade, orgulho e autorrealização.

Quero que você imagine como isso será para você e escreva na forma de afirmações pessoais, que são afirmações positivas que descrevem como você quer ser. Tipo: "Estou cheio de energia o dia todo" e "Minha mente é rápida, clara e focada".

Pode parecer meio esquisito, mas pesquisas mostram que escrever e ler afirmações pode nos beneficiar de várias maneiras. Um estudo conduzido por cientistas da Universidade da Pensilvânia descobriu que pessoas que praticavam afirmações se exercitavam mais que as que não praticavam, e outro estudo da Universidade de Sussex descobriu que realizar autoafirmações melhorou a memória de trabalho e o desempenho cognitivo.

Gosto de organizar afirmações de saúde e fitness em quatro grandes categorias:

- Física.
- Mental.

- Emocional.
- Espiritual.

As afirmações físicas falam da função corporal e dos níveis de energia física, e podem incluir declarações como "Acordo descansado todos os dias", "Não tenho dor nas articulações" e "Nunca fico doente". As afirmações mentais dizem respeito à sua capacidade de se concentrar, lembrar e calcular. Podem ser afirmações como "Consigo me concentrar profundamente nas tarefas", "Minha memória está afiada" e "Minha mente está clara". Afirmações emocionais se relacionam com seus sentimentos de sensações positivas ou negativas, como "Encontro alegria em todos os lugares a que vou", "Eu me recupero depressa de más notícias" e "Dou e recebo amor abertamente". As afirmações espirituais envolvem seu senso de propósito e motivação, e podem incluir pronunciamentos como "Eu incorporo meu melhor eu" e "Sei que vou ser bem-sucedido".

Vejamos algumas dicas para escrever afirmações mais eficazes de qualquer tipo:

- Faça afirmações curtas, para que sejam mais fáceis de processar e lembrar. Quatro ou cinco palavras cuidadosamente escolhidas já são poderosas.
- Comece com "Eu" ou "Meu". As afirmações são sobre você, portanto, é melhor começar assim.
- Escreva como se estivesse vivenciando isso agora, não no futuro. Por exemplo, "Eu durmo depressa e acordo rejuvenescido" é superior a "Vou adormecer depressa e acordar rejuvenescido" ou "Daqui a três meses, vou adormecer depressa e acordar rejuvenescido".
- Não comece com "eu quero" ou "eu preciso". Não é para afirmar precisar ou querer, e sim para *ser, fazer* ou *ter.*
- Faça frases afirmativas. Para perceber isso, talvez seja necessário descartar comportamentos e pensamentos negativos, que suas

palavras não devem refletir. Pense: "Estou calmo, confiante e satisfeito", e não "Não estou mais ansioso e inseguro"; ou "Gosto dos meus treinos diários" em vez de "Não tenho mais medo de me exercitar".

- Injete emoção: "Estou [emoção] em relação a..." ou "Sinto [emoção]". Por exemplo, você pode dizer: "Estou animado para seguir meu plano alimentar". Isso tornará suas afirmações mais estimulantes (portanto, memoráveis e persuasivas) e pode até influenciar a forma como você vivencia eventos relacionados ao que está afirmando (sentindo-se animado para seguir seu plano alimentar, por exemplo).
- Faça afirmações críveis. Se você achar que sua afirmação não é possível, ela não terá muito efeito. Portanto, tenha certeza de que é convincente. Se algo for particularmente não crível, comece a frase dizendo "Estou aberto a..." ou "Estou disposto a acreditar que posso...".

Muito bem, está pronto para escrever suas afirmações? Maravilha! Vamos começar com uma afirmação por categoria (física, mental, emocional e espiritual), e leve o tempo que for necessário para formular afirmações que ecoem profundamente em você. Sabemos que encontramos algo significativo quando nos desperta alegria e positividade.

Agora que você formulou suas primeiras afirmações, talvez esteja se perguntando o que fazer com elas. Há muitas maneiras de usar suas declarações, mas a minha favorita é lê-las todas as manhãs antes de começar meu dia e sempre que sinto meu ânimo fraquejar. Isso mantém minhas intenções vivas e em destaque e ajuda a ajustar minha mentalidade quando fraquejo. E você pode criar novas afirmações sempre que a inspiração surgir!

Quais são seus porquês de fitness?

Enquanto as afirmações acima definem *o que* você quer alcançar, o próximo exercício visa a estabelecer *por que* você quer isso.

Um dos meus momentos favoritos no fitness é quando nos impressionamos; quando você para um segundo e pensa: "Uau, é incrível o que fiz com meu corpo". São momentos que colocam um sorriso em seu rosto e o incentivam, e às vezes você ganha o dia. Não estou falando só de coisas como as pessoas olhando para você, mas também de comer sobremesas sem culpa, acompanhar os filhos sem se cansar e curtir mais comprar roupas. São essas coisas pequenas, mas substanciais, que confirmam que você está no caminho certo.

Trabalhei com milhares de pessoas em todos esses anos, e aqui estão alguns exemplos das vitórias fitness que elas compartilharam comigo:

- Pessoas pedindo conselhos a elas na academia.
- Sentir-se mais confiante e competente.
- Sentir-se mais sexy nu.
- Ser mais produtivo no trabalho.
- Saborear comida deliciosa.
- Surpreender positivamente o médico.
- Ficar bem em suas roupas favoritas.
- Dar um bom exemplo para os filhos.

- Curtir atividades ao ar livre de novo.
- Sentir-se física e mentalmente forte.
- Não sentir desconfortos e dores.
- Encarar um novo esporte.

Adoro essas. São ótimas razões pessoais para entrar em forma; simples, específicas e sinceras. E você? Por que quer alcançar tudo que acabou de definir em suas afirmações? Faça um *brainstorming* com suas razões para entrar em forma e anote-as abaixo, até se sentir animado e pronto para agir, porque, com o programa *Ganhe músculos,* vamos torná-las realidade.

....

....

....

....

....

....

....

SUPERANDO A FALTA DE TEMPO

Não conheço ninguém que possa *encontrar* tempo para se exercitar. Nunca ninguém me disse: "Mike, tenho muito tempo livre, acho que vou passar algumas horas na academia todos os dias para ficar em forma. O que devo fazer enquanto estiver lá?". É sempre o contrário. A maioria das pessoas tem uma vida agitada, cheia de urgências e obrigações, e acha que não tem tempo para mais nada, muito menos para algo "egoísta" como malhar. Mas, quase sempre, isso não é verdade. Por mais que algumas pessoas gostem de pensar que estão sobrecarregadas demais para malhar, quando analisam como passam cada minuto todos os dias, descobrem o contrário (especialmente quando percebem o pouco tempo que leva entrar em forma).

A realidade é que as pessoas que transformaram seu corpo têm as mesmas 24 horas por dia que você e eu, bem como sua parcela de deveres diários a cumprir. Também precisam trabalhar, cuidar dos entes queridos, tentar ter vida social e lembrar de esfoliar e hidratar a pele e se divertir de vez em quando. A única diferença é que elas decidiram que o exercício é suficientemente importante para entrar na agenda.

Para alguns, isso requer assistir menos à TV, ou não assistir. Para outros, significa dormir e acordar mais cedo. Para uns, implica pedir ao cônjuge para cuidar dos filhos de manhã ou à noite, ou encontrar outra solução. O que quero dizer é: se você quer de verdade dedicar algumas horas por semana para treinar, tenho certeza de que pode.

Isso não quer dizer que é fácil encontrar vontade e tempo para se exercitar. Muitas vezes é um desafio, e a solução pode não ser conveniente nem confortável (no início, pelo menos); mas quem disse que tem que ser? Independentemente de quão difíceis ou assustadoras nossas circunstâncias sejam, sempre podemos fazer algo a respeito. Se aceitarmos que nosso bem-estar vale a pena, de repente será possível. Agir ou não depende de nós. E vamos combinar: quando alguém diz "Eu faria X, mas não posso porque Y", quase sempre é desculpa esfarrapada, a menos que Y seja "Não quero". Não somos capazes de muito poucas coisas; tudo depende de quanto queremos. Quando mentimos para nós mesmos e dizemos o contrário, o que estamos dizendo é que achamos os álibis mais atraentes que as conquistas, as desculpas mais sedutoras que a excelência, e o conforto mais desejável que o desafio.

O escritor Steven Pressfield cunhou um termo para esse atrito psicológico: resistência. Veja como ele explicou isso em seu best-seller *A guerra da arte*:

A resistência lhe dirá qualquer coisa para impedi-lo de fazer seu trabalho. Vai perjurar, inventar, falsificar; seduzir, intimidar, persuadir. A resistência é multiforme. Ela assumirá qualquer forma, se for necessário, para enganá-lo. Vai argumentar com você como um advogado ou enfiar uma nove milímetros na sua cara como um assaltante. A resistência não tem consciência. Ela promete qualquer coisa para conseguir um acordo, e vai traí-lo assim que você virar as costas. Se você levar a resistência ao pé da letra, merece tudo que receberá. A resistência está sempre mentindo e só fala merda.

Como derrotar a resistência e transformar um "não vou" em "vou, sim"? Enfrentando-a em uma batalha campal e se recusando a se render. Recusando-se a seguir o caminho mais fácil. Recusando-se a procurar razões para ser fraco. Recusando-se a culpar alguém ou alguma coisa por sua condição. Quando você é capaz de fazer essas coisas, consegue explorar uma força primitiva e poderosa que diferencia pessoas extraordinárias de todas as outras. Esse é o grande segredo.

Além do mais, a desculpa "não tenho tempo" não se sustenta. Imagine que seu médico diga que você tem uma doença fatal e a única maneira de curá-la é girando em círculos duas horas por dia. Depois de aceitar que tem a doença mais estranha da história da raça humana, o que você faria? Fugiria e se resignaria a seu destino? Ou, *de alguma maneira,* liberaria tempo na agenda para girar em círculos?

Você sabe, sem dúvida alguma, que daria um jeito, independentemente de quão ocupado fosse. Talvez trabalhasse um pouco menos, ou apagasse os aplicativos de streaming, ou sumisse das redes sociais, mas, de alguma maneira, arranjaria tempo. Pois pense bem: você acabou de admitir que tem algumas horas por dia escondidas, disponíveis para uso imediato em qualquer objetivo de sua escolha, como transformar seu corpo. O que é que está acontecendo, então?

Muitas pessoas entendem que "não tenho tempo para me exercitar" é apenas outra maneira de dizer "isso não é suficientemente importante para mim", e lutam para priorizar os exercícios quando as demandas do trabalho, casamento, filhos batem como tambores na selva do nascer ao pôr do sol. Algumas pessoas trabalham mais em vez de malhar, por exemplo, e outras colocam as necessidades de todos à frente das suas. Além disso, muitas mulheres não só trabalham em período integral, como também carregam grande parte da carga doméstica, incluindo as compras, o cuidado das crianças, a cozinha e a limpeza.

Quando essas pessoas ouvem que não lhes falta tempo para treinar, apenas vontade, ficam arrepiadas. E é compreensível. Em um dia tranquilo, talvez elas tenham trinta minutos para si mesmas antes de dormir, depois que todas as tarefas importantes foram cumpridas. Essas situações podem parecer insolúveis, mas lembre-se: todo problema tem uma solução.

Muitas dessas pessoas tiveram que ser criativas. Eu as ajudei a montar academias em casa, simples, mas eficazes, por menos do que pagariam por um ano de mensalidades da academia. Eu as ajudei a criar exercícios de trinta minutos com o peso corporal e faixas elásticas, que podem fazer no trabalho na hora do almoço, na privacidade de sua sala, ou divididos em vários exercícios de dez minutos ao longo do dia. Sugeri encontrar um companheiro de treino que tenha filhos, para poder dividir a babá, e dar um pulo de manhã à academia no fim de semana.

O primeiro passo, em todos esses casos, foi mudar o modo como essas pessoas viam a saúde e o condicionamento físico na vida. Muitas vezes, o tempo reservado para comer bem e se exercitar regularmente é considerado um luxo, ou pior, uma autoindulgência. Mas a questão é a seguinte: você pode fazer de sua saúde e bem-estar uma prioridade agora, ou obrigatoriamente se tornará uma prioridade mais tarde. Não há terceira opção.

A menos que tomemos medidas eficazes para combater o declínio, depois dos 35 anos, todos os dias, em todos os sentidos, nosso corpo míngua. Geralmente não percebemos porque as mudanças são sutis, mas assim como as estações passam lentamente do quente ao frio, nossa saúde e vitalidade decaem gradualmente. Além disso, negligenciar nutrição, exercícios, higiene do sono, definição e força muscular acelera a espiral descendente com o passar dos anos. Somando a isso o uso regular de álcool e cigarros, pode-se atingir a velocidade terminal. Bob Dylan acertou quando disse que, se não estamos ocupados nascendo, estamos ocupados morrendo.

"Mas espere aí", alguém em algum lugar deve estar pensando. "A irmã da mãe do médico do primo de meu amigo tem 93 anos e come como um avestruz, fuma como uma chaminé e bebe como um peixe, e está ótima. Eu também vou ficar bem." Isso é uma bobagem. Toda regra tem exceções, mas isso não invalida princípios e padrões. Um século de literatura médica provou que, à medida que envelhecemos, desprezar os fundamentos de uma vida saudável aumenta muito o risco de distúrbios debilitantes e fatais, tanto que, com o passar do tempo, se não agirmos, nossas chances de continuar saudável e bem se tornam cada vez menores. Se nutrirmos nosso corpo com hábitos saudáveis, como alimentação adequada, exercícios, sono e suplementação, nossa recompensa será uma fonte de vigor e vivacidade para viver melhor a vida.

Outro elemento importante desta discussão é qualidade *versus* quantidade, porque nosso objetivo não é meramente sobreviver o maior tempo possível, e sim *prosperar*. Só porque seu coração ainda está batendo não significa que você ainda se *sinta* vivo. Portanto, depois de negligenciar a saúde e o bem-estar durante muito tempo nos anos dourados e ter conseguido impedir que a morte batesse em nossa porta, quanto vamos aproveitar da parte posterior da vida com um corpo que sofre e uma mente que rateia? Por que escolher esse caminho, se podemos seguir os conselhos deste livro e aproveitar os frutos da beleza, força, resistência, mobilidade e espírito enquanto envelhecemos?

Portanto, para quem diz "Não tenho *mesmo* tempo para comer direito e fazer exercícios", eu digo: você pode escolher os rigores de uma vida saudável agora ou o sofrimento de uma vida não saudável mais tarde. Não há terceira opção.

DOMANDO O MONSTRO DA REGULARIDADE

Levante a mão se você souber a resposta a esta pergunta: qual é o inimigo do ótimo? Uma montagem de postagens das redes sociais, discursos motivacionais e livros de autoajuda deve ter passado por sua cabeça, todos proclamando que "bom" é a palavra que você procura. O bom, gritam, é o que o impede de sonhar com sua busca e manifestar suas visões na realidade. O bom, entenda, nunca é bom o bastante. Para alcançar a excelência, o bom tem que morrer. Você precisa se esforçar, sofrer e superar. Você tem que buscar a excelência ou ir para casa.

Essa filosofia continua ganhando ampla aprovação entre pessoas de todas as esferas da vida. Parece verdade porque não é totalmente equivocado. Por definição, não dá para alcançar o extraordinário com ideias e esforços comuns. Mas há um problema: é impossível ser excelente *o tempo todo*. Normalmente, bom o bastante é tudo que conseguimos. E tudo bem, porque, ironicamente, um monte de "bom o bastante" pode nos tornar ótimos, e isso vale tanto dentro quanto fora da academia. Na verdade, é a única maneira de chegar à excelência sem perder a coragem ou a sanidade mental.

Pense nisso um instante. Quando foi a última vez que você se *destacou* em uma atividade? Quando sua torneira estava totalmente aberta e você estava em pleno fluxo? Agora, pense em quanto esforço, energia e presença isso exigiu, e como você ficou esgotado depois. Faz sentido esperar isso de si mesmo o tempo todo? Claro que não. Essa é uma maneira infalível de destruir a motivação e o humor e se esgotar, porque, por mais sexy que seja a excelência, é igualmente esquiva. Como uma musa, ela não pode ser comandada, bajulada ou contratada. Ele vem e vai como bem entender.

Assim, valorize os momentos fugazes de excelência, mas não confie neles. Exija outra coisa de si mesmo, algo bastante mundano, facilmente alcançável e sustentável: regularidade. A excelência é alcançada sendo ótimo em regularidade, não sendo regularmente ótimo, e isso se resume principalmente a ser bom o bastante repetidamente. No fitness, significa seguir seu plano alimentar, programa de exercícios e rotina de suplementação com mais frequência que furar. Se você conseguir, poderá fazer um progresso constante, que vai aumentando com o tempo, aliviando a pressão e a ansiedade, reduzindo o risco de lesões e exaustão e fornecendo feedback útil.

Na mesma linha, "Eu fui e malhei direitinho?" é uma pergunta muito mais produtiva para se fazer no final de cada dia que "Fui ótimo?". Ou, ainda pior, "Fui perfeito?". Isso não quer dizer que padrões não importam e que repetir os movimentos, evitar dificuldades e engolir mediocridade é aceitável. "Bom o bastante" significa aceitar o que você tem e onde está, não o que gostaria de ter ou onde gostaria de estar. Significa reconhecer que não dá para fazer resultados reais no micro-ondas. Resultados levam tempo, independentemente de quão "otimizada" seja sua abordagem.

Vejamos a alimentação, por exemplo. Muitas pessoas querem saber a "melhor" dieta para perder peso, e, hoje em dia, muitas dessas conversas giram em torno da ingestão de carboidratos. Adivinhe só! Segundo uma pesquisa realizada por cientistas da Universidade de Stanford, não importa quanto carboidrato você coma. O que importa é seguir um protocolo alimentar bem elaborado, como os que controlam a ingestão de calorias e proteínas. Ou seja, as pessoas que perdem mais peso são as que têm uma alimentação mais consistente, que não foca em evitar carboidratos nem qualquer outro alimento.

O mesmo vale para o treino. Um programa de treino simplista e regular sempre supera inclusive as rotinas mais cientificamente sólidas, mas com pouca regularidade. De modo que alguns treinos de baixa intensidade por semana sempre superarão alguns treinos mensais de alta qualidade. Da mesma forma, obsessão com esforço colossal na academia é um vício, não uma virtude, e inevitavelmente leva à decepção e ao esgotamento.

Portanto, pare de tentar ter treinos perfeitos. Pare de tentar ser invencível. Pare de tentar apressar o processo. Esforce-se pela regularidade.

Tenha paciência e, com o tempo, quando já tiver dado bastante "bom o bastante", terá acesso aos salões sagrados da excelência.

Atenção, vou dar um *spoiler*: você cometerá erros no caminho. Comerá demais às vezes, pulará os treinos de vez em quando e esquecerá de tomar seus suplementos quando estiver com pressa. Não se preocupe com nada disso, não desanime quando errar. O "prejuízo" nunca é tão ruim, e um discurso autocrítico abusivo só vai piorar as coisas.

Por exemplo, muita gente acha que "estragou" a dieta depois de uma única ocorrência de excessos, sem perceber que a quantidade de gordura que pode ganhar em uma refeição é insignificante (alguns gramas). E mesmo no caso de um dia inteiro de alimentação imprudente, você vai *conseguir* ganhar de 200 g a 500 g de gordura, se esforçando muito.

Portanto, quando você tropeçar (e vai tropeçar), demonstre por si mesmo a mesma compaixão e perdão que demonstraria a um amigo. Pesquisas sugerem que esse tipo de resposta em momentos de frustração e fracasso está associado a mais força de vontade e autocontrole, porque nos ajuda a aceitar a responsabilidade por nossas ações e seguir em frente, imperturbáveis.

Para ajudá-lo a fazer esse ajuste mental, estou oficialmente lhe dando um monte de "atestados" para usar quando precisar, porque, como costumo dizer, no fitness, você só precisa acertar as coisas mais importantes a maior parte do tempo.

Isso é ainda mais importante à medida que envelhecemos. O corpo humano é robusto e resiliente, mas, conforme vai acumulando quilometragem, já não suporta tanto abuso como antes. Portanto, você não pode se submeter aos mesmos treinos pesados de seus 20 anos e esperar os mesmos resultados. Pode treinar forte, ganhar muito músculo e força e perder muita gordura, mas provavelmente será um processo mais lento do que seria na época da faculdade. Portanto, não veja sua dedicação a *Ganhe músculos* como uma competição com seu antigo eu. Essa corrida você não pode ganhar. O melhor é valorizar aquilo de que é capaz agora e aonde pode chegar.

Você também não pode se comparar com os influenciadores photoshopados que vê nas redes sociais. Quero ver essa gente no meio da semana, quando estiver trabalhando sessenta horas semanais e pensando em vender um rim para pagar a escola particular dos filhos. Também não se preocupe se você achar que "se largou"; não deve ter sido só por falta de tentativa. Provavelmente você não sabia o que esperar quando foi ficando mais velho, ou o que fazer para manter a saúde e a boa forma (possivelmente por causa de todas as informações idiotas e enganosas que recebeu). Você deve ter feito o seu melhor com as condições que tinha.

O legal é que nada disso importa agora, pois encontrou o caminho para este livro, e, juntos, vamos compensar o tempo perdido e pôr você no caminho mais rápido para o corpo que sempre quis. Como pode imaginar, sua capacidade de estabelecer bons hábitos afetará seu progresso, e por isso quero compartilhar com você duas estratégias poderosas, baseadas em evidências, para fazer com que os novos hábitos de condicionamento físico que vou lhe ensinar se mantenham.

Mexendo em seus hábitos

A primeira técnica é enganosamente simples: completar uma frase. Mas não é qualquer frase; é uma frase que funciona no inconsciente para reduzir a necessidade de motivação, força de vontade e autocontrole. Você pode usá-la para muitos objetivos, inclusive para exercícios, dieta, saúde. Essa frase existe graças a uma década de trabalho de uma equipe de psicólogos e tem três partes: *o quê, quando* e *onde*.

Um estudo realizado por pesquisadores da Universidade de Bath demonstra a notável eficácia dessa fórmula. Nesse experimento, 91% dos participantes cuja tarefa era criar um plano de exercícios exato ("Semana que vem, vou fazer pelo menos vinte minutos de exercício vigoroso no(s) [dia(s)] às [hora(s)] em [lugar]"), se exercitaram pelo menos uma vez por semana, contra 38% dos participantes a quem foi pedido para ler alguns parágrafos de um livro aleatório antes de se exercitar, e 35% dos que tinham como tarefa ler um panfleto sobre os benefícios cardíacos do exercício e foram informados de que a maioria dos jovens adultos que aderem a um programa de exercícios reduz o risco de doença cardíaca.

É isso mesmo que você leu: simplesmente escrevendo quando e onde o exercício ocorreria, o cumprimento disparou (e, curiosamente, a informação sobre os benefícios do exercício não foi melhor motivador que a leitura prazerosa).

Resultados semelhantes foram vistos em outros estudos sobre exercícios, e também em outros que analisaram outros comportamentos positivos, como o autoexame das mamas, a adesão à dieta, o uso de preservativos e muito mais. Acontece que existem mais de cem estudos publicados sobre esse fenômeno, e a conclusão é clara: se você declarar explicitamente o quê, quando e onde fará, muito mais provavelmente o realizará. Por exemplo:

- "Toda segunda, quarta e sexta, acordo às 7h, tomo um café espresso e vou à academia" será muito mais eficaz que "vou malhar algumas vezes por semana".
- "Todas as noites, depois do jantar, eu me sento na varanda e leio 25 páginas antes de assistir à TV", no lugar de "Leio todos os dias".
- "De segunda a sexta, vou comer uma salada e uma maçã no almoço" é preferível a "Vou comer melhor".
- "Toda sexta-feira, depois de depositar meu salário, vou para casa e transfiro 10% dele para a poupança" o ajudará a aumentar seu patrimônio líquido muito mais rápido que "vou investir mais que no ano passado".
- "De segunda a sexta, vou beber água de uma garrafa que deixo em minha mesa e enchê-la de novo toda vez que esvaziar" é melhor que "Vou beber mais água".

Declarações sobre que-quando-onde são muito mais eficazes para regular o comportamento que confiar na inspiração ou força de vontade no momento certo, porque falam a linguagem natural do cérebro, criando um mecanismo de gatilho e resposta que não requer monitoramento nem análise consciente.

Gosto de levar essa técnica ainda mais longe e colocar meus compromissos pessoais e interpessoais importantes em minha agenda, para que estejam sempre em mente. No início de cada dia, olho a agenda e, toda vez que reviso minhas promessas, melhoro minhas chances de cumpri-las. Você pode usar, por exemplo, o assistente de seu celular para lembrá-lo das obrigações diárias, para que não esqueça sem querer. Por exemplo, se sua intenção é tomar um café da manhã nutritivo todos os dias, programe um lembrete no celular para preparar a comida na noite anterior e pegá-la de manhã antes de sair para o trabalho. Não menospreze o poder dessas ações preparatórias; muitas vezes, pode ser o fator que leva ao cumprimento, mesmo que seja sobre algo mundano como vestir a roupa de ginástica logo cedo no sábado para estar pronto para treinar na hora do almoço.

Um dos benefícios ocultos de ações preparatórias como essas é que elas reduzem a quantidade de *energia de ativação* necessária para cumprir nossos objetivos. Esse é um conceito da química que se refere à quantidade mínima de energia necessária para ativar uma reação química, e pode ser mais amplamente entendido como a quantidade mínima de esforço necessário para iniciar ou mudar algo. Quanto mais energia mental ou física for necessária para agir, mais suscetíveis seremos ao fluxo e refluxo da força de vontade e motivação, que podem surgir e sumir por razões que só elas sabem. Quando a decisão é alta, o cumprimento flui como a respiração; mas quando é baixa, é como se estivéssemos em uma poça de cola. Ao tomar medidas simples para diminuir nossa dependência dessas emoções inconstantes – como essas que acabei de compartilhar com você –, podemos aumentar muito nossa regularidade, fortalecer nossos *porquês* e afirmar nossas prioridades.

Para se ajudar a reduzir ainda mais a energia de ativação de comer e se exercitar de acordo com o plano, você pode usar outro tipo de afirmação cientificamente comprovada para aumentar o autocontrole: a afirmação se-então. Seria algo assim: "Se acontecer X, então farei Y". Isso funciona pela mesma razão que as declarações que-onde-quando (especificidade de estímulo e resposta), e permite que você forneça contingências e imprevistos e reduza a necessidade de coragem quando as coisas não saírem conforme o esperado.

Vamos pegar um cenário dado anteriormente: você decidiu que toda segunda, quarta e sexta vai acordar às 7h, tomar um café espresso e ir à academia. Para gerar declarações complementares se-então, pense no que pode impedir suas intenções e o que fará em cada caso. Este seria um bom começo:

- "Se tiver dormido pouco, vou levantar às 7h mesmo assim e fazer meu treino."
- "Se eu perder o treino matinal, irei depois do trabalho."
- "Se não puder ir à academia depois do trabalho, treinarei no sábado ou domingo às 9h."

Ou que tal fazer declarações se-então para frases tipo que-quando--onde, como "De segunda a sexta, como uma salada e uma maçã no almoço."?

- "Se eu não tiver tempo de fazer meu almoço normal, vou comer uma salada perto do trabalho."
- "Se eu tiver que comer fora em vez de seguir meu plano alimentar, vou comer só um pedaço de pão e pular a sobremesa."
- "Se um colega de trabalho me oferecer um doce no almoço, vou recusar educadamente."

Cada declaração que-quando-onde pode ser fortalecida dessa maneira, especialmente depois que você entra em ação e dificuldades e complicações imprevistas exigem que ajuste e melhore seus sistemas. Esse processo é como a execução de simulações mentais para testar os resultados desejados. Os psicólogos chamam isso de *contraste mental,* e pesquisas mostram que pode aumentar sua motivação para superar obstáculos e alcançar seus objetivos.

***

Recorde (ou releia) este capítulo sempre que precisar de um estímulo; isso o ajudará a encontrar força para perseverar. Lembre-se disso quando estiver escolhendo comida em um restaurante, olhando os doces cheios de açúcar no supermercado e saindo da cama arrastado para ir treinar. Olhe regularmente as imagens que você salvou, leia as afirmações que escreveu e revise os porquês e as intenções de implementação que criou. E quando encontrar dificuldades ou contratempos, talvez cambaleie, mas também conseguirá se estabilizar, soprar o vento de volta às velas e acelerar em direção a seus objetivos.

Mas não se engane: esse negócio de transformação leva tempo. Vivemos na Era da Impaciência. Hoje em dia, muitas pessoas se cansam correndo atrás do fácil; "semanas de trabalho de quatro horas", "abdome definido em seis minutos" e "refeições de trinta segundos". Não querem processos nem paradigmas; querem atalhos e estratagemas. Não querem plantar na primavera, cuidar da planta no verão e colher no outono; querem se esquivar, relaxar e colher uma recompensa que não semearam.

Bem, odeio ser o portador de más notícias, mas você não pode perder 9 kg de gordura em vinte dias, nem remodelar seu bumbum ou secar a barriga em algumas semanas. Melhorar seu corpo é uma tarefa gratificante, mas você tem que dar muito de si para isso. E aprenderá uma valiosa lição de vida no caminho: boa forma é uma daquelas coisas especiais que não se pode comprar, roubar nem falsificar. Não há prêmios por mentir, reclamar ou fracassar, nem privilégios por *status,* opiniões ou sentimentos.

Exige "trabalho". Ou você malha ou é colocado em seu lugar. A boa forma não é senão um tributo à primazia do esforço.

Desse modo, a academia é muito mais que um lugar para se movimentar, grunhir e suar. É um microcosmo onde podemos fazer contato com as partes mais profundas de nós mesmos – nossas convicções, medos, hábitos e ansiedades. É uma arena onde podemos enfrentar esses oponentes e provar que temos o necessário para vencê-los. É um cenário onde podemos testar as histórias que contamos a nós mesmos, que nos convida a demonstrar como respondemos às maiores lutas da vida – adversidade, dor, insegurança, estresse e fraqueza – e, de certa forma, quem realmente somos. Portanto, a academia é uma espécie de campo de treinamento e teste para o corpo, a mente e a alma.

A academia também é fonte de aprendizado, porque nos convida a tentar constantemente coisas novas. É um fórum onde as perguntas são, no mínimo, tão importantes quanto as respostas, e cultiva o que os cientistas chamam de *mentalidade* de crescimento, ensinando-nos que nossas habilidades podem ser desenvolvidas por meio de dedicação e trabalho árduo – uma visão de mundo essencial para grandes realizações. A academia também é prática, não idealista. É um laboratório aberto a todas as ideias e metodologias, e dá um feedback claro: ou funciona ou não.

Em suma, a academia pode ser muito mais que um lugar para se exercitar. Pode ser um refúgio do caos, um mundo próprio que criamos para satisfazer sonhos e desejos. Então, se você está ansioso ou intimidado para começar, prepare-se, porque em breve saberá mais sobre fitness do que quase todos que frequentam sua academia, e quando for regularmente, não se surpreenda se eles começarem a procurá-lo pedindo conselhos.

No próximo capítulo, vamos chegar um pouco mais perto desse âmbito e explorar a ciência da palavra de cinco letras menos querida de todos: *dieta.*

RESUMINDO

- Pessoas com metas de condicionamento físico vagas, irreais ou sem inspiração (ou sem metas) são sempre as primeiras a desistir.
- Cada um tem suas razões para se alimentar bem e malhar, mas é importante isolar e articular as *suas* razões.
- Procure uma ou duas (ou três ou quatro) fotos do tipo de corpo que deseja e salve-as em algum lugar de fácil acesso, como seu celular, o Google Drive ou o Dropbox.
- Imagine como é seu corpo ideal e escreva, na forma de afirmações pessoais, que são afirmações positivas que descrevem como você quer ser. Por exemplo: "Estou cheio de energia o dia todo" e "Minha mente é rápida, clara e focada".
- Uma das melhores maneiras de usar as declarações que você formulou é lê-las todas as manhãs antes de começar o dia, ou sempre que seu ânimo estiver enfraquecendo.
- Use declarações que-quando-onde para reduzir sua necessidade de motivação, força de vontade e autocontrole. Escreva uma frase que declare explicitamente o quê, quando e onde fará. Por exemplo, "Toda segunda, quarta e sexta, acordo às 7h, tomo um café espresso e vou à academia".
- Use declarações se-então para reduzir ainda mais a energia de ativação para comer e se exercitar de acordo com o plano, como: "Se tiver dormido pouco, vou acordar às 7h mesmo assim e fazer meu treino".

PARTE II

O ÚLTIMO CONSELHO SOBRE DIETA DE QUE VOCÊ VAI PRECISAR

6

Está tudo na composição de seu corpo: a fórmula de quatro etapas para menos gordura e mais massa magra

Nesta época em que se acredita que para tudo há atalho, a maior lição a ser aprendida é que o caminho mais difícil é, no longo prazo, o mais fácil.
HENRY MILLER

Durante milhares de anos, um corpo magro, tonificado e atlético foi o padrão-ouro de condição física e atratividade. Era uma marca registrada dos antigos heróis, deuses e deusas, e ainda hoje é idolatrado. Mas com taxas de obesidade acima de 35% aqui nos Estados Unidos (e aumentando), parece que alcançar esse sonho exige juventude, genética de primeira ou um nível de compreensão, disciplina e sacrifício muito além das capacidades da maioria das pessoas.

Isso não é verdade. O conhecimento sobre como atingir o pico do condicionamento físico é bastante fácil de obter – você aprenderá tudo que precisa saber neste livro – e não requer tanto bom senso ou abnegação quanto se imagina.

Mas antes, você precisa desapegar de alguns dos maiores mitos e mentiras que as pessoas contam sobre perda e ganho de gordura e aprender a verdadeira ciência sobre emagrecer e continuar magro por toda a vida. Enfrentar essas ficções é crucial, porque só uma pequena parte de tudo que você pode aprender sobre condicionamento físico produz a maioria dos resultados finais. Contanto que você entenda e aplique esses princípios e técnicas corretamente, pode se dar ao luxo de ignorar a maioria das outras coisas e manter uma boa forma fantástica pelo resto da vida. Mas se entrar em conflito com eles, brigará com sua forma física até o final de seus dias.

A primeira coisa que você não deve fazer é complicar o processo de entrar em forma. Essa tendência é exemplificada por uma matéria do *Wall Street Journal* publicada em 30 de janeiro de 2020, intitulada "Emagrecer é mais difícil que ciência espacial". A essência da matéria dizia que o cálculo do índice de massa corporal (IMC) é mais difícil de aplicar à perda de peso que a ciência espacial aos foguetes.

Muitas pessoas concordam, pois tentaram perder peso e fracassaram muitas vezes, bem como testemunharam inúmeras tentativas abortadas de outras pessoas. Bem, tenho boas notícias para você: o metabolismo humano é complicado, e emagrecer não é *fácil*, mas a ciência é simples. É só diferente do que muitos médicos e treinadores acreditam.

A ênfase no IMC é um exemplo perfeito de quantos especialistas erram o alvo. A ideia dessa ênfase é a seguinte: para saber se alguém está acima ou abaixo do peso, deve-se levar em conta sua altura, já que pessoas mais altas são naturalmente mais pesadas que as mais baixas. Para calcular o IMC, você divide o peso (em quilogramas) pela altura (em metros ao quadrado), o que gera um número que representa a relação entre essas dimensões.

Os médicos costumam usar o IMC para monitorar como o peso de um paciente afetará sua saúde, categorizando-o segundo critérios simples:

- Abaixo do peso = IMC inferior a 18,5
- Peso normal = IMC de 18,5 a 24,9
- Acima do peso = IMC de 25 a 29,9
- Obeso = IMC de 30 ou superior

Se seu número for muito alto, será aconselhado a emagrecer, e se for muito baixo, a engordar. Mas acontece que o IMC não foi feito para servir como indicador da saúde de indivíduos específicos, apenas para revelar tendências de uma população. Em outras palavras, uma pessoa sozinha com um IMC alto ou baixo pode ou não estar acima ou abaixo do peso, mas um grande grupo de pessoas com um IMC médio alto ou baixo provavelmente incluirá muitos indivíduos acima ou abaixo do peso.

Por exemplo, eu peso 89 kg e tenho barriga de tanquinho, mas meu IMC é 25,29, o que sugere que estou acima do peso e deveria emagrecer. Da mesma forma, existem muitas pessoas que têm um IMC de "peso normal" com os problemas de saúde de uma pessoa obesa (colesterol elevado, açúcar no sangue etc.). Como pode ser?

O IMC não leva em consideração nossa *composição corporal* – quanto de músculos e de gordura temos. Isso é crucial, porque não é o excesso de *peso corporal em si* que afeta negativamente nossa saúde, e sim o excesso de *gordura corporal*. O "excesso de peso corporal" na forma de músculo tem, na verdade, o efeito oposto no corpo; melhora nossa saúde.

Por isso, uma das primeiras grandes mudanças mentais que gosto de ver em meus leitores e seguidores é que deem menos atenção ao peso e mais à composição corporal. Desde que seus níveis de músculo e gordura corporal estejam na direção certa, seu peso corporal não é muito preocupante. Da mesma forma, costumamos dizer que queremos "perder peso", mas o que queremos mesmo é perder gordura, não músculos; e quando dizemos que queremos "ganhar peso", queremos ganhar músculos, não gordura.

Isso é muito importante para pessoas que estão começando agora a fazer musculação e esperam ganhar uma quantidade considerável de músculos nos primeiros seis a doze meses – músculos que vão mascarar parte, ou grande parte, do peso de gordura perdido ao longo do caminho.

Portanto, a primeira chave para controlar sua composição corporal é saber como usar os alimentos para impulsionar a perda de gordura e o crescimento muscular. E como se faz isso? Tudo começa com a compreensão do princípio científico do *equilíbrio energético,* que é a relação entre a ingestão de energia (calorias ingeridas) e a produção de energia (calorias queimadas).

A maioria das dietas tradicionais condena um tipo de alimento e afirma que, ao removê-lo de sua vida, você pode emagrecer e rejuvenescer seu corpo sem se preocupar com calorias ou porções. A fórmula usada para promover uma dieta dessas geralmente explora pontos de pressão psicológica poderosos, assim:

1. "Não é sua culpa você estar acima do peso e não ter saúde. Você é vítima de maus conselhos e comida pior ainda."
2. "Novas pesquisas mostram que esse hábito/alimento/nutriente/molécula horrorosa é a culpada."
3. "Se evitar esse lixo a todo custo, você transformará automaticamente seu corpo e sua saúde."

Foi com essas táticas emocionais que os profissionais de marketing nos venderam dietas com baixo teor de gordura há algumas décadas e vendem dietas *low carb* e *sem açúcar* hoje. "Corte os carboidratos e o açúcar viciante de sua vida", afirmam muitos especialistas; "Seus quilos vão derreter e você entrará em uma nova era de saúde e vitalidade." Tudo soa convincente, até que alguém aparece e aponta as falhas na matriz – como Mark Haub, um professor de 41 anos da Universidade Estadual do Kansas, que perdeu 12 kg em dez semanas comendo *cupcakes* Hostess, Doritos, Oreos e *shakes* de proteína. Ou o professor de ciências John Cisna, de 55 anos, que perdeu 25 kg em seis meses comendo nada além de McDonald's. Ou o entusiasta de fitness de 34 anos Kai Sedgwick, que conseguiu a melhor forma de sua vida seguindo uma rotina de exercícios rigorosa e comendo fast-food todos os dias durante um mês. Ou as dezenas de estudos que não encontraram diferença no peso ou na perda de gordura entre dietas low e high carb e dietas ricas em açúcar.

Não recomendo que você siga os passos de Haub, Cisna ou Sedgwick (o valor nutricional de sua dieta é importante para melhorar a composição corporal, melhorar a longevidade e proteger contra doenças), mas não precisa escolher entre carboidratos e açúcar e saúde e bem-estar; entre abstinência e barriga de tanquinho. Ao encontrar o equilíbrio entre inibição e indulgência, você pode ter boa forma e boa saúde sem tortura.

O primeiro princípio em jogo é: se consumir regularmente menos calorias do que queima, perderá gordura, independentemente de quanto carboidratos ou açúcar – ou qualquer outra coisa, aliás – você coma. E o corolário é: se você consumir regularmente mais calorias do que queima, ganhará gordura, mesmo que essas calorias venham dos alimentos "mais saudáveis" do mundo. Assim, nenhum alimento individual pode deixá-lo mais magro ou mais gordo. Só comer mal e demais pode.

Não precisa procurar muito para encontrar evidências óbvias disso. Quantas pessoas você conhece que estão acima do peso apesar do compromisso que têm com a "alimentação natural"? Você mesmo já passou por isso? E as pessoas que ficam esbeltas comendo muitos alimentos "proibidos"? Já se perguntou como esse paradoxo é possível? Agora você sabe.

Muitas pessoas na indústria da dieta veem com desprezo esse modelo. Coma os alimentos certos, afirmam muitos, e você "desobstruirá e energizará" seus hormônios e metabolismo, e seu corpo cuidará do resto – música para os ouvidos daqueles que querem acreditar que podem ficar magros e em forma sem ligar para *quanto* comem, só para *o quê*.

Bobagem. Na verdade, é pior que isso; é uma mentira deslavada. Você não pode focar apenas no que ou no quanto; precisa focar em ambos. No que diz respeito a seu peso corporal, o quanto você come é muito mais importante que o que come. No que diz respeito à sua saúde e bem-estar, o que você come é mais importante que o quanto (desde que não coma demais ao ponto da obesidade, o que é bastante insalubre).

Pense nessa relação como o clássico símbolo chinês Yin e Yang, que representa um conjunto de princípios opostos e complementares. Nesse caso, se você cuidar apenas da quantidade que come, seu peso corporal poderá permanecer equilibrado, mas seu bem-estar poderá diminuir; e se controlar apenas sua nutrição, sua saúde poderá permanecer estável, mas seu peso corporal poderá ser imprevisível. O objetivo, então, é harmonizar esses dois elementos de nossa alimentação para que possamos otimizar nosso peso corporal (leia-se composição corporal) e saúde. E isso nos traz de volta ao equilíbrio energético (calorias que entram e saem), que forma a base da alimentação com respaldo científico.

Tecnicamente, uma *caloria* é a energia necessária para elevar a temperatura de 1 kg de água em 1 °C. Cada alimento tem sua quantidade de calorias. Por exemplo, nozes e castanhas são muito densas em energia, contêm 6,5 calorias por grama, em média, ao passo que o aipo contém muito pouca energia armazenada – apenas 0,15 caloria por grama. Se você somar as calorias que come e bebe durante um período (um dia, semana ou mês, por exemplo) e depois comparar esse número com quantas você queima no mesmo período, notará uma das três coisas:

1. Você comeu mais calorias do que queimou (vai engordar).
2. Você comeu menos calorias do que queimou (vai emagrecer).
3. Você comeu mais ou menos o mesmo número de calorias que queimou (vai manter seu peso).

Isso por si só explica por que todos os estudos de emagrecimento controlado realizados nos últimos cem anos concluíram que uma perda de peso significativa requer que o gasto energético exceda a ingestão calórica. É também por isso que fisiculturistas mais clássicos – do "pai do fisiculturismo moderno", Eugen Sandow, passando pelo superstar de sandálias e espada Steve Reeves, até o icônico Arnold Schwarzenegger – têm usado esse conhecimento para reduzir e aumentar a gordura corporal ao seu bel-prazer.

Mas isso não significa que você sempre tem que contar calorias para perder peso. Significa que você precisa *entender* como as calorias que consome e queima influenciam seu peso corporal e regulam sua alimentação de acordo com seus objetivos. Desse modo, não é surpresa que dietas que eliminam alimentos ou grupos alimentares inteiros geralmente funcionem para algumas pessoas, mas não para outras. Ao proibir alimentos deliciosos e de alto teor calórico que as pessoas adoram – e que facilitam o consumo excessivo – e forçar o consumo de alimentos menos palatáveis e de baixas calorias, é possível reduzir a ingestão de calorias o suficiente para produzir perda de peso. Daí as histórias de sucesso. Também é possível deixar de criar uma diferença suficientemente grande entre as calorias que entram e as que saem, ou qualquer outra, simplesmente comendo muito do alimento "aprovado pela dieta", resultando em pouca ou nenhuma perda de peso. Daí os fracassos. Mas não vamos confundir correlação com causalidade. Pessoas que emagreceram com essas dietas não foram bem-sucedidas porque pararam de comer açúcar, glúten ou carboidratos *per se*. Emagreceram porque a eliminação do açúcar, glúten ou carboidratos as ajudou a ingerir regularmente menos calorias do que queimaram pelo tempo suficiente para produzir perda de peso.

Isso tem sido demonstrado em inúmeros estudos, nos quais pessoas que comeram menos perderam mais peso, e as que comeram mais perderam menos (ou ganharam) – e esses resultados foram demonstrados com muitas dietas, como a mediterrânea, vegana, vegetariana, paleo, Vigilantes do Peso, Slimming World, South Beach, Best Life, Atkins, DASH e outras.

Não importa o protocolo, as pessoas emagrecem somente quando ingerem menos calorias do que queimam, e não conseguem emagrecer porque ingerem muitas calorias de forma muito regular, não porque não seguem estritamente regras arbitrárias ou porque há algo misteriosamente errado com o corpo delas.

Talvez você continue cético. Talvez já tenha ouvido falar que o equilíbrio energético foi contrariado e inclusive desmascarado pelas últimas pesquisas científicas; ou talvez conheça histórias individuais que parecem desafiar esses princípios. Por exemplo, veja pessoas que aparentemente não conseguem emagrecer com dietas de baixíssimas calorias: "Jim come novecentas calorias por dia, malha várias horas por semana e está *ganhando* peso. Como o equilíbrio energético explica isso?". Um mistério, de fato, até você perceber que o culpado, praticamente todas as vezes, é o erro humano, não o vodu metabólico. Além da total ignorância do equilíbrio energético, os três erros mais comuns na tentativa de perder peso são:

1. Subestimar a ingestão de calorias. A maioria das pessoas não sabe avaliar com precisão quantas calorias está ingerindo, o que facilita comer demais. Estudos mostram que, embora a pessoa pense que está ingerindo 800 calorias por dia (passando fome), pode facilmente estar consumindo 1.200, 1.500 ou mais. Isso não é surpreendente quando levamos em conta quantas calorias há nos alimentos mais saborosos que muita gente gosta de comer. Uma única fatia de pizza, por exemplo, contém de 300 a 400 calorias, ou quase a mesma quantidade de calorias queimadas em uma corrida de trinta minutos ou um treino de resistência de sessenta minutos.

2. Superestimar o gasto calórico. Exercício e atividade física não queimam tantas calorias quanto muitas pessoas pensam, o que torna mais difícil gastar mais calorias que as ingeridas. Em um estudo conduzido por cientistas da Universidade de York, participantes com sobrepeso que não tentaram emagrecer superestimaram o gasto de energia durante exercícios vigorosos em 72%, em média.

3. Comer demais. Enfiar o "pé na jaca" em algumas refeições – ou pior, alguns dias – pode prejudicar mais do que a maioria das pessoas imagina. Digamos que você siga sua dieta fielmente durante a semana, comendo cerca de 300 calorias a menos do que queima todos os dias, chegando à sexta-feira com um déficit acumulado de 1.500 calorias. Pode apostar, isso é quase 200 g de perda de gordura! Aí, chega o fim de semana, quando você fica menos ativo e relaxa mais com o que come. Sábado é dia de enfiar o pé na jaca, e você ingere umas mil calorias a mais do que queima. No domingo, você pisa no freio, mas, ainda assim, acaba ingerindo algumas centenas

de calorias a mais do que gastou no dia. O que acontece? Faça as contas e você descobrirá que cancelou mais ou menos a perda de gordura da semana inteira em dois dias, voltando à estaca zero.

Esses três fatores são responsáveis pela maioria dos fracassos na perda de peso, em todos os lugares, e explicam por que tantas pessoas se debatem com dietas que usam regras e restrições, em vez de números rígidos.

Outro ditado popular contra o equilíbrio energético é que o corpo humano não é uma máquina, por isso não podemos tratá-lo como tal e esperar resultados previsíveis. Nossa fisiologia é muito mais complicada que o simples motor térmico que aciona uma geladeira ou um carro, dizem, portanto, é tolice supor que funciona da mesma maneira. Isso é tudo ilusão. É verdade que o corpo humano é mais complexo que um motor de combustão, mas existe uma razão pela qual um século de pesquisas sobre metabolismo provou conclusivamente que o equilíbrio energético funciona da mesma maneira em magros e obesos, saudáveis e doentes, idosos e jovens.

Isso não significa que o equilíbrio é uma bala de prata. Assim como seu peso corporal fala apenas de quantidade, e não de qualidade (músculo x gordura), a ingestão de calorias informa apenas quanta energia você está ingerindo, não de onde ela vem. Como muitos críticos do equilíbrio energético certamente apontarão, e com razão, nosso corpo não processa todas as calorias da mesma maneira. Algumas são mais benéficas para nossa composição corporal e saúde que outras, e é por isso que você precisa prestar atenção não só nas calorias, como também nos *macronutrientes*.

Macro o quê? Os nutrientes de que necessitamos em quantidades relativamente grandes são chamados de *macronutrientes,* ou *macros*. Tecnicamente, nessa categoria estão incluídos os minerais, mas, para nossos propósitos aqui, vamos focar nos três aspectos mais relevantes para a composição corporal: proteínas, carboidratos e gordura.

Como você já aprendeu, os alimentos não têm propriedades especiais que os tornem "engordantes" ou "emagrecedores". O que eles têm são quantidades variadas de calorias, o que torna alguns mais ou menos propícios a perda e ganho de gordura, bem como diferentes quantidades de proteínas, carboidratos e lipídios, o que torna alguns melhores para perder gordura e ganhar músculos. Portanto, se seu objetivo é otimizar sua composição corporal (e sua saúde), uma caloria não é apenas uma caloria, e uma alimentação cuidadosamente controlada não será suficiente. Por isso, recomendo que siga minha fórmula para um sistema que os cientistas chamam de *dieta flexível.*

A ÚLTIMA "DIETA" DE QUE VOCÊ VAI PRECISAR

Muitas pessoas comem de maneira aleatória, por impulso ou capricho, em vez de intenção, e seus níveis de saúde e condicionamento físico são um reflexo disso. Se você é uma dessas pessoas, não será por muito mais tempo, porque com *Ganhe músculos* aprenderá a usar alimentos deliciosos para nutrir seu corpo, melhorar seu condicionamento físico e satisfazer seu estômago.

No espaço fitness baseado em evidências, essa rotina é conhecida como *dieta flexível* e tem quatro etapas:

1. Regular suas calorias de acordo com sua meta de composição corporal.
2. Ter uma alimentação rica em proteínas.
3. Obter a maior parte das calorias de alimentos integrais, nutritivos e minimamente processados.
4. Encontrar um equilíbrio entre a ingestão de carboidratos e gorduras que funcione para você.

Se você puder seguir essa fórmula simples, poderá se libertar para sempre das frustrações dos modismos alimentares e das dietas ioiô e desenvolver um relacionamento saudável, agradável e duradouro com a comida. Vejamos mais profundamente cada um desses pontos.

1. Regular suas calorias de acordo com sua meta de composição corporal

A primeira pergunta a ser respondida ao criar um plano alimentar é o que você está tentando alcançar. Quer perder gordura? Maximizar o crescimento muscular? Manter sua composição corporal? Cada objetivo requer uma estratégia alimentar diferente, começando com a ingestão de calorias, e a dieta flexível oferece três abordagens, dependendo de sua meta.

Para perder gordura, você deve ingerir regularmente menos calorias do que queima. Isso produz o *déficit calórico*, como é chamado, necessário para diminuir as reservas de gordura de seu corpo. Sem esse déficit calórico não ocorrerá perda de gordura, independentemente do que mais você faça na cozinha ou na academia.

Para maximizar o crescimento muscular, você precisa ingerir regularmente mais calorias do que queima. Quando come menos calorias do que queima, perde gordura, mas também prejudica a capacidade de seu corpo de ganhar músculos. Desse modo, você precisa se assegurar de não ficar em déficit calórico se quiser ganhar músculos o mais rápido possível, e a maneira mais fácil de fazer isso é comendo regularmente mais calorias do que queima.

"Isso não resultará em armazenamento de gordura?", talvez você pergunte. Sim, meu astuto leitor, sim, mas quando você sabe como fazer isso direito (como fará no programa *Ganhe músculos)*, consegue minimizar a quantidade de gordura que ganha.

Se você não quer perder nem ganhar gordura, mas quer ganhar músculos e força devagar, precisa que as calorias ingeridas e gastas sejam as mesmas. Não dá para sincronizar a entrada e a saída perfeitamente, porque o gasto diário total de energia é um alvo móvel que nunca conseguimos estimar com 100% de precisão. Mas não precisa acertar o alvo. Só precisa chegar bem perto, observar como seu corpo responde e ir ajustando.

2. Ter uma alimentação rica em proteínas

Esta é a segunda regra para otimizar sua saúde e composição corporal, e uma das maneiras mais simples de usar os alimentos para melhorar sua forma física.

Proteína é um composto que contém uma ou mais cadeias longas de *aminoácidos,* que são usados para criar tecidos corporais, como músculos, cabelos e pele, bem como várias substâncias químicas vitais. As proteínas afetam nossa composição corporal muito mais do que carboidratos ou gorduras, e pesquisas mostram que as pessoas que comem mais proteínas...

- Perdem gordura mais rápido.
- Ganham mais músculos.
- Queimam mais calorias.
- Sentem menos fome.
- Têm ossos mais fortes.
- Têm humor melhor.

A ingestão de proteínas é ainda mais importante quando você se exercita regularmente, porque o exercício aumenta a necessidade de aminoácidos de seu corpo. E a alta ingestão de proteínas também é essencial quando você restringe suas calorias para perder gordura, pois ajuda a preservar a massa magra durante a dieta.

Talvez você seja reticente a ingerir mais proteínas, porque ouviu dizer que isso acelera o envelhecimento, aumentando a produção de hormônios e substâncias que amplificam o crescimento dos tecidos, o estresse oxidativo e os danos celulares. Restringindo a ingestão de proteínas, diz a lenda, podemos diminuir esses efeitos colaterais indesejados, reduzir o desgaste do corpo e diminuir o risco de deficiência. É uma boa teoria, mas pesquisas indicam que provavelmente está errada.

Por um lado, todos os estudos que sugerem que a dieta pobre em proteínas pode aumentar a expectativa de vida foram feitos com animais, principalmente camundongos. Embora humanos e camundongos compartilhem muitos dos mesmos mecanismos biológicos, também existem diferenças importantes. Nós, humanos, não somos roedores gigantes. Por exemplo, os camundongos queimam cerca de sete vezes mais calorias por quilo de peso corporal que os humanos, o que é importante saber, porque quanto mais rápido o metabolismo, mais danos celulares se acumulam pelas atividades metabólicas. Assim, para os camundongos, a restrição de proteínas – que reduz a atividade metabólica – é muito mais benéfica que para os humanos.

Além disso, embora não haja estudos de longo prazo sobre como a restrição na ingestão de proteínas afeta a vida útil em humanos, modelos estatísticos desenvolvidos por cientistas da Texas A&M University previram que, se uma pessoa reduzisse sua ingestão de proteínas ao mínimo absoluto necessário para manter seu metabolismo (cerca de 12% das calorias diárias) aos 18 anos e mantivesse isso pelo resto da vida, *talvez* pudesse aumentar sua vida útil em cerca de três anos.

Ou talvez não, porque os pesquisadores não levaram em conta o fato de que a dieta pobre em proteínas está associada a uma maior incidência de perda muscular, fraturas ósseas e fragilidade, que representam uma ameaça considerável à longevidade.

Portanto, podemos argumentar sensatamente que restringir as proteínas na esperança de viver mais seria uma "economia burra", e que, dadas as evidências científicas atuais, as vantagens bem estabelecidas de uma alimentação rica em proteínas superam em muito as desvantagens teóricas.

3. Obter a maior parte das calorias de alimentos integrais, nutritivos e relativamente não processados

Esta é a terceira regra testada e comprovada para dominar sua saúde e composição corporal e desbloquear vigor e vitalidade ao longo da vida.

Por "não processados" me refiro a alimentos que podem ter sido submetidos a processamento mecânico (limpeza, corte, fracionamento, aquecimento e congelamento, por exemplo), mas a pouco ou nenhum processamento na composição (acréscimo de açúcar, sal, conservantes, gorduras hidrogenadas e realçadores de sabor, para citar alguns). Os não processados são, em geral, alimentos integrais e naturais de origem animal ou vegetal, e os processados são alimentos embalados ou "rápidos".

Passar no drive-thru ou na pizzaria, comer um pouco de açúcar ou "calorias vazias" aqui e ali não vai fazer mal no longo prazo, mas obter a maioria das calorias diárias de porcarias nutricionalmente vazias vai. Com o tempo, comer muitos alimentos pobres em nutrientes com muita frequência pode levar a deficiências nutricionais que contribuem para problemas de saúde, prejudicam o desempenho mental e físico e a perda de gordura e ganho muscular, retardando o metabolismo e interferindo na capacidade de o corpo se recuperar quando treina.

Um dos muitos exemplos do poder da nutrição que eu poderia lhe dar diz respeito ao mineral zinco, que é abundante em alimentos como carne bovina, sementes e leguminosas, e é necessário para o funcionamento ideal da tireoide. Os hormônios da tireoide influenciam a taxa metabólica, portanto, se você não consumir zinco suficiente, esses níveis hormonais poderão cair, assim como sua taxa metabólica e a possibilidade de perder peso. Em um estudo de caso conduzido por cientistas da Universidade de Massachusetts, duas universitárias com deficiência de zinco receberam 26 miligramas dessa substância por dia durante quatro meses. No final do experimento, uma mulher estava queimando 194 calorias a mais por dia, e a outra, 527. Isso é a energia equivalente a cerca de, respectivamente, trinta e sessenta minutos de cárdio moderadamente intenso, e aceleraria a perda de gordura em cerca de 200 e 500 g por semana. Isso só corrigindo uma deficiência de zinco.

É verdade que esse foi apenas um estudo de caso, portanto, não pode dar suporte a alegações abrangentes sobre nutrição e metabolismo, mas é uma evidência de como é importante considerar a comida uma fonte não apenas de energia ou prazer, como também de nutrientes cruciais.

Pense assim: quando você vai fazer um bolo, o que acontecerá se esquecer do fermento? Ou se usar muito açúcar? Ou se não puser gordura suficiente? Não vai dar certo, porque um bolo precisa de todos os componentes certos nas quantidades certas. Da mesma forma, a receita de seu corpo para uma boa saúde e desempenho exige muito mais que meras calorias e macros.

Outra razão pela qual comer principalmente alimentos integrais e minimamente processados beneficia nossa composição corporal é porque ocorre um maior *efeito térmico dos alimentos* (ETA), que é o número de calorias necessárias para processar o que comemos. O pão integral com queijo menos processado (queijo branco) tem um ETA de cerca de 20%, por exemplo, o que significa que cerca de 20% das calorias são queimadas durante a digestão. Por outro lado, uma fatia de pão branco com queijo ultraprocessado (queijos amarelos) tem um ETA de apenas 11%.

Pequenas diferenças como essa em uma única refeição são insignificantes, mas podem aumentar se você ingerir grande parte de suas calorias por meio de alimentos ultraprocessados e com baixo índice de ETA. Nesse caso, você poderia queimar várias centenas de calorias a mais por dia trocando a maior parte de sua comida por alimentos menos processados. Em vez de um cereal matinal adoçado, você pode comer aveia com um pouquinho de mel; ou, em vez de devorar um saco de batatas fritas, pode fazer batatas assadas; e em vez de lanchar uma barrinha de cereal, pode fazer granola caseira. Pouco a pouco, essas mudanças vão se somando.

Comer bastante alimentos não processados (e de origem vegetal em particular) também fornece a seu corpo fibras, que é um carboidrato indigerível encontrado em muitos tipos de alimentos vegetais. Comer fibras suficientes reduz o risco de muitas doenças e está relacionado a uma vida mais longa e saudável. A Academy of Nutrition and Dietetics recomenda que crianças e adultos consumam 14 g de fibra para cada 1.000 calorias de alimentos ingeridos.

Agora, note que esta terceira regra diz para obter a *maioria* das calorias de alimentos integrais, nutritivos e relativamente não processados, mas não *todas*. A razão é que, desde que você forneça a seu corpo abundância em alimentos nutritivos, pode colocar no meio, com segurança, alguma porcaria menos nutritiva. A regra geral, então, é obter pelo menos 80% de suas calorias desses alimentos, comendo principalmente coisas que você mesmo limpa, corta e cozinha, como proteínas magras, frutas, vegetais, grãos integrais, leguminosas, castanhas, sementes e óleos.

E as calorias restantes? Aqui está sua recompensa: pode reservá-las para suas guloseimas favoritas, se desejar. E isso contribui para uma dieta bastante flexível, concorda?

4. Encontrar um equilíbrio entre a ingestão de carboidratos e gorduras que funcione para você

Este é o princípio final da dieta flexível e, ao contrário de muitos dogmas alimentares da moda, o menos importante para melhorar sua composição corporal. Alto teor de carboidratos, baixo teor de carboidratos, alto teor de gordura, baixo teor de gordura, nada disso importa muito para perder gordura e ganhar músculos. Mas *importa* para maximizar o prazer de comer, porque você deve gostar de carboidratos. E com *Ganhe músculos*, não só ficará mais em forma, mais magro e mais forte, como também fará tudo isso comendo carboidratos. Muitos carboidratos, se preferir, inclusive aqueles que gosta de comer. Também haverá gordura em sua dieta, porque ela é necessária para a saúde ideal, ajuda a se sentir mais cheio e torna a comida mais saborosa. Mas não precisará comer tanta gordura quanto as pessoas que seguem a dieta cetogênica ou paleo, se não quiser.

Para entender melhor por que os carboidratos não são seus inimigos (na verdade, são seus amigos quando você é fisicamente ativo), vamos falar brevemente sobre o que é um carboidrato e o que acontece em seu corpo quando você o ingere.

Sejam os açúcares naturais encontrados em frutas ou vegetais, sejam os processados encontrados em uma barra de chocolate, todos eles se transformam em glicose quando digeridos e são enviados para o sangue. A principal diferença entre essas formas de carboidratos é a taxa na qual essa conversão acontece. A barra de chocolate se transforma em glicose rapidamente, ao passo que a vagem, por exemplo, demora mais porque contém açúcares de queima mais lenta.

Algumas pessoas dizem que o tempo de processamento digestivo faz toda a diferença para determinar se um carboidrato é "saudável". A ideia é que os carboidratos "rápidos" são "ruins" e os "lentos" são "bons". Isso não é correto. Batata assada é um carboidrato "rápido", mas está cheia de nutrientes vitais. A melancia também está lá em cima em termos de velocidade, e até a aveia – sem dúvida, o melhor cereal para a saúde humana – é digerida mais depressa que um Snickers.

A principal razão de não podermos substituir alimentos como batata, melancia e aveia por doces não é a rapidez ou a lentidão com que são assimilados, e sim o fato de que nosso corpo precisa de vitaminas, minerais, fibras e outras substâncias que porcarias e bebidas não têm. Isso ajuda a explicar por que há uma associação entre a alta ingestão de *açúcar adicionado* – açúcares como *sacarose* e *frutose* adicionados para tornar os alimentos mais doces – e anormalidades metabólicas e problemas de saúde, como obesidade, além de variados graus de deficiência nutricional.

Não há como negar que comer muito açúcar adicionado pode prejudicar nossa saúde e que limitá-lo é uma boa. Mas isso não significa que precisamos evitar completamente esses alimentos ou restringir o consumo de todas as formas de carboidratos, especialmente os associados a benefícios para a saúde, como grãos integrais, frutas, vegetais e leguminosas. Na verdade, se você for saudável e fisicamente ativo, provavelmente se sairá melhor com *mais* carboidratos nutritivos em sua dieta, não menos (especialmente se fizer musculação).

Uma substância que o corpo cria a partir de carboidratos é o *glicogênio*, que é armazenado nos músculos e no fígado e usado como combustível durante exercícios intensos. Quando você restringe a ingestão de carboidratos, os estoques de glicogênio de seu corpo caem, e estudos mostram que isso inibe o desempenho no treino e a sinalização celular relacionada ao reparo e crescimento muscular. Quando você se exercita regularmente, a restrição de carboidratos também aumenta o cortisol e diminui os níveis de testosterona, o que interfere ainda mais na capacidade de o corpo se recuperar do treino. Não é de surpreender, então, que pesquisas mostrem que atletas que seguem dietas *low carb* se recuperam mais devagar e ganham menos músculos e força que os que comem mais carboidratos.

"Mas e a insulina?", muitas vezes as pessoas me perguntam. "Os carboidratos estimulam a produção de insulina, e isso não engorda?" Não exatamente. Comer carboidratos desencadeia a produção de insulina e a insulina, desencadeia o armazenamento de gordura, mas nada disso nos deixa mais gordinhos. Só comer demais é que deixa.

A insulina é um hormônio que faz com que os músculos, órgãos e tecido adiposo absorvam e usem ou armazenem nutrientes como glicose e aminoácidos. Quando você faz uma refeição contendo proteína ou carboidrato, os níveis de insulina aumentam, e seu corpo usa parte da energia fornecida pela comida para alimentar os processos fisiológicos que nos mantêm vivos, e usa um pouco para aumentar suas reservas de gordura. Algumas pessoas chamam isso de "modo de armazenamento de gordura" do corpo. Quando seu corpo termina de digerir, absorver, queimar e armazenar os alimentos ingeridos, os níveis de insulina caem, e você depende das reservas de gordura para obter energia. Isso às vezes é chamado de "modo de queima de gordura" do corpo.

Alternamos entre esses estados todos os dias: armazenamos pequenas quantidades de gordura após as refeições e queimamos pequenas quantidades depois que a energia dos alimentos se esgota. Vejamos um gráfico simples desse processo:

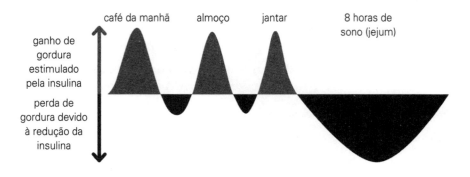

As partes mais claras correspondem aos períodos em que você comeu e forneceu a seu corpo energia para usar e armazenar como gordura. As mais escuras representam onde a energia dos alimentos está ausente e a gordura deve ser queimada para manter a vida.

O papel da insulina nesse processo metabólico natural e inevitável faz dela um bode expiatório fácil para o ganho de peso indesejado. Mas sem excesso de calorias, nenhuma quantidade de insulina ou alimentos produtores de insulina pode aumentar significativamente os níveis de gordura corporal. A energia química necessária para produzir mais gordura corporal tem que provir de algum lugar, e se você queima tanta energia quanto ingere (ou mais), não sobra nada para aumentar as reservas de gordura.

Então, em última análise, não precisa ter medo da insulina, e isso significa que você pode alcançar o pico de saúde e condicionamento físico mesmo comendo suas comidas favoritas. Se ainda estiver cético, talvez pela quantidade de especialistas que afirmam o contrário, tudo bem, porque em pouco tempo terá provas concretas do ganho muscular e perda de gordura rápidos, bem como de melhorias em cada biomarcador de saúde que queira monitorar.

Agora, vamos falar sobre a gordura alimentar, a queridinha da indústria da dieta. Precisamos ingerir gordura suficiente para nos manter saudáveis, mas não há motivos para seguir uma alimentação rica em gordura, a menos que você goste. E mesmo assim, precisa fazer isso com atenção. Para entender por que, vamos falar sobre as duas gorduras encontradas nos alimentos: *triglicerídios* e *colesterol.*

Triglicerídios

Os triglicerídios compõem a maior parte de nossa ingestão de gordura e são encontrados em muitos alimentos, como laticínios, castanhas, sementes, carne e muitos outros. Existem dois tipos de triglicerídios: os líquidos em temperatura ambiente (*insaturados)* e os sólidos (*saturados)*. Ambos dão suporte à nossa saúde de várias maneiras: absorvendo vitaminas, criando hormônios, ajudando na saúde da pele e do cabelo e muito mais. Mas não devem ser consumidos em proporções iguais.

Gorduras saturadas

Desde a década de 1950, ficamos sabendo que a gordura saturada aumenta o risco de doenças cardíacas; mas pesquisas mais recentes desafiaram essa afirmação. A indústria da dieta explorou maravilhosamente essa mudança com dietas incríveis com baixo teor de carboidratos e alto teor de gordura que permitem (ou até incentivam) quantidades muito maiores de gordura saturada do que se acreditava ser saudável.

Mas o problema é que grande parte da literatura científica usada para promover dietas ricas em gordura também foi criticada por proeminentes pesquisadores da nutrição e da cardiologia por causa de várias falhas e omissões, e alguns estudos ainda mostram uma correlação fraca, embora consistente, entre a alta ingestão de gordura saturada e doenças cardíacas. Assim sendo, muitos cientistas afirmam que devemos seguir as diretrizes alimentares normalmente aceitas para ingestão de gorduras saturadas (menos de 10% das calorias diárias) até sabermos mais a respeito do assunto.

Concordo. Ninguém pode afirmar com credibilidade que podemos comer gordura saturada à vontade sem risco de consequências negativas. Portanto, também recomendo limitar a ingestão de gorduras saturadas.

Gorduras insaturadas

A gordura insaturada se apresenta em duas formas: *monoinsaturada* e *poli--insaturada*. A gordura monoinsaturada é líquida em temperatura ambiente e solidifica quando resfriada. Entre os alimentos ricos em gordura monoinsaturada estão castanhas, azeite e óleo de amendoim e abacate. Essas são algumas das melhores formas de gordura para se ingerir. Pesquisas mostram que podem reduzir o risco de doenças cardíacas, e também se acredita que sejam responsáveis por alguns benefícios à saúde associados à dieta mediterrânea, na qual se consome muito azeite. A gordura poli-insaturada é líquida em temperatura ambiente e permanece assim quando resfriada. São alimentos ricos em gordura poli-insaturada, por exemplo, sementes de cártamo, sementes de gergelim e girassol, milho e muitas castanhas e seus óleos.

As duas principais gorduras poli-insaturadas são os ácidos graxos ômega-3 e ômega-6 – designações referentes às suas estruturas moleculares. Essas substâncias produzem muitos efeitos no corpo e são as únicas gorduras que devemos obter de nossa alimentação, por isso, são chamadas de ácidos graxos essenciais.

A química é complexa, mas o que você precisa saber é o seguinte: os ácidos graxos ômega-6 geralmente causam efeitos "ruins" (mas, às vezes, necessários) no corpo, como aumento dos níveis de inflamação; e os efeitos dos ácidos graxos ômega-3 são geralmente "bons" (mas, às vezes, prematuros), como redução dos níveis de inflamação.

Cientistas suspeitam que a quantidade absoluta de ácidos graxos ômega-3 na alimentação pode ser mais importante que a proporção entre a ingestão de ômega-3 e ômega-6, e, como muitas pessoas não têm ácidos graxos ômega-3 suficientes na dieta, muito esforço foi feito para aumentar o teor dessa substância de vários alimentos, como ovos e carne.

Resumindo: se você é como a maioria das pessoas, ingere ácidos graxos ômega-6 suficientes por meio de alimentos comumente consumidos, como óleo vegetal, castanhas, sementes e carne, mas ômega-3 suficiente, provavelmente não. Uma solução fácil é usar um suplemento de ômega-3, sobre o que falaremos mais adiante.

Colesterol

O colesterol é a outra forma de gordura encontrada nos alimentos e uma substância cerosa presente em todas as células do corpo que é usada para produzir hormônios, vitamina D e substâncias que ajudam a digerir os alimentos.

Você já deve ter ouvido falar que é preciso reduzir os níveis de colesterol para diminuir o risco de doenças cardíacas, e que uma das melhores maneiras de fazer isso é ingerindo menos colesterol e gorduras saturadas. Bem, isso é mais certo que errado, mas não é totalmente preciso.

A relação entre o colesterol e a saúde do coração é complicada, e uma razão disso tem a ver com a maneira como o colesterol viaja pelo corpo. Ele é entregue às células por moléculas conhecidas como *lipoproteínas*, que são feitas de gordura e proteínas. Existem dois tipos de lipoproteínas:

1. Lipoproteína de baixa densidade (LDL)
2. Lipoproteína de alta densidade (HDL)

Quando as pessoas falam do tipo "ruim" de colesterol, estão se referindo ao LDL, porque estudos mostram que altos níveis de LDL no sangue podem levar ao acúmulo de gordura nas artérias e aumentar o risco de doenças cardíacas. Da mesma forma, alimentos que podem aumentar os níveis de LDL, como frituras e coisas altamente processadas, são considerados ruins para o coração. O HDL, por outro lado, é frequentemente considerado o colesterol "bom", porque protege o LDL de ser quimicamente alterado pelo oxigênio e transporta o colesterol para o fígado, que o elimina do corpo.

Cientistas ainda estão aprendendo sobre a estrutura e função das lipoproteínas, mas há claras evidências de que é bom garantir que os níveis de LDL não sejam muito altos e os de HDL não sejam muito baixos. E qual é a melhor maneira de fazer isso? As práticas comuns de comer alimentos com baixo teor de colesterol e evitar gorduras saturadas não serão suficientes. O que ajuda é o seguinte:

- Exercitar-se regularmente (especialmente exercícios intensos, como musculação).
- Manter níveis saudáveis de gordura corporal.
- Dormir o suficiente.
- Não fumar.

E dos quatro, o primeiro (exercício intenso regular) é o mais benéfico para os níveis de colesterol. Além disso, talvez você se surpreenda ao saber que pesquisas sugerem que o exercício, por si só, pode neutralizar pelo menos algumas das desvantagens de más escolhas de estilo de vida, como alimentação não saudável. O exercício não é uma panaceia natural, mas faz parte do território mágico.

Pois bem, agora que separamos das falsidades alguns fatos importantes sobre carboidratos e gorduras alimentares, faz mais sentido encontrar o equilíbrio entre cada um que funcione para você. Isso não só segue as últimas descobertas científicas sobre como esses macronutrientes afetam a saúde e a composição corporal, como também permite que você curta sua dieta. E faz maravilhas para a adesão e regularidade, que são ingredientes cruciais do sucesso no longo prazo.

***

Seguindo os princípios da dieta flexível – usando o equilíbrio energético para controlar suas calorias, comendo muitas proteínas e carboidratos e aderindo principalmente a alimentos nutritivos para dar espaço para as guloseimas –, você entrará em uma nova era de nutrição pessoal. Chega de dietas radicais, detox e outros regimes rigorosos que proporcionam resultados rápidos, mas fugazes. Com esses axiomas que compartilhei, podemos criar planos alimentares saudáveis e satisfatórios que permitirão que você alterne entre perder gordura, ganhar músculos e manter a forma como quiser.

Para isso, você precisa saber três coisas:

1. Quantas calorias precisa ingerir todos os dias.
2. Como passar de calorias para gramas de proteínas, carboidratos e gorduras por dia.
3. Como traduzir esses números em refeições deliciosas e nutritivas.

Quando conseguir fazer isso – e em breve vai –, você terá níveis de energia mais altos, menos fome e menos desejos, e uma recuperação melhor pós-treino. Vai dormir melhor, sentir-se melhor, viver melhor, reduzir o risco de doenças e construir um corpo forte e resiliente que nunca atrapalhará a vida que desejar viver.

RESUMINDO

- O controle da composição corporal começa com a compreensão do princípio científico do *equilíbrio energético,* que é a relação entre a ingestão de energia (calorias ingeridas) e a produção de energia (calorias queimadas).
- Os três erros mais comuns na perda de peso são: subestimar a ingestão de calorias, superestimar o gasto calórico e comer demais ao "enfiar o pé na jaca".

- Para perder gordura, você deve ingerir regularmente menos calorias do que queima. Isso produz o déficit calórico necessário para diminuir as reservas de gordura de seu corpo.

- Para maximizar o crescimento muscular, você deve ingerir regularmente mais calorias do que queima. Isso produz o excedente calórico necessário para otimizar a "máquina de construção muscular" de seu corpo.

- Se não quiser perder nem ganhar gordura, mas ganhar músculos e força devagar, é preciso que a quantidade de calorias ingeridas corresponda às calorias queimadas.

- As proteínas afetam sua composição corporal muito mais que os carboidratos ou gorduras, e pesquisas mostram que uma alimentação rica em proteínas é superior a uma pobre nesse macronutriente.

- Pelo menos 80% de suas calorias diárias devem provir de alimentos nutritivos e relativamente não processados que você mesmo limpe, corte e cozinhe, como proteínas magras, frutas, vegetais, grãos integrais, leguminosas, castanhas, sementes e óleos. E as calorias restantes você pode reservar para suas guloseimas favoritas, se desejar.

- Não importa muito se você ingere um alto ou baixo teor de carboidratos, alto ou baixo teor de gorduras, quando se trata de perder gordura e ganhar músculos. Encontre um equilíbrio na ingestão de carboidratos e gorduras que funcione para você.

- Grande parte da literatura científica mostra uma correlação fraca, embora consistente, entre o alto consumo de gorduras saturadas e doenças cardíacas. Recomendo limitar as gorduras saturadas a não mais que 10% das calorias diárias.

- Se você for como a maioria das pessoas, absorve ácidos graxos ômega-6 suficientes dos alimentos que comumente consome, como óleos vegetais, castanhas, sementes e carne, mas ômega-3, provavelmente não. Uma solução fácil é suplementar o ômega-3.

7

Bem-vindo à dieta
mais fácil do mundo

Uma pequena tarefa diária, se for mesmo diária,
vencerá os trabalhos de um Hércules esporádico.
ANTHONY TROLLOPE

Se você tem medo de "fazer dieta", eu entendo. Parece mais um sacrifício que um autoaperfeiçoamento. A maioria das dietas diz que, se quiser perder gordura e ganhar massa magra, pode dizer adeus a praticamente tudo que gosta de comer. Cereais, glúten, açúcar, carboidratos refinados – acabou! "Talvez eu não dê conta", você deve ter pensado ao avaliar se começaria ou não essa dieta; e talvez esteja sentindo isso agora de novo.

Estou aqui para lhe dizer que, sim, você dá conta. Com os quatro pilares da dieta flexível que aprendeu no capítulo anterior, você pode transformar seu corpo comendo o que quiser, todos os dias, e transformar hábitos alimentares saudáveis em um estilo de vida duradouro. E neste capítulo, você aprenderá como transformar minha dieta flexível em números exatos e cardápios inclusivos.

Mas há um problema: você vai precisar fazer umas contas. Matemática básica, só isso, e cada passo será cuidadosamente explicado e ilustrado. Mas se seu cérebro começar a soltar fumaça ao ver os números, não tenha pressa para ler esta parte. Já trabalhei com pessoas demais e sei que você é mais do que capaz de dominar os números (ainda não reprovei ninguém nesta aula), e também pode respirar tranquilo sabendo que temos um substituto à prova de falhas: planos alimentares prontos no fim do livro para perder gordura e ganhar músculos. Você não vai querer seguir meus planos prontos para sempre, mas são ótimos guias para se encontrar.

Para lhe dar uma amostra da dieta flexível do método *Ganhe músculos*, vejamos como seria um dia típico. Como você vai ver, não serão necessários utensílios nem *aparelhos*; suas mãos são tudo de que você precisa para fracionar suas refeições. Você acorda e mistura uma colher de proteína em pó em um pouco de água, leite ou substituto do leite e come uma banana. Isso vai sustentar você até o meio da manhã. Aí, você come uma porção do tamanho de um punho de iogurte grego com baixo teor de gordura e dois polegares de castanhas. A seguir vem o almoço, quando você come um filé de frango ou peixe do tamanho da palma de sua mão e uma salada caseira com tomate, cenoura e seu tempero preferido. Duas horas depois, é hora do lanche no meio da tarde, e você come uma porção do tamanho de um punho de queijo cottage e um minibolo de massa integral do tamanho de uma bisnaguinha. No jantar, come uma porção de frango ou peixe do tamanho da palma da mão, uma porção de arroz do tamanho de um punho e a mesma quantidade de vegetais. Por fim, para fechar com chave de ouro (de açúcar), come um pedacinho de chocolate amargo. Na realidade, isso tudo vai variar, claro, mas esse exemplo lhe dá uma ideia da natureza simples e desencanada do programa.

Então, vamos começar com o primeiro elemento da dieta flexível: as calorias.

QUANTAS CALORIAS VOCÊ DEVE INGERIR POR DIA?

Imagine que alguém lhe disse que vai atravessar o país de carro sem dar atenção ao marcador de combustível. O plano da pessoa é parar quando tiver vontade de parar e abastecer quanto e quando estiver a fim. O que você diria? Pensaria que ela é totalmente maluca, não é?

E se ela percebesse isso e respondesse algo como: "Odeio me sentir um escravo do marcador de combustível. Quero poder dirigir quanto quiser antes de abastecer!". O que você faria? Pegaria seus brinquedos e iria brincar com outra pessoa, certo?

A questão é que, quando alguém diz que quer perder (ou ganhar) peso sem prestar atenção nas calorias, ou que o equilíbrio energético tem pouco a ver com o peso corporal, está sendo igualmente maluco. Para melhorar sua composição corporal, você *precisa* saber quantas calorias ingere todos os dias. Felizmente, não precisa de um diploma em Excel para descobrir isso; só da calculadora de seu celular.

O primeiro passo para calcular as calorias é definir o que quer fazer com seu corpo. Vejamos as opções básicas:

- Definição muscular – sempre que quiser ficar mais magro, terá que entrar em uma *fase de definição muscular* e regularmente comer menos calorias do que queima.
- Ganhar massa magra – se você é relativamente magro e deseja maximizar o ganho de músculos e força (e minimizar o ganho de gordura), precisa iniciar a *fase de ganho de massa magra* e comer regularmente um pouco mais de calorias do que queima.
- Manter – quando você está satisfeito com sua composição corporal e deseja evitar o ganho de gordura e aumentar lentamente os músculos e a força, precisa iniciar a *fase de manutenção* e comer regularmente mais ou menos a mesma quantidade de calorias que queima.

Essencialmente, o caminho para um corpo tonificado e atlético alterna entre as fases de ganho de massa magra e de definição muscular, entre o foco em ganhar músculos (com um pouco de gordura) e depois perder gordura (mantendo os músculos), até adorar o que vê no espelho – uma poderosa sensação de "vitória" que fará valer a pena cada caloria contada e cada dia de treino. É como na agricultura: você primeiro planta, depois colhe (ganho de massa magra) e depois separa o joio do trigo (definição muscular), descartando o primeiro (gordura) e guardando o segundo (músculos). E depois, faz tudo de novo.

Esta abordagem cíclica para melhorar a composição corporal é de vital importância, mas poucas pessoas a compreendem. Quando começa com a musculação, seu corpo é hiper-responsivo, e você pode facilmente ganhar músculos e perder gordura ao mesmo tempo quando faz treino de definição muscular – o equivalente à alquimia na musculação. Mas esse período de lua de mel dura de seis a oito meses para a maioria das pessoas, e a única maneira confiável de continuar dando certo é com o treino de ganho de massa magra (e a perda de gordura ainda requer definição muscular).

Muitas pessoas não sabem disso e tentam continuar fazendo dieta de definição muscular por muito tempo, ou se contentam com ingerir calorias de manutenção e pecam por falta (comem pouco para evitar ganhar gordura), e acabam se sobrecarregando na academia, por mais difícil que seja treinar. Se você seguir as estratégias e técnicas que estou compartilhando, evitará a estagnação.

Seus esforços também renderão dividendos muito maiores ao longo do tempo, porque, quanto mais fit você ficar, mais poderá aproveitar as recompensas de seu esforço, em vez de se esforçar para produzi-las. Demanda muito mais tempo e esforço construir seu melhor corpo do que o manter, por isso, depois que conquistar seu "corpo para a vida toda", terá ainda mais liberdade na maneira como come e se exercita. Poderá controlar menos as calorias e macronutrientes e comer mais "intuitivamente" (obedecendo às indicações naturais de seu corpo), e misturar seu treino com outras atividades que lhe interessem, como ioga, calistenia, crossfit, intervalos de alta intensidade ou qualquer outra coisa.

Tenha isso em mente conforme for progredindo no programa *Ganhe músculos,* porque, se persistir, você *chegará* lá. É só uma questão de tempo.

Quantas calorias você deve comer na fase de definição muscular

Definimos que você deve estar em déficit calórico para perder gordura. Mas de que tamanho deve ser esse déficit? De 10%? De 20%? Maior?

Algumas autoridades no assunto defendem *fazer a fase de definição muscular de forma lenta,* que implica restrição calórica leve e exercícios moderados (no máximo), para reduzir as reservas de gordura ao longo de muitos meses. As vantagens disso são supostamente menos perda muscular, exercícios mais agradáveis e menos problemas relacionados a fome e desejos. Isso tem algo de verdade; mas, embora a fase de definição muscular de forma lenta pareça mais fácil que uma abordagem mais ambiciosa, as vantagens não são significativas para a maioria das pessoas e têm um preço alto: demora.

A fase de definição muscular de forma lenta é lenta mesmo, e, para muita gente que faz dieta, isso causa mais problemas que comer menos todos os dias. Por exemplo, ao reduzir seu déficit calórico de 20% para 10%, você reduz pela metade a quantidade de gordura que perderá a cada semana e dobra o tempo necessário para atingir sua meta. Isso é um problema para a maioria das pessoas, porque, quanto mais tempo permanecem em déficit calórico, seja qual for o tamanho, maior a probabilidade de retroceder por causa da vida em si, de deslizes na dieta, problemas de agenda etc.

Além disso, quando você sabe o que está fazendo, consegue manter um déficit calórico suficientemente grande para produzir uma rápida perda de gordura sem perder músculos, sofrer na academia ou enfrentar desafios metabólicos. Isso significa resultados mais rápidos e menos tempo restringindo calorias; portanto, mais tempo fazendo as coisas legais (manutenção e ganho de massa magra).

Portanto, minha recomendação é um déficit calórico agressivo, mas não imprudente, de 20-25% na fase de definição muscular (comer de 75-80% das calorias que você queima todos os dias).

Por que esse número? Pesquisas mostram que funciona bem para perder gordura e preservar músculos quando combinado com treino de resistência e uma alimentação rica em proteínas. Um estudo conduzido por cientistas da Universidade de Jyväskylä, na Finlândia, dividiu os atletas com baixos níveis de gordura corporal (abaixo de 10%) em dois grupos:

1. O primeiro grupo manteve um déficit de trezentas calorias (cerca de 12% abaixo do gasto total diário de energia).
2. O segundo grupo manteve um déficit de 750 calorias (cerca de 25% abaixo do gasto diário).

Após quatro semanas, o primeiro grupo perdeu pouquíssima gordura e músculos, e o segundo perdeu, em média, 1,8 kg de gordura e muito pouco músculo, e nenhum dos dois grupos experimentou efeitos colaterais negativos. Esse é um resultado excelente, particularmente em atletas magros, porque quanto menos gordura corporal você tiver, mais suscetível estará a perder músculos na fase de definição muscular. Outros estudos sobre restrição calórica reforçaram essa descoberta, assim como minha própria experiência de trabalho com milhares de pessoas. Quando combinado com uma alimentação rica em proteínas e um cronograma de exercícios razoável, um déficit calórico de 20-25% permite uma rápida perda de gordura sem efeitos colaterais significativos. Mas quantas calorias isso representa para você? Normalmente, a esta altura, um cara da área do fitness baseado em evidências como eu começaria a falar de fórmulas para calcular quanta energia seu corpo queima em repouso e durante diversos tipos de atividade física. Essa abordagem tem vantagens, especialmente para halterofilistas experientes, mas nós podemos pegar um atalho: para a maioria das pessoas, comer entre 17-26 calorias por quilo de peso corporal por dia cria um déficit calórico de 20-25%. Então, se uma mulher pesa 73 kg e quer perder gordura depressa, deve comer entre 1.241 (73 x 17) e 1.898 (73 x 26) calorias por dia; e se um homem pesa 100 kg e quer ter tanquinho, deve comer entre 1.700 (100 x 17) e 2.600 (100 x 26) calorias por dia.

O nível de atividade física determina principalmente se você deve escolher o limite inferior ou superior da faixa. Se você é sedentário (pouco ou nenhum exercício ou atividade física vigorosa), deve escolher o valor mais baixo (17) para manter um déficit calórico efetivo. Isso pode funcionar, mas não é o ideal, porque significa subsistir com uma dieta escassa ("calorias da pobreza", como gostam de dizer os fisiculturistas). Se você é sedentário e come um pouco mais a cada dia, usaria a abordagem lenta de que acabamos de falar. É factível, mas abaixo do ideal. Essa é uma das várias razões de eu recomendar que pessoas hipoativas que querem cortar gordura encontrem uma maneira de se exercitar regularmente. Isso torna o processo mais sustentável e gratificante.

Neste livro, pedirei que você faça pelo menos alguns exercícios por semana na fase de definição muscular, para que possa comer no mínimo 19 a 22 calorias por quilo de peso corporal por dia, o que é adequado para uma a três horas de exercício ou atividade física vigorosa por semana. E se você é moderadamente ativo (cinco ou mais horas de exercício ou atividade física vigorosa por semana), deve escolher o número mais alto (26).

Como um método tão simples pode funcionar? A maior parte de sua queima energética se deve às suas necessidades metabólicas básicas de sobrevivência, não à atividade física. Por exemplo, em um adulto médio em repouso, o cérebro sozinho consome cerca de 20% da energia do corpo, e os outros órgãos principais – excluindo os músculos – respondem por outros 60%. Desse modo, os cientistas perceberam há muito tempo que, com os dados certos, poderiam criar fórmulas para estimar quantas calorias as pessoas queimavam todos os dias se não se movimentassem muito.

Esse foi um começo interessante, mas, como o gasto adicional de energia com atividade física não se refletia nesses novos cálculos metabólicos, era preciso pesquisar mais. Assim, os pesquisadores foram descobrindo como calcular e incluir essas calorias extras em suas fórmulas. Conforme foram aprendendo sobre os custos energéticos de vários tipos de atividades, seus modelos foram se tornando mais precisos e úteis, até que tudo que era necessário para prever aproximadamente o gasto energético total diário para a maioria das pessoas era sexo, peso corporal e total de horas de atividade leve, moderada e pesada por semana.

Essa abordagem pegou entre os fisiculturistas, que queriam usá-la para aprimorar seus protocolos alimentares para perder gordura e ganhar músculos. Então, profissionais espertos desenvolveram métodos práticos baseados em padrões que observavam, como esse que compartilhei com você (17 a 26 calorias por quilo de peso corporal por dia para definição muscular).

Portanto, não pense que esse método simples é simplista. E lembre-se de que tudo que você deseje alcançar usando qualquer sistema de restrição calórica é um ponto de partida razoável. Você pode ajustar seus números para cima ou para baixo com base na resposta de seu corpo (falaremos disso mais para a frente), de modo que não há razão para tornar o processo mais complicado que o necessário.

Quantas calorias você deve comer para ganhar massa magra

Como o excesso de calorias aumenta o crescimento muscular, a maneira mais fácil de maximizar a construção de músculos é comendo propositalmente mais calorias do que você queima todos os dias. Mas não um excesso de calorias muito grande, porque, depois de um ponto, comer mais não aumenta o crescimento muscular, só o ganho de gordura.

Pesquisas sugerem que o ponto ideal é algo em torno de 110% de seu gasto diário de energia. Comendo 10% a mais de calorias do que queima todos os dias, você ganhará tanto músculo quanto se comesse 20% ou 30% a mais, mas muito menos gordura. E essa é minha recomendação para ganhar massa magra: coma cerca de 10% a mais de calorias do que queima todos os dias. Para a maioria das pessoas, isso equivale a 35-40 calorias por quilo de peso corporal.

Assim como acontece com a fase de definição muscular, o nível de atividade física é o principal determinante para você escolher o limite inferior ou superior dessa faixa. Se for sedentário (não faz exercícios nem atividade vigorosa), não vai ganhar massa magra – ganhar massa magra só é possível se fizer pelo menos dois treinos de musculação por semana, que é o que impulsiona o crescimento muscular, e não as calorias extras. Se você for levemente ativo (uma a três horas de exercício ou atividade vigorosa por semana), escolha o valor mais baixo (e treine mais, se possível). Se for moderadamente ativo (cinco ou mais horas de exercício ou atividade vigorosa por semana), comece com um valor intermediário, e, se não ganhar peso e força de maneira constante, suba para o mais alto.

Quantas calorias você deve comer para a manutenção

Lembre-se de que essa fase chega depois que você completa vários ciclos de definição muscular e ganho de massa magra e tem mais ou menos o corpo que deseja. Na manutenção, não ocorrem muitas mudanças na composição corporal; você não perde gordura nem ganha muito músculo. É como colocar seu corpo na velocidade de cruzeiro.

Em relação a quantas calorias precisa comer para manter o corpo, 27 a 35 calorias por quilo de peso corporal por dia é o intervalo para a maioria das pessoas. Se você for sedentário (pouco ou nenhum exercício ou atividade física vigorosa), escolha o valor mais baixo; se for levemente ativo (uma a três horas de exercício ou atividade física vigorosa por semana), um valor médio; e se for moderadamente ativo (cinco ou mais horas de exercício ou atividade física vigorosa por semana), o mais alto.

Quanto às calorias, é isso. Fácil, não é? Agora você precisa entender como traduzir sua meta diária de calorias em gramas de proteínas, carboidratos e gorduras (macros), porque, assim como as calorias são a maneira mais simples de medir sua ingestão de energia, gramas por dia é a maneira mais fácil de contar macros. É também um atalho útil para o planejamento alimentar, porque, como você verá, se definir seus macros corretamente, suas calorias também estarão corretas.

QUANTAS PROTEÍNAS VOCÊ DEVE INGERIR TODOS OS DIAS

Você já deve ter ouvido muitos conselhos conflitantes sobre a ingestão de proteínas. Algumas pessoas, fisiculturistas em particular, recomendam quantidades muito altas, até 5 g por quilo de peso corporal por dia. Outras defendem uma quantidade muito menor, alegando que qualquer coisa acima de 2 g por quilo de peso corporal por dia é desnecessária.

Uma quantidade significativa de pesquisas foi feita sobre as necessidades proteicas de pessoas fisicamente ativas, e meu amigo Dr. Eric Helms foi coautor de um fantástico resumo da literatura sobre o tema. Em seu artigo, ele explica que 1,21 g a 2,2 g de proteínas por quilo de peso corporal por dia – ou 25% a 40% das calorias diárias – é adequado quando não há restrição calórica para perder gordura e, quando há, cerca de 2,2 g por quilo de peso corporal por dia funciona bem para a maioria das pessoas.

Prefiro o limite superior dessa faixa para definição muscular, para ganhar massa magra e para a manutenção, porque as desvantagens de não comer proteínas suficientes (menos crescimento muscular, menos saciedade e menos densidade óssea, entre outras) são muito maiores que as de ingerir um pouco mais proteínas que o necessário (menos calorias para carboidratos e gordura, principalmente). Assim, recomendo obter 30% das calorias diárias das proteínas para ganhar ou manter massa magra e 40% para definição muscular. Para a maioria das pessoas, isso é cerca de 1,8 a 2,6 g de proteínas por quilo de peso corporal por dia, e, para pessoas com excesso de peso, pode estar mais próximo de 1,3 grama de proteína por quilo por dia.

Para pôr em perspectiva a ingestão ideal de proteínas, vejamos o teor proteico dos alimentos ricos nesse macronutriente:

- Um pedaço de frango, porco, peixe ou carne do tamanho da palma da mão: cerca de 20 g de proteínas.
- Uma porção do tamanho de um punho de iogurte grego com baixo teor de gordura (meu favorito): cerca de 15 g de proteínas.
- Uma porção de queijo parmesão do tamanho de um polegar: 11 g de proteínas.
- Um ovo: 6 g de proteínas.
- Uma porção do tamanho de um punho de feijão carioca, moyashi ou fava: cerca de 14 g de proteínas.
- Uma porção de ervilhas do tamanho de um punho: 8 g de proteínas.
- Uma porção do tamanho de um punho de arroz cozido ou quinoa: cerca de 7 g de proteínas.
- Uma dose de whey protein: cerca de 20 g de proteínas.
- Uma barra de proteínas: 15-20 g de proteínas, dependendo da marca.

Como você pode ver, ingerir altos teores de proteínas é bastante fácil; para a maioria das pessoas, bastam uma ou duas porções de carne por dia suplementadas com laticínios, leguminosas ou cereais integrais e uma ou duas colheres de proteína em pó entre as refeições. Provavelmente isso é mais proteína do que você está acostumado a ingerir, se não for muito fã de carnes e laticínios (as mais ricas fontes de proteínas de alimentos integrais), proteína em pó e barrinhas proteicas serão especialmente úteis, pois são convenientes.

Agora vamos aprender a transformar "porcentagem de calorias diárias" em "gramas de proteína por dia". Digamos que você é uma mulher de 73 kg começando a fase de definição muscular e acabou de determinar que sua meta diária é de 1.600 calorias. Na fase de definição muscular, 40% dessas calorias devem provir de proteínas; então, você multiplica 1.600 por 0,4 e chega a 640. Então, como cada grama de proteína contém cerca de 4 calorias, basta dividir as calorias diárias em proteínas necessárias por 4 para determinar quantos gramas de proteína deve comer todos os dias. Dividindo 640 por 4, dá 160 gramas de proteína por dia.

Essa é a conta para descobrir quanto de proteínas ingerir.

QUANTOS CARBOIDRATOS VOCÊ DEVE INGERIR POR DIA

Uma alimentação rica em carboidratos funciona melhor para a maioria das pessoas fisicamente ativas, mas algumas preferem menos, e tudo bem. Se não sabe o que é melhor para você, comece por aqui: obtenha 30-40% de suas calorias diárias de carboidratos, independentemente de estar em definição muscular, ganhando massa magra ou mantendo o corpo. Isso resulta em cerca de 1,65 a 4,4 g de carboidratos por quilo de peso corporal por dia para a maioria das pessoas.

Um grama de carboidrato também contém cerca de 4 calorias, então, para calcular sua ingestão de carboidratos, multiplique o total de calorias diárias por 0,3 a 0,4 e divida o resultado por 4. Continuando com nosso exemplo acima, se você pretende ingerir 1.600 calorias diárias, multiplicando por 0,3 dá 480, e dividindo por 4 dá 120 (gramas de carboidrato por dia). E se quisesse aumentar sua ingestão de carboidratos para 40% das calorias diárias, acabaria com 160 gramas por dia (1.600 x 0,4 dividido por 4).

Se você sabe que prefere uma dieta com pouco carboidrato, pode ajustar esse número para baixo. Para muitas pessoas com quem trabalhei ao longo dos anos que gostavam de viver com poucos carboidratos, 15% a

20% das calorias diárias desse macronutriente funcionavam bem, porque lhes permitia comer uma quantidade saudável de frutas e vegetais.

Mas lembre-se de que, se reduzir a ingestão de carboidratos para menos de 30% das calorias diárias, precisará aumentar a ingestão de proteínas ou gorduras para atingir 100% de sua meta calórica diária e não comer muito pouco todos os dias. Posso argumentar a favor dos benefícios de aumentar apenas a ingestão de proteínas, mas acho que você vai desejar "trocar" seus carboidratos por mais gordura, e não por proteína. Tudo bem, desde que mantenha sua ingestão de gordura saturada em uma faixa saudável. De qualquer maneira, para fazer com sucesso o ajuste para uma dieta *low carb*, você só precisa alocar as calorias que "faltam" para atingir os 100% de calorias diárias, substituindo parte da ingestão de carboidratos por proteínas ou gorduras usando os métodos que está aprendendo aqui.

Por outro lado, se você sabe que prefere uma dieta muito rica em carboidratos, especialmente quando está ganhando massa magra (acontece com muita gente), pode ajustar sua ingestão de carboidratos para até 50-60% das calorias diárias. Mas não esqueça que precisa assegurar que a maioria desses carboidratos seja nutritiva e que também deve comer proteína suficiente (30% das calorias diárias), e garantir que a ingestão de gorduras não caia abaixo de 20% das calorias diárias (baixo demais para a saúde ideal).

QUANTA GORDURA VOCÊ DEVE INGERIR TODOS OS DIAS

Se você não segue uma dieta *low carb*, 20-30% das calorias diárias provenientes de gorduras funciona bem para a maioria das pessoas. Isso fica em torno de 0,44 a 0,88 g de gordura por quilo de peso corporal por dia. Mas se estiver seguindo uma dieta *low carb*, a ingestão de gorduras pode chegar a 55% das calorias diárias, dependendo de suas preferências.

Um grama de gordura contém cerca de 9 calorias, o que significa que você pode determinar quantos gramas de gordura comer todos os dias multiplicando suas calorias diárias totais por 0,44 a 0,88 e dividir o resultado por 9. Assim, se sua ingestão calórica diária for de 1.600, para 30% das calorias provenientes de gordura: 1.600 x 0,3 = 480, e depois 480 : 9 = 53 (gramas de gordura por dia, que você pode arredondar para 50 ou 55, para simplificar).

E assim, descobrimos os macros para uma pessoa em fase de definição muscular cuja meta é ingerir 1.600 calorias por dia:

- 160 gramas de proteína (cerca de 40% das calorias diárias).
- 120 gramas de carboidrato (cerca de 30% das calorias diárias).
- 50 gramas de gordura (cerca de 30% das calorias diárias).

Observe como as porcentagens somam 100 – um teste simples para verificar se não cometemos um erro. Agora, se nosso voluntário preferir comer poucos carboidratos e completar as calorias que faltam com gordura:

- 160 gramas de proteína (cerca de 40% das calorias diárias).
- 60 gramas de carboidrato (cerca de 15% das calorias diárias).
- 80 gramas de gordura (cerca de 45% das calorias diárias).

Para ajudá-lo a entender melhor tudo isso na prática, quero mostrar alguns exemplos de metas de calorias e macronutrientes (com proporções variadas de carboidratos e gorduras) para pesos, objetivos e níveis de atividade diferentes. E se você checar os resultados, perceberá que estou arredondando para cima ou para baixo – 62 gramas de gordura se tornam 60, por exemplo, 278 gramas de carboidratos se tornam 280, e assim por diante.

Peso	Meta	Nível de atividade	Calorias	Proteínas	Carboidratos	Gorduras
55 kg	Definição muscular	3 horas/ semana	1.200	120 g	90 g	40 g
63 kg	Definição muscular	6 horas/ semana	1.700	170 g	130 g	55 g
72 kg	Definição muscular	2 horas/ semana	1.600	160 g	105 g	60 g
90 kg	Definição muscular	5 horas/ semana	2.400	240 g	190 g	75 g
100 kg	Definição muscular	8 horas/ semana	2.600	260 g	280 g	50 g
55 kg	Ganho massa magra	5 horas/ semana	2.000	150 g	170 g	80 g
70 kg	Ganho massa magra	3 horas/ semana	2.400	180 g	180 g	110 g
80 kg	Ganho massa magra	8 horas/ semana	3.100	230 g	410 g	60 g

E essa é a matemática da dieta. Agora vamos falar de escolhas alimentares.

QUE TIPOS DE ALIMENTOS VOCÊ DEVE COMER

É bom imaginar que comer alguns alimentos especiais todos os dias pode energizar sua composição corporal, seu metabolismo e desempenho físico. Mas não há nenhum alimento que possa, sozinho, transformar sua saúde e seu condicionamento físico. Somente um estilo de vida pode fazer isso; um estilo de vida baseado em uma alimentação nutritiva, exercícios regulares, boa higiene do sono e equilíbrio entre estresse e relaxamento.

Os profissionais do marketing não vão deixar que um fato chato desses frustre a expectativa deles acerca de nosso consumo, por isso, existe o fenômeno dos "superalimentos", e o espinafre, a quinoa, a couve, as frutas vermelhas e chás estão no auge.

Isso encorajou muitas pessoas a comer melhor, mas também confundiu muitas sobre o funcionamento do corpo e como fazê-lo funcionar melhor e ter melhor aparência. Este é o xis da questão: para uma nutrição adequada, que inclua vitaminas, minerais e fibras, você precisará comer várias porções de frutas e vegetais todos os dias. Assim como o equilíbrio energético é um aspecto inegociável do controle de peso, e a alimentação rica em proteínas é vital para ganhar músculos e força, comer uma abundância de frutas e vegetais é essencial para se manter saudável. Também é uma atitude inteligente comer uma variedade de frutas e vegetais – especialmente os coloridos –, porque alguns são mais ricos em certos nutrientes que outros. Vejamos uma lista de muitas coisas boas:

- Maçã
- Rúcula
- Aspargos
- Abacate
- Banana
- Amora
- Mirtilo
- Acelga chinesa e outros vegetais asiáticos
- Brócolis
- Couve-de-bruxelas
- Repolho
- Cenoura
- Couve-flor
- Aipo
- Cereja
- Oxicoco
- Pepino
- Beringela
- Alho

- Uva
- Toranja
- Ervilha
- Couve
- Alho-poró
- Limão
- Alface
- Manga
- Cogumelo
- Cebola
- Laranja
- Abacaxi
- Rabanete
- Espinafre
- Morango
- Acelga
- Abobrinha

Seria falso chamar qualquer uma dessas opções de "superalimentos" na forma como o termo é normalmente usado, mas, coletivamente, formam uma categoria alimentar excelente.

Quanto às proteínas, se você não vai ter uma alimentação rica em gordura, a maior parte deve provir de fontes magras, como carne, peixe, ovos, laticínios ricos em proteínas, além de proteínas em pó de soja, whey, caseína e vegetais; e a maioria das calorias restantes deve provir de fontes saudáveis de carboidratos e gorduras, como grãos integrais (arroz integral, milho, aveia, quinoa, cevada etc.), leguminosas (feijão e ervilha), tubérculos (batata e outros tubérculos), óleos, castanhas, sementes e abacate.

Você deve ter notado que eu não endosso bebidas calóricas. Embora possam ter certo valor nutricional (suco de frutas, leite e bebidas esportivas, por exemplo), geralmente são menos saudáveis e não provocam tanta saciedade quanto os alimentos, o que faz delas uma fonte inferior de calorias. Você pode ingerir 500 calorias de uma bebida açucarada e ficar com fome uma hora depois, por exemplo, ao passo que comer 500 calorias de alimentos ricos em proteínas e fibras o manterá satisfeito durante horas. Portanto, não é surpresa que os estudos mostrem que as pessoas que bebem calorias são muito mais propensas a comer demais que as que não bebem. Há também uma clara associação entre uma maior ingestão de bebidas açucaradas e ganho de peso em adultos e crianças.

Mas você não precisa se abster completamente de todas as bebidas calóricas. Exceto no caso do leite integral (para o qual vamos abrir uma exceção e rotulá-lo como uma fonte de gordura saudável, porque é), basta considerá-las uma guloseima – o próximo e último elemento do planejamento alimentar *Ganhe músculos* que vamos abordar.

O que beber, então? Você adivinhou: água. Na verdade, beber água suficiente é uma das maneiras mais simples de melhorar imediatamente muitos aspectos da saúde e do desempenho. Pesquisas mostram que a desidratação prejudica a cognição e a resistência, deprime o humor, causa constipação e pode até aumentar o risco de doenças cardíacas.

A National Academy of Medicine (antigo Institute of Medicine) recomenda uma ingestão inicial de cerca de 12 copos ou 3 litros de água por dia para homens e mulheres adultos, e ingestão adicional para repor os líquidos perdidos em quantidades significativas na sudorese. Acrescente mais 1 a 1,5 litro de água por hora de atividade física que faz suar e você ficará bem hidratado.

Já que estamos falando desse assunto, vamos também abordar o mito de que bebidas cafeinadas, como café e chá, são desidratantes. É verdade que a cafeína tem um leve efeito diurético, mas estudos mostram que é mínimo, mesmo em altas doses (até 500 mg por dia), e não reduz significativamente o estado de hidratação. Portanto, boas notícias: seu cafezinho pode contar em sua ingestão de água.

E AS GULOSEIMAS?

Uma das muitas vantagens da dieta flexível é que nenhum alimento é proibido, independentemente de quão "porcaria" seja (porque nenhum alimento sozinho pode prejudicar sua saúde; só sua dieta como um todo pode). É por isso que, com uma dieta flexível, você pode alocar até 20% de suas calorias diárias para suas guloseimas favoritas ao fazer dieta de definição muscular, ganhar massa magra ou manter, seja da categoria de proteínas, carboidratos ou gorduras. Por exemplo, minhas preferências às vezes são chocolate amargo, sorvete, comer em restaurante, e outras vezes panquecas, doces e massas.

Vamos ver como isso funciona em nosso plano de definição muscular com 1.600 calorias. Nesse caso, teríamos 320 calorias para usar em guloseimas, o que oferece muitas opções: quase meio litro de algumas marcas de sorvete *low carb*, meio tablete de chocolate, três paçocas cobertas com chocolate, um saquinho de batatas fritas ou alguns Oreos, por exemplo. E sim, quando você estiver comendo mais calorias (ganho de massa magra ou manutenção), terá mais espaço para essas delícias!

Pois bem, que recompensa você vai se dar todos os dias? Comece já a fazer sua lista, pois em breve uma ou mais delas estarão em seu plano alimentar!

***

De vez em quando, surge outra notícia proclamando que "dietas não funcionam". Segundo um ou outro especialista, não importa o que as pessoas façam, se isso se qualificar como "dieta", não resultará em perda de peso significativa e de longo prazo.

Talvez você até tenha concluído isso sozinho, com base em suas experiências. Mas o verdadeiro problema não é que a "dieta" não funciona, e sim que a maioria das dietas é um saco. Elas restringem muito as calorias e nos deixam tristes; permitem pouca proteína, aumentando a fome e a perda muscular; proíbem muitos alimentos, tornando-se impraticáveis e irritantes; e não fornecem suporte para voltar à alimentação normal, ao contrário; aumentam a probabilidade de recuperar parte, muito ou inclusive toda a gordura perdida. É por isso que é necessária uma nova abordagem à dieta, que nos prepare para uma vitória física, psicológica e emocional.

A solução é a dieta flexível. É a dieta mais fácil do mundo, porque é eficaz e agradável, independentemente de seus objetivos, circunstâncias e tendências. E você vai ver isso com seus próprios olhos, porque, no próximo capítulo, transformará suas calorias, macros e escolhas alimentares em um plano alimentar *Ganhe músculos,* que poderá implementar imediatamente.

RESUMINDO

- Para ficar mais magro, você deve entrar na fase de definição muscular e regularmente ingerir menos calorias do que queima.

- Se você é relativamente magro e deseja maximizar o ganho muscular e de força (e minimizar o ganho de gordura), deve iniciar uma fase de ganho de massa magra e ingerir regularmente um pouco mais de calorias do que queima.

- Quando estiver satisfeito com sua composição corporal e desejar evitar o ganho de gordura enquanto ganha músculos e força lentamente, deve iniciar uma fase de manutenção e regularmente ingerir a mesma quantidade de calorias que queima.

- Para ter um corpo tonificado e atlético, alterne entre as fases de ganho de massa e definição muscular, focando em ganhar músculos (com um pouco de gordura), e depois em perder gordura (enquanto mantém os músculos), até que adore o que vê no espelho.

- Trabalhe com um déficit calórico agressivo, mas não imprudente, entre 20-25% na fase de definição muscular (ingira 75-80% das calorias que queima todos os dias).

- Na maioria das pessoas, comer entre 17-26 calorias por quilo de peso corporal por dia cria um déficit calórico de 20-25%.

- Para ganhar massa magra, ingira cerca de 10% mais calorias que as que queima todos os dias. Para a maioria das pessoas, isso dá de 35-40 calorias por quilo de peso corporal por dia.

- Quanto à quantidade de calorias que deve ingerir durante a manutenção, 26-35 calorias por quilo de peso corporal por dia funcionam bem para a maioria das pessoas.

- Retire 30% de suas calorias diárias das proteínas para ganhar ou manter a massa magra e 40% para definição muscular. Isso dá em torno de 1,76 a 2,64 g de proteína por quilo de peso corporal por dia, e, para pessoas que estão muito acima do peso, pode estar mais próximo de 1,32 g de proteína por quilo por dia.

- Retire 30-40% de suas calorias diárias dos carboidratos, independentemente de estar em fase de definição muscular, ganhando massa magra ou mantendo. Isso resulta em cerca de 1,65-4,4 gramas de carboidratos por quilo de peso corporal por dia para a maioria das pessoas.

- Se você não faz dieta *low carb*, 20-30% das calorias diárias obtidas das gorduras funcionam bem. Isso fica entre 0,44-0,88 g de gordura por quilo de peso corporal por dia.
- Para uma nutrição adequada, com vitaminas, minerais e fibras, você precisa comer várias porções de frutas e vegetais todos os dias.
- A menos que você tenha uma alimentação rica em gorduras, a maior parte das proteínas deve provir de fontes magras, peixe, ovos, laticínios ricos em proteínas, além de proteínas em pó de soja, whey, caseína e vegetais.
- Com uma dieta flexível, você pode alocar até 20% de suas calorias diárias para suas guloseimas favoritas ao fazer dieta de definição muscular, ganhar massa magra ou manter, e usá-las na combinação de proteínas, carboidratos e gorduras que desejar.

8

O plano alimentar *Ganhe músculos*

Há mais coisas na vida que exercícios,
mas os exercícios colocam mais coisas em sua vida.
BROOKS KUBIK

Qual é a importância da dieta para alcançar seus objetivos de saúde e boa forma? Algumas pessoas dizem que é tudo, outras que não é tão importante quanto exercício, genética ou outro fator qualquer. Outras ainda dizem que são 70%, 80% ou até 90% da questão. Eu digo que é 100%. E treinar direito? Mais 100%. Ter a atitude certa também é 100%, sem esquecer que descansar e dormir direito também é 100% (eu sei, já chegamos aos 400%).

Precisamos de um paradigma diferente, porque os tijolos de um corpo ótimo são mais como pilares que como peças de um quebra-cabeças. Se um enfraquecer demais, toda a estrutura desmorona. Sua composição corporal não vai progredir se você não regular suas calorias e macros. Você não vai se recuperar do treino se não tiver também uma nutrição adequada. Você não ganhará muitos músculos nem força se não treinar corretamente. Sua adesão não vai durar se você tiver a atitude errada. Seu desempenho no treino não vai melhorar se você não dormir o suficiente.

É por isso que quero que você se esforce para atingir suas metas no condicionamento físico. Quero que dê 100% em cada parte do programa *Ganhe músculos* e alcance 100% dos possíveis resultados. Deixe que os outros treinem com apenas 60% de dedicação, que façam dieta com apenas 30% e deem apenas 20% de seu ânimo. Eles vão fazer você parecer muito melhor.

O PLANO ALIMENTAR *GANHE MÚSCULOS* **113**

Deixando tudo isso de lado, vejamos a resposta prática sobre a importância da dieta em sua jornada de condicionamento físico: a dieta pode funcionar para você ou contra você, multiplicando ou dividindo os resultados finais que obtém de seu treino. Pense na dieta como uma série de pedágios na estrada da perda de gordura e ganho muscular. Treinar o leva para a frente, mas, se não parar e pagar o pedágio, não vai mais longe.

Independentemente de quanto você acerte na academia, nunca ficará totalmente satisfeito com os resultados; a menos que também acerte as coisas na cozinha. É por isso que tantas pessoas passam tanto tempo se exercitando e parecem nunca ter visto, e muito menos usado, uma barra ou uma bike.

Vejamos outra perspectiva útil sobre a relação entre dieta, treino e composição corporal: a dieta tem a ver com como você perde e mantém um nível desejável de gordura corporal e aumenta o crescimento muscular, ao passo que o treino tem a ver com como ganha e mantém força, massa muscular e resistência.

Muitas pessoas confundem isso. Acham que o exercício serve principalmente para queimar calorias e gordura e entram em um ciclo frustrante e infrutífero de exercícios exaustivos só para compensar tudo que comem. Isso é mental e fisicamente exaustivo e, quando levado ao extremo, põe em risco a saúde e o bem-estar no longo prazo. Felizmente, isso não acontecerá com você em meu programa. Com *Ganhe músculos,* você estará permanentemente protegido dessa armadilha.

No capítulo anterior, você aprendeu sobre três fases da dieta, dependendo de seus objetivos, bem como orientações aproximadas sobre quando usar cada uma:

1. Fase de definição muscular – para emagrecer.
2. Fase de ganho de massa magra – para ganhar músculos o mais rápido possível.

3. Fase de manutenção – para ganhar massa muscular lentamente ou manter a massa muscular e o corpo magro.

Agora você vai decidir por onde começar sua jornada *Ganhe músculos* (corte, ganho de massa magra ou manutenção) e, a seguir, criará um plano alimentar com a quantidade certa de calorias e macronutrientes.

VOCÊ VAI DEFINIR A MUSCULATURA, GANHAR MASSA MAGRA OU FAZER MANUTENÇÃO?

Se você está insatisfeito com seu percentual de gordura corporal e quer emagrecer, faça dieta de definição muscular primeiro. Não há razão para engordar (o que vai acontecer quando ganhar massa magra, porque mesmo um pequeno excesso de calorias produz ganho de gordura) só para ganhar músculos um pouco mais rápido, se essa não for sua principal preocupação agora. Da mesma forma, se você estiver muito acima do peso, também deve fazer dieta de definição muscular primeiro. Essa é a escolha mais saudável e inteligente, mesmo que seu objetivo de longo prazo seja ganhar uma quantidade razoável de massa muscular.

Se você é magro e quer focar no ganho de massa muscular e força, comece pela fase de ganho de massa magra. E se seguir meu conselho, vai ser *magra mesmo,* pois pesquisas mostram que, nos primeiros dois meses, as pessoas que estão começando a fazer musculação ganham muito pouca gordura na fase de consumir excesso de calorias.

Finalmente, se está no meio – se sua gordura corporal está em uma faixa normal e você também quer mais definição muscular –, o que definirá se deve fazer dieta de definição muscular, ganhar massa magra ou fazer a manutenção primeiro será seu percentual de gordura corporal. Se você é homem e tem 15% de gordura corporal ou mais, ou mulher com 25% ou mais, recomendo que comece reduzindo para cerca de 10% de gordura corporal (homens) e 20% (mulheres), por dois motivos:

1. Você ficará mais feliz com sua aparência. Não precisamos ficar sarados o ano todo, mas pelo menos metade do motivo de seguir um plano alimentar e suar a camisa na academia é para ter uma boa aparência. Estando acima de 15% de gordura corporal (homens) e 25% (mulheres), talvez você comece a se sentir acima do peso, e isso pode dificultar a adesão ao programa. Em algum momento, você questionará por que está se esforçando tanto para se sentir *assim* e ter *essa* aparência. E se não deixar seu percentual de gordura corporal subir muito, você achará mais fácil se manter motivado.

2. Você terá mais facilidade para quando fizer dieta de definição muscular. Quanto mais tempo permanecer em déficit calórico, maior a probabilidade de vencer a luta contra a fome, os desejos e os outros efeitos colaterais da dieta. Assim, quando você ganha muita gordura, precisa se preparar para uma dieta de definição muscular mais longa e mais difícil. Se sempre mantiver sua gordura corporal em um nível razoável, suas fases de cortes serão mais curtas e mais gerenciáveis, tanto física quanto psicologicamente.

Por fim, se o percentual de gordura corporal estiver entre 10-15% (homens) ou 20-25% (mulheres), você pode optar por definição muscular, ganhar massa magra ou manter, com base no que lhe for mais atraente. Com qual fase você está mais animado e se sente pronto para começar? Escolha essa.

Para ajudá-lo a determinar seu percentual de gordura corporal atual, consulte as imagens a seguir.

116 GANHE MÚSCULOS

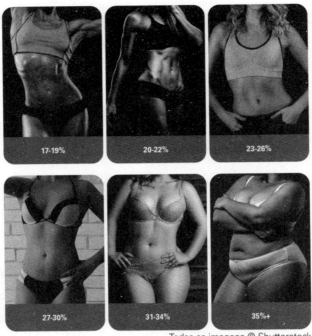

Todas as imagens © Shutterstock

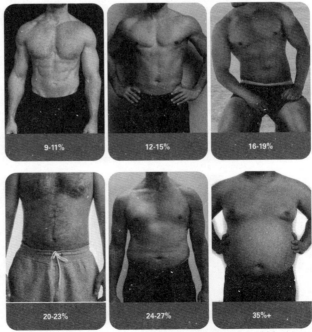

Superior esquerda: Michael Matthews;
todas as demais imagens © Shutterstock

Como pode ver, um corpo "atlético" começa em torno de 25% de gordura corporal nas mulheres e 15% nos homens; "sarado" descreve cerca de 20/10%, e quanto mais magro você fica a partir daí, mais vai parecer modelo de revista de fitness.

Se quiser uma estimativa mais precisa de sua composição corporal, você pode usar um dispositivo chamado adipômetro, usado para beliscar levemente a pele e medir sua espessura e a gordura subjacente em vários lugares do corpo. O procedimento chamado *dobras cutâneas,* que é mais popular entre os fisiculturistas, é conhecido como método Jackson/Pollock 3-Site, e implica a medição em três locais: tríceps direito, coxa direita e suprailíaca direita (logo acima do osso do quadril) para as mulheres; e peitoral direito (músculo do peito), abdome e coxa direita para os homens. E usam-se fórmulas matemáticas para traduzir essas medidas em uma medição aproximada da gordura corporal.

Obviamente, a precisão dessa técnica depende da precisão das medidas das dobras cutâneas; por isso, vamos rever como tomá-las corretamente, começando com os fundamentos do teste adequado das dobras cutâneas.

- Faça todas as medições do lado direito do corpo, em pé, com os músculos relaxados (a flexão produzirá medições imprecisas).
- Belisque sua pele colocando o polegar e o indicador em seu corpo a cerca de cinco centímetros de distância, empurrando-os firmemente para juntá-los e, a seguir, gentilmente puxe a dobra cutânea para longe de seu corpo.
- Meça uma dobra cutânea beliscada colocando as pontas do adipômetro no meio e perpendiculares a ela (entre as pontas dos dedos), e comprima-o até ouvir um clique (não mais que isso). Anote a medida.
- Faça cada medição três vezes, alternando entre os diferentes locais, e calcule a média para cada um. Por exemplo, se você for mulher, tire as primeiras medidas de seu tríceps direito, da coxa

e da suprailíaca, depois meça tudo a segunda e a terceira vez, e assim encontrará a média para cada ponto. Portanto, se a primeira medida da coxa for 20 mm, a segunda 24 mm e a terceira 22 mm, a média que você usará para encontrar o percentual de gordura corporal será 22 mm.

Para fazer as medições específicas, seguem instruções simples para cada uma:

- Para fazer a medição do tríceps, em pé, com o braço direito solto na lateral do corpo, peça a alguém que belisque uma dobra vertical de pele no centro da parte de trás do braço, a meio caminho entre a parte superior do ombro e o cotovelo.
- Para medir a coxa, aperte uma dobra vertical de pele no centro da frente da coxa direita, a meio caminho entre a patela e o ponto onde a parte superior da coxa se conecta ao quadril.
- Para fazer uma medição suprailíaca, aperte uma dobra diagonal de pele diretamente acima da espinha ilíaca anterossuperior, que é a protuberância óssea na borda frontal do osso do quadril direito.
- Para fazer uma medição do peitoral, faça uma dobra cutânea diagonal entre o mamilo direito e a borda frontal da axila direita.
- Para fazer uma medição do abdome, aperte uma dobra vertical de pele entre 2-3 cm à direita do umbigo.

Depois de ter as três médias, aplique-as em uma das seguintes fórmulas para calcular seu percentual de gordura corporal. Para as mulheres, fica assim:

Densidade corporal = 1,0994921 - (0,0009929 x soma das dobras cutâneas) + (0,0000023 x quadrado da soma das dobras cutâneas) - (0,0001392 x idade)

Percentual de gordura corporal (%) = (495 : densidade corporal) - 450

E para os homens, assim:

Densidade corporal = 1,10938 - (0,0008267 x soma das dobras cutâneas) + (0,0000016 x quadrado da soma das dobras cutâneas) - (0,0002574 x idade)
Percentual de gordura corporal (%) = (495 : densidade corporal) - 450

É provável que você prefira pular os cálculos, por isso criei uma calculadora online simples para isso, que você pode encontrar em www.legionathletics.com/how-to-calculate-body-fat.

Antes de prosseguir, você precisa saber que o teste de dobras cutâneas costuma funcionar melhor para pessoas com níveis moderados a altos de gordura corporal (15% ou mais em homens e 25% ou mais em mulheres). Se você for mais magro que isso, provavelmente subestimará seu verdadeiro percentual de gordura corporal (por exemplo, o método que acabei de compartilhar diz que tenho pouco mais de 5% de gordura corporal, quando, na realidade, estou mais perto dos 9%).

QUANTO TEMPO VOCÊ DEVE PASSAR EM CADA FASE?

O tempo que você vai passar na fase de definição muscular depende de quanta gordura tem que perder e em que velocidade a perde. E o tempo que vai passar no ganho de massa magra depende de quão definido esteja quando iniciar e em quanto tempo comece a ganhar gordura. Veja abaixo boas orientações gerais:

- A fase de definição muscular deve terminar quando você estiver em torno de 10-12% de gordura corporal (homens) e 20-22%

(mulheres). A menos que você tenha um motivo especial para emagrecer, não se preocupe, porque não é sustentável para a maioria das pessoas. Desse modo, ao fazer dieta de definição muscular, planeje o tempo que for necessário para atingir o percentual de gordura corporal desejado (que pode ser maior, se você preferir). Seria de oito a doze semanas na maioria dos casos, mas também pode levar meses se você tiver muita gordura a perder.

- A fase de ganho de massa magra deve terminar quando você estiver em torno de 15-17% de gordura corporal (homens) e 25-27% (mulheres), porque, se for mais longe, vai se arrepender quando chegar a hora de definir. Portanto, na fase de ganhar massa magra, tente ficar pelo tempo necessário para atingir o teto do percentual de gordura corporal (a menos que você queira parar antes por qualquer motivo). Seria de doze a dezesseis semanas para a maioria das pessoas.

Quando termina uma fase de definição muscular, você tem duas opções: manutenção, se estiver feliz com seu corpo ou quiser curtir sua nova definição muscular antes de iniciar outra rodada de ganho de massa magra; e ganho de massa magra, se tiver mais músculos para ganhar e estiver pronto para isso.

Esta é a receita simples que você aplica e repete para transformar seu corpo: ganhar massa magra até cerca de 17-27% de gordura corporal, definir até cerca de 10-20%, avaliar seu corpo e decidir que fase seguir. Seria como fazer uma escultura de argila: você alterna entre acrescentar mais argila à sua criação (ganho de massa magra) e moldar suas formas e curvas (definição muscular), até estar pronto para queimar a peça na forma final (manutenção).

Se precisar ficar na fase de definição muscular por mais de oito semanas para atingir seu objetivo, não recomendo que permaneça em déficit calórico todos os dias do início ao fim. Se tiver muita gordura a perder, poderá levar muitos meses para atingir sua meta de gordura corporal e, embora possa eliminá-la, uma abordagem melhor seria dividir essa fase em períodos intermitentes de restrição e aumento de calorias. Um método eficaz e baseado em evidências para isso é, a cada seis a oito semanas de restrição calórica, aumentar suas calorias para um nível de manutenção por cinco a sete dias.

Esses intervalos são conhecidos como *pausas na dieta,* porque dão a seu corpo e mente uma folga do estresse. Veja como executar uma pausa na dieta corretamente:

1. Calcule suas calorias diárias de manutenção multiplicando seu peso corporal pelo número correto (conforme discutido no capítulo anterior). Umas 30 calorias por quilo de peso corporal por dia devem funcionar bem se você estiver seguindo o programa *Ganhe músculos.*

2. Subtraia sua ingestão calórica diária atual de suas calorias de manutenção para determinar quanto mais você deve comer todos os dias.

3. Acrescente alimentos a seu plano alimentar até atingir suas calorias de manutenção. E como bônus, retire pelo menos metade dessas calorias extras de carboidratos, pois isso amplia os benefícios da pausa na dieta.

4. Siga seu plano alimentar modificado por cinco a sete dias.

5. Volte à definição muscular por mais seis a oito semanas.

Vejamos como isso seria para um homem de 90 kg que come 2.200 calorias por dia para perder gordura. Após seis semanas de definição muscular, seus níveis de energia caíram, e a fome e os desejos aumentaram – ocorrências normais durante a dieta –, e ele decide fazer uma pausa. Suas calorias de manutenção são 2.800 por dia (90 x 31), então ele precisa aumentar sua ingestão calórica diária em 600 calorias (2.800 - 2.200). Ele faz isso acrescentando 150 gramas de carboidratos a seu plano alimentar (600 : 4 calorias por grama de carboidrato) na forma de aveia e frutas pela manhã, pão sírio no almoço e arroz no jantar. Após sete dias curtindo a comida extra, ele retira os carboidratos adicionais de seu plano alimentar para retornar a 2.200 calorias por dia, para que possa começar a perder gordura de novo. Então, seis a oito semanas depois, ele avaliará se fará outra pausa na dieta.

A última questão a ser abordada antes de aprendermos a fazer um plano alimentar é a duração dos períodos de manutenção. Quanto tempo você deve manter? Simples: pelo tempo que quiser.

A única desvantagem da manutenção são poucas mudanças na composição corporal. Você não ganha músculos e força tão depressa quanto com o treino de ganho, e não perde nem ganha gordura. É por isso que a manutenção é mais adequada para pessoas que alcançaram uma quantidade considerável de desenvolvimento e definição muscular e desejam permanecer magras por um longo período (durante o verão, por exemplo). Caso contrário, alternar entre dieta de definição muscular e ganho de massa magra é mais produtivo.

Muito bem, agora você tem uma ideia clara de por onde começar o programa *Ganhe músculos*:

1. Definição muscular até atingir 10-12% de gordura corporal (homens) e 20-22% (mulheres), com pausas na dieta conforme necessário; ou
2. Ganhar massa magra até atingir 15-17%/25-27% de gordura corporal; ou
3. Manter, até que queira emagrecer com dieta de definição muscular ou acelerar o desenvolvimento de músculos com ganho de massa magra.

Agora você precisa de um plano alimentar. Então, vamos fazer um.

RECEITAS PARA O PLANO ALIMENTAR DE *GANHE MÚSCULOS*

Qual é a maneira mais fácil de aprender a andar de bicicleta? Usando rodinhas, certo? E aí, quando você ganha confiança e habilidade, consegue abandonar as rodinhas e andar livremente. Essa é também a melhor maneira de aprender a comer e treinar. Você começa devagar, com coisas simples, instruções claras e, depois de gravar refeições e exercícios suficientes, pode acrescentar mais variáveis sem se perder.

Esta parte do livro será como essas rodinhas na forma de instruções simples para criar planos alimentares eficazes que lhe agradem, e no fim do livro há exemplos feitos para você, que economizarão seu tempo e evitarão problemas para criar seu próprio plano. Na parte seguinte do livro, vamos tirar as rodinhas e vou lhe ensinar os fundamentos dos exercícios eficazes e fornecer planos de treino precisos para você colocar tudo em prática imediatamente.

Método de planejamento alimentar de *Ganhe músculos*

Primeiro, vamos esclarecer o que quero dizer com "planejamento alimentar", porque há muitas maneiras de definir isso. Em *Ganhe músculos,* um plano alimentar é a definição de pratos para um dia que atenda às suas metas de calorias e macronutrientes com o máximo de alimentos nutricionais. Você pode incluir o mínimo ou o máximo de variedade que desejar em seu plano alimentar, o que significa que pode comer os mesmos alimentos em todas as refeições, todos os dias, até sentir vontade de mudar; ou pode incluir várias opções para uma ou mais refeições em seu plano e escolher entre elas conforme desejar.

Em minha experiência, muitos iniciantes acham que precisarão de muita variedade no plano alimentar para cumpri-lo com sucesso, mas ficam agradavelmente surpresos ao descobrir que não, porque, quando podem comer coisas de que gostam, não se importam de comê-las regularmente. Além disso, passam a curtir a conveniência e a simplicidade de uma alimentação uniforme.

Você pode criar mais de um plano alimentar se seus padrões alimentares mudarem drasticamente. Por exemplo, talvez queira comer menos e coisas diferentes nos fins de semana, e isso pode ser feito facilmente criando um plano alimentar para cada cenário. Na prática, a maioria das pessoas acaba com um ou dois planos alimentares com uma ou duas refeições extras, e segue esses planos durante semanas ou meses antes de fazer alterações. Bem depressa você vai descobrir o que funciona melhor em seu caso.

Existem muitas maneiras de criar planos alimentares, e os melhores fazem cinco coisas:

- Controlam suas calorias.
- Controlam seus macros.
- Fornecem bastante nutrição.
- Permitem que você coma alimentos de que gosta.
- Permitem que você coma no horário que desejar.

Quanto mais um plano alimentar atende a esses critérios, maior a probabilidade de funcionar, e os resultados são praticamente garantidos. O método *Ganhe músculos* faz exatamente isso. O processo também é simples. Tudo que você tem a fazer é:

1. Calcular suas calorias e macros.
2. Definir quantas refeições fazer.
3. Decidir o que comer e beber.
4. Decidir quanto comer e beber.

E *voilà*, você tem um plano alimentar de primeira e está pronto para a largada. Vamos ver como chegar lá.

1. Calcular suas calorias e macros

Como você aprendeu no capítulo anterior, esta é uma simples questão de descobrir suas calorias com base em seus objetivos físicos e nível de atividade, e transformá-las em macros com base em proporções. Vamos recapitular o cálculo de calorias primeiro.

	Definição muscular	Ganho de massa magra	Manutenção
Sedentário (pouco ou nenhum exercício ou atividade física vigorosa)	17 calorias por quilo de peso corporal por dia	Não deve ganhar massa magra	26 calorias por quilo de peso corporal por dia
Levemente ativo (1 a 3 horas de exercício ou atividade física vigorosa por semana)	22 calorias por quilo de peso corporal por dia	35 calorias por quilo de peso corporal por dia	31 calorias por quilo de peso corporal por dia
Moderadamente ativo (5 ou mais horas de exercício ou atividade física vigorosa por semana)	26 calorias por quilo de peso corporal por dia	37 calorias por quilo de peso corporal por dia	35 calorias por quilo de peso corporal por dia

Lembre-se, talvez você precise comer um pouco mais ou menos do que essas diretrizes indicam para alcançar seus objetivos, mas essas instruções fornecem pontos de partida úteis que podem ser ajustados (se necessário) de acordo com a resposta de seu corpo.

Pare de ler um instante, calcule sua meta diária de calorias agora com base em quanto tempo pretende dedicar a seus treinos *Ganhe músculos* por semana (três a seis horas é o ideal para a maioria das pessoas) e anote tudo a seguir.

Agora você precisa transformar suas calorias em macros. Vamos rever como fazer isso.

	Proteínas	Carboidratos	Gorduras
Definição muscular	40% das calorias diárias	15-60% das calorias diárias; 30-40% é ideal para a maioria das pessoas	20-55% das calorias diárias. 30% é ideal para a maioria das pessoas
Ganho massa magra	30% das calorias diárias	15-60% das calorias diárias; 30-40% é ideal para a maioria das pessoas	20-55% das calorias diárias; 30% é ideal para a maioria das pessoas
Manutenção	30% das calorias diárias	15-60% das calorias diárias; 30-40% é ideal para a maioria das pessoas	20-55% das calorias diárias; 30% é ideal para a maioria das pessoas

E agora vamos fazer uma pausa para descobrir suas macros e anotá-las a seguir.

....

....

....

....

2. Definir quantas refeições fazer

Levante a mão se você já ouviu isto antes: o certo é fazer várias refeições pequenas, especialmente ao fazer dieta de definição muscular, para "acender o fogo metabólico", acelerar a queima de gordura e reduzir a fome. Quando você come, seu metabolismo supostamente acelera enquanto seu corpo processa a comida; portanto, se você comer a cada poucas horas, seu metabolismo permanecerá em um estado constantemente elevado. Então, ficar beliscando o dia todo deve ajudar no controle do apetite, certo?

Essas teorias parecem plausíveis, mas não deram certo nas pesquisas científicas. Estudos extensos não encontraram nenhuma diferença metabólica significativa entre fazer muitas refeições pequenas ou poucas grandes, porque as pequenas causam ganhos metabólicos pequenos e curtos, e as grandes causam aumentos maiores e mais longos. O apetite, por outro lado, pode ir nos dois sentidos. Em algumas pessoas, comer com mais frequência não afeta os níveis de fome, em outras os diminui, e em outras ainda aumenta.

Portanto, o melhor horário de comer é simplesmente aquele que funciona melhor para você, dadas as suas preferências e estilo de vida. A maioria das pessoas com quem trabalhei gostava de fazer de quatro a seis refeições por dia (café da manhã, almoço e jantar, com um ou dois lanches no meio, ou depois do jantar), mas outras preferiam apenas duas (almoço e jantar) ou três (café da manhã, almoço e jantar). Assim, recomendo fazer pelo menos duas refeições por dia, pois pesquisas mostram que fazer só uma pode dificultar o ganho e a manutenção dos músculos.

Para ajudá-lo a decidir quantas refeições fazer no programa *Ganhe músculos,* vamos levar em conta algumas coisas:

- **Seu apetite.** Quando você sente mais fome? Provavelmente de manhã ou à noite, e levando isso em consideração ao planejar suas refeições, pode ser significativamente mais fácil manter sua dieta e obter resultados. Portanto, tome um café da manhã farto ou leve se quiser, ou pule essa refeição se não estiver com fome até a hora do almoço (jejum intermitente, basicamente); e embora eu não recomende pular o jantar (porque pode provocar fome tarde da noite, o que prejudica o sono), não precisa ser uma quantidade substancial de comida; uma porção de proteínas e vegetais é adequada.
- **Suas preferências alimentares.** Apetite à parte, você gosta de tomar café da manhã, almoçar ou jantar? Leve isso em conta ao decidir como e quando comer todos os dias. Por exemplo, minha refeição favorita do dia é o jantar, porque gosto mais de carne, vegetais e grãos integrais; então, gosto de comer uma grande parte das minhas calorias no final do dia.

- **Sua programação.** Você tem tempo para sentar e comer todos os dias ou sai de casa cedo e só volta na hora do jantar? Se for o último, não tenha medo de passar longos períodos sem comer ou, se preferir, de fazer refeições menores ao longo do dia.

Reflita sobre esses critérios, crie um horário de refeições que faça sentido para você e anote-o a seguir.

....

....

....

....

3. Decidir o que comer e beber

Nesta etapa, você descobrirá quais alimentos comer todos os dias. Para isso, começaremos listando seus tipos favoritos de...

- **Proteínas:** alimentos que são principalmente proteínas, como carne vermelha, aves e frutos do mar; laticínios ricos em proteínas, como queijo cottage, skyr (iogurte altamente proteico), iogurte grego, leite rico em proteínas etc.; clara de ovo; alimentos vegetais ricos em proteínas como tofu, tempê, seitan etc.; e proteínas em pó e em barras.
- **Carboidratos nutritivos:** alimentos relativamente não processados que são principalmente carboidratos, como frutas, vegetais, leguminosas, tubérculos e grãos integrais.
- **Gordura saudável:** alimentos relativamente não processados que são principalmente gordurosos, como azeite, abacate, castanhas e manteigas de castanhas, sementes, ovos inteiros e a maioria dos laticínios integrais, como iogurte, queijo, manteiga e leite.

- **Guloseimas:** alimentos relativamente não nutritivos e muitas vezes ultraprocessados e bebidas calóricas, muitos com adição de açúcar, como pão branco e massas, sucos de frutas, refrigerantes, cereais matinais e barrinhas, doces e sobremesas.

Se um alimento que você deseja comer não estiver explicitamente listado acima, pode incluí-lo em seu plano alimentar; basta categorizá-lo da forma correta. Por exemplo, minhas listas ficariam assim:

- **Proteínas:** peito de frango, lombo de porco, carne moída, skyr, bife de tira, queijo cottage, clara de ovo, whey protein e proteína em pó vegana.
- **Carboidratos nutritivos:** cebola, alho, brócolis, cogumelos, pimentão, cenoura, couve-flor, ervilha, couve-de-bruxelas, morango, banana, mirtilo, batata, batata-doce, arroz, quinoa, aveia e feijão-preto.
- **Gordura saudável:** azeite, abacate, noz-pecã, nozes, leite integral, ovos inteiros e óleo de peixe (suplemento).
- **Guloseimas:** chocolate amargo, sorvete, massas, pães, biscoitos e panquecas.

No entanto, existem quatro elementos importantes que precisam de tratamento especial:

1. Receitas.
2. Comida de restaurante.
3. Álcool.
4. Outras bebidas (café, chá, refrigerante diet etc.).

Vamos falar sobre cada um deles.

Receitas

Você pode escolher receitas de pratos para seu plano alimentar, mas precisa saber quantas proteínas, carboidratos e gordura (portanto, calorias) haverá em cada porção. Por essa razão, escolha receitas que forneçam os macros, ou outras simples, com alimentos que se encaixem bem nos grupos citados anteriormente, para que você mesmo possa calcular os nutrientes (o que aprenderá a fazer em breve).

O segredo é a simplicidade: ingredientes que você possa medir e aprimorar de forma simples com temperos e acréscimos de baixa ou zero caloria. Evite receitas que contenham produtos, proporções ou etapas que dificultem o cálculo dos macros. Guarde-as para mais tarde, quando tiver mais experiência no planejamento de refeições; não valem a pena agora.

Por exemplo, em vez de comer uma porção de arroz branco sem graça, você pode acrescentar manteiga, um pouco de suco de limão e um pouco de coentro picado. Basta incluir as porções de arroz e manteiga em seus cálculos, porque o suco de limão e o coentro basicamente não contêm calorias.

Felizmente, é fácil encontrar receitas simples, deliciosas e amigáveis com proteínas magras, carboidratos nutritivos, gordura saudável e até sobremesas. O material bônus gratuito que acompanha este livro (www.muscleforlifebook.com/bonus) inclui vinte receitas fitness, e você pode encontrar muitas outras das minhas favoritas em meu livro de receitas para dieta flexível *The Shredded Chef,* e centenas em meu blog (www.legionathletics.com/blog). Outro recurso fantástico é o site de Gina Homolka, www.skinnytaste.com, bem como seus livros de receitas.

Vejamos algumas sugestões que funcionam muito bem com nosso estilo de planejamento alimentar:

Assado proteico

Serve 6 porções

POR PORÇÃO:

- 329 calorias
- 34 g de proteínas
- 15 g de carboidratos
- 13 g de gordura

INGREDIENTES:

- 2 batatas-doces grandes cortadas em pedaços pequenos
- 340 g de carne de peru magra moída
- 1 colher (sopa) de alho (picado ou em pasta)
- 1 colher (sopa) de tempero italiano
- Sal marinho e pimenta-do-reino moída na hora, a gosto
- 5 ovos grandes inteiros
- 10 claras de ovo grandes
- ⅓ xícara de leite desnatado
- 1 abobrinha grande picada
- 2 pimentões vermelhos picados
- 1 xícara de portobello ou champignon picado
- 1¼ xícara de queijo cheddar light ralado

INSTRUÇÕES:

1. Coloque a grade do forno no terço inferior e preaqueça-o a 215 °C.
2. Unte uma assadeira com spray antiaderente e reserve.
3. Espalhe as batatas-doces uniformemente na assadeira. Asse por cerca de 15 minutos.

4. Enquanto as batatas-doces estão assando, coloque o peru em uma frigideira, em fogo médio/alto. Tempere com o alho, o tempero italiano, umas pitadas de sal e pimenta e refogue, mexendo até que a carne esteja esfarelada e não mais rosada por dentro (6 a 8 minutos). Retire do fogo e reserve.

5. Em uma tigela média, bata os ovos, as claras e o leite.

6. Em uma assadeira de 20 x 20 cm ou fôrmas individuais, coloque o peru cozido, as batatas-doces assadas, a abobrinha, o pimentão e os cogumelos. Despeje a mistura de ovos por cima de tudo e polvilhe o queijo.

7. Asse por cerca de 25 minutos ou até que o queijo esteja dourado e, ao inserir uma faca no meio da assadeira, ela saia limpa.

Smoothie cremoso de mirtilo e banana

Serve 2 porções

POR PORÇÃO:

- 228 calorias
- Cerca de 10 a 35 g de proteínas
- 31 g de carboidratos
- 7 g de gordura

INGREDIENTES:

- 1 banana madura média (de preferência congelada), descascada e fatiada
- ½ xícara de mirtilos congelados
- ½ xícara de iogurte grego com baixo teor de gordura
- 1 xícara de leite desnatado
- 1 colher (chá) de mel
- 1 colher (sopa) de linhaça inteiras
- 1 medida de whey protein ou outra proteína em pó (opcional)

INSTRUÇÕES:

1. Coloque a banana, os mirtilos, o leite, o iogurte, o mel e a linhaça no liquidificador e bata até ficar homogêneo (cerca de 1 minuto). Despeje em 2 copos e beba!

SUGESTÕES PARA LANCHINHOS

Chips de batata-doce
Serve 6 porções

POR PORÇÃO:
- 61 calorias
- 1 g de proteínas
- 10 g de carboidratos
- 2 g de gordura

INGREDIENTES:
- 2 batatas-doces médias (140 g cada), descascadas e cortadas em fatias finas
- 1 colher (sopa) de azeite extravirgem
- ½ colher (chá) de sal

INSTRUÇÕES:
1. Coloque uma grade no centro do forno e outra no fundo. Preaqueça o forno a 200 °C. Unte duas assadeiras com spray antiaderente.
2. Coloque as batatas-doces em uma tigela grande e regue com azeite. Mexa bem com um utensílio ou com as mãos limpas. Coloque as batatas-doces nas assadeiras em uma camada uniforme.
3. Asse por 22-25 minutos ou até que estejam macias no centro e levemente crocantes nas bordas, virando-as na metade do tempo de cozimento. Polvilhe com o sal e sirva.

Sanduíche de salada de frango com framboesa e castanhas

Serve 6 porções

POR PORÇÃO:

- 374 calorias
- 29 g de proteínas
- 33 g de carboidratos
- 14 g de gordura

INGREDIENTES:

- ½ xícara de iogurte grego com baixo teor de gordura
- ¼ xícara de maionese
- 2 colheres (sopa) de molho de salada de framboesa e castanhas
- 1 kg de peito de frango cozido e desfiado
- 1½ colher (chá) de cebola roxa picada
- ½ xícara de castanhas picadas
- ½ xícara de framboesas frescas
- 12 fatias de pão integral

INSTRUÇÕES:

1. Em uma tigela média, misture o iogurte, a maionese e o molho de salada.
2. Junte o frango até ficar bem misturado, depois a cebola e as castanhas.
3. Misture delicadamente as framboesas e espalhe a mistura em seis fatias de pão. Cubra com as outras seis fatias e sirva.

SUGESTÕES PARA O ALMOÇO

Salada cremosa de frango com ervas

Serve 4 porções

POR PORÇÃO:

- 407 calorias
- 46 g de proteínas
- 25 g de carboidratos
- 16 g de gordura

INGREDIENTES:

- ¼ xícara de folhas frescas de salsinha
- ¼ xícara de folhas frescas de manjericão
- ½ xícara de raminhos frescos de endro
- 2 anchovas em óleo (lata) escorridas
- 1 dente de alho pequeno
- ⅓ xícara de maionese
- ⅓ xícara de coalhada
- 2 colheres (sopa) de suco de limão espremido na hora
- Pimenta-do-reino moída na hora a gosto
- 1 kg de peito de frango cozido e desfiado
- 2 pimentões vermelhos assados, escorridos e picados
- 3 talos de aipo com as folhas, em fatias finas
- 8 xícaras de mix de folhas verdes
- ½ kg de tomate picado

INSTRUÇÕES:

1. Em um processador de alimentos, misture a salsinha, manjericão, endro, anchovas e alho até picar tudo grosseiramente. Acrescente a maionese, a coalhada e o suco de limão e misture até ficar homogêneo. Tempere a gosto com a pimenta.
2. Em uma tigela grande, misture a maionese de ervas com o frango, pimentão e aipo. Sirva sobre um leito de folhas verdes e decore com os tomates.

Lombo bovino marinado em molho adobo

Serve 4 porções

POR PORÇÃO:

- 237 calorias
- 39 g de proteínas
- 2 g de carboidratos
- 7 g de gordura

INGREDIENTES:

- Suco de 1 limão
- 1 colher (sopa) de alho picado
- 1 colher (chá) de orégano seco
- 1 colher (chá) de cominho em pó
- 2 colheres (sopa) de pimenta chipotle em adobo, picadas bem fininho, mais 2 colheres (sopa) do adobo
- 4 (170 g cada) bifes de lombo bovino sem gordura
- Sal e pimenta-do-reino moída na hora a gosto

INSTRUÇÕES:

1. Em uma tigela pequena, coloque o suco de limão, alho, orégano, cominho, pimenta e molho adobo. Misture bem para incorporar.
2. Tempere os bifes com sal e pimenta e coloque-os em um saco grande, com fecho, com o adobo. Feche bem e agite para cobrir todos os bifes. Leve à geladeira por, no mínimo, 2 horas, e no máximo até 8 horas, agitando de vez em quando.
3. Preaqueça uma grelha em fogo alto (cerca de 10 minutos). Cubra levemente a grelha com spray antiaderente. Quando a grelha estiver quente, frite os bifes até o ponto desejado, 4 a 5 minutos de cada lado. Deixe os bifes descansarem por 5 minutos e sirva.

SUGESTÕES PARA O JANTAR

Lasanha com cottage e abóbora batã

Serve 6 porções

POR PORÇÃO:
- 419 calorias
- 38 g de proteínas
- 48 g de carboidratos
- 8 g de gordura

INGREDIENTES:
- 4 xícaras (120 g) de queijo cottage com baixo teor de gordura
- 3 dentes de alho
- 1 ovo grande
- Sal a gosto
- 2 xícaras (50 g) de purê de abóbora
- 250 g (⅔ caixa) de massa para lasanha de trigo integral
- 140 g de queijo muçarela light ralado

INSTRUÇÕES:
1. Coloque a grade no meio do forno e preaqueça a 175 °C.
2. *Para o molho de cottage:* no liquidificador, bata o cottage, 2 dentes de alho, o ovo e o sal até ficar homogêneo.
3. *Para o molho de abóbora:* esprema o dente de alho restante. Em uma tigela média (5 litros), misture o alho com o purê de abóbora e uma pitada de sal até ficar bem misturado.
4. *Para montar a lasanha:* espalhe uma camada de massa crua no fundo de uma assadeira de 20 x 30 cm e cubra com metade do molho de queijo cottage. Acrescente outra camada de massa e cubra com metade do molho de abóbora. Repita as camadas até ter usado toda a massa e os molhos, terminando com uma camada de molho de queijo cottage. Polvilhe o queijo muçarela por cima.
5. Asse por 1 hora ou até que esteja levemente dourada.

Torta de pêssego proteica

Serve 6 porções

POR PORÇÃO:
- 161 calorias
- 12 g de proteínas
- 28 g de carboidratos
- 1 g de gordura

INGREDIENTES:
- 3 colheres (sopa) de mirtilos, framboesas, morangos ou outras frutas em conserva
- 1 lata (450 g) de pêssegos em conserva escorridos
- ½ xícara de queijo cottage
- ½ xícara de água
- 2 colheres de proteína em pó sabor baunilha
- ⅓ xícara de stévia
- ¼ xícara de farinha de trigo
- ½ xícara de aveia
- 1 colher (sopa) de mel

INSTRUÇÕES:
1. Preaqueça o forno a 175 °C. Unte uma assadeira de 30 x30 cm.
2. Coloque as frutas na assadeira untada e use uma espátula para espalhá-las uniformemente. Cubra com uma camada de pêssegos e reserve.
3. Em uma tigela média, misture o queijo cottage, água, proteína em pó, adoçante e farinha até ficar bem misturado, depois despeje sobre os pêssegos.
4. Em uma tigela pequena, misture a aveia e o mel e jogue por cima da torta.
5. Asse até dourar, cerca de 30 minutos. Deixe esfriar por pelo menos 20 minutos antes de servir.

SUGESTÕES PARA A SOBREMESA

Brownie de batata-doce de dois minutos

Serve 1 porção

POR PORÇÃO:

- 207 calorias
- 7 g de proteínas
- 37 g de carboidratos
- 8 g de gordura

INGREDIENTES:

- 2 colheres (sopa) de cacau em pó sem açúcar, peneirado
- 1 colher (sopa) de farinha de coco
- ¼ colher (chá) de fermento em pó
- 3 colheres (sopa) de leite de amêndoas sem açúcar
- ¼ xícara de purê de batata-doce
- ½ colher (sopa) de manteiga de amêndoa (ou manteiga de castanhas de sua preferência)
- 2 colheres de chá de açúcar cristal
- ½ colher (chá) de extrato de baunilha

INSTRUÇÕES:

1. Em uma tigela ou caneca pequena para micro-ondas, misture bem o cacau em pó, a farinha de coco e o fermento.
2. Acrescente o leite e a batata-doce amassada, mexendo até ficar homogêneo. Acrescente a manteiga de amêndoa, o açúcar e a baunilha e mexa até ficar homogêneo.
3. Leve ao micro-ondas em potência alta por 2 a 3 minutos ou até que, ao inserir um palito no meio da massa, ele saia limpo. Se o brownie não estiver pronto após 3 minutos, continue cozinhando no micro-ondas em intervalos de 30 segundos até que esteja cozido.

Restaurantes

A palavra de ordem da alimentação sustentável, independentemente de seu objetivo de composição corporal, é a *versatilidade;* por isso, a dieta flexível deve incluir a opção de comer em restaurantes, mesmo na fase de definição muscular.

O desafio de comer fora é que é mais difícil controlar calorias e macros. Por exemplo, um pedaço de carne do tamanho da palma da mão em um restaurante geralmente tem 120-150 calorias a mais que o esperado, por causa do óleo e da manteiga absorvidos durante o cozimento. Uma xícara de macarrão simples ou batata varia de 180-200 calorias, mas quando tem molho ou outra fonte de gordura, a quantidade pode dobrar. A maioria das sobremesas contém entre 25-50 calorias por colher (sopa). Até pratos de vegetais podem ser mais calóricos do que você pensa por causa de aditivos de alto teor de gordura, como manteiga, óleo e queijo.

Mas nada disso significa que você não deve ou não pode comer fora. Só precisa fazer escolhas inteligentes. Vamos estabelecer algumas diretrizes simples para esse fim.

1. Na fase de definição muscular, tente não comer fora mais de uma vez por semana

Como calorias e macros são um jogo de adivinhação ao comer fora, limitando-se a uma refeição em restaurante por semana, você pode minimizar as chances de comer demais.

Agora, se puder estimar com precisão os macros das refeições do restaurante onde come (geralmente porque são simples), poderá comer fora com mais frequência sem problemas.

Por exemplo, eu costumava comer uma salada com arroz, em um restaurante local, todos os dias no almoço, que continha os ingredientes exatos que eu usaria para fazer o prato em casa (sem calorias escondidas), e não tive problemas. Redes de fast-food mais saudáveis, que permitem montar as refeições em camadas (primeiro arroz, depois feijão, depois proteína, depois vegetais etc.), também são uma boa alternativa, porque dá para encontrar os macros de cada componente na internet (www.cronometer. com é um bom recurso para isso), e as porções são bastante consistentes.

Alguns restaurantes e bancos de dados de alimentos na internet parecem facilitar nosso trabalho fornecendo calorias e macros para pratos prontos, mas, infelizmente, muitos subestimam esses números. Sempre que aplicável, acrescente 20% às supostas calorias para ajustar isso.

2. Ao ganhar ou manter a massa magra, tente não comer fora mais de duas vezes por semana

A maioria das pessoas presta muito mais atenção à ingestão de calorias ao cortar que ao ganhar ou manter a massa magra, porque perder peso sempre parece mais urgente que minimizar o ganho de gordura ou estabilizar a composição corporal.

Isso é compreensível, mas contraproducente, pois comer demais enquanto se ganha massa magra o força a cortar antes do que gostaria (antes de fazer muito progresso no ganho de músculos e força). E se comer demais em uma fase de manutenção, já não se qualificará mais como manutenção; será mais como ganho de massa magra.

Portanto, se deseja os melhores resultados, fique atento a suas calorias e macros, independentemente de estar cortando, ganhando músculos ou mantendo. Minimizar as idas a restaurantes ajuda muito nisso (a menos que você tenha certeza absoluta das calorias e macros).

3. Tente escolher pratos que possam ser quantificados

Ao comer fora, quanto mais simples o prato, melhor, porque é muito difícil estimar as calorias e macros de refeições mais elaboradas, como cozidos, massas recheadas e receitas à base de molhos, como goulash, frango agridoce etc. Desse modo, refeições compostas por alimentos integrais individuais são a saída, como bife com brócolis e batata-doce em rodelas, salada de frango com croûtons e molho separado, ou um filé de peixe com arroz e abobrinha grelhada.

Muitas pessoas gostam de levar isso um passo adiante e criar refeições facilmente quantificáveis iguais às dos restaurantes que frequentam. Isso elimina o estresse de tentar descobrir calorias e macros na mesa, ou pior, de se recusar a comer fora porque "nada se encaixa na dieta".

Alguns restaurantes não têm refeições fáceis de avaliar. Muitos têm só coisas que levam muitos ingredientes, ou massas com carne e queijo, manteiga e molho. Se puder, evite cardápios como esses, especialmente ao cortar; e se isso não for possível, faça o máximo que puder para manter suas calorias dentro do razoável (tente não comer duas cestas de pão, uma montanha de massa cremosa e uma sobremesa gigantesca, por exemplo).

Álcool

Segundo algumas pessoas, quem bebe, mesmo esporadicamente, sempre terá problemas com o peso. Essa é uma afirmação estranha, considerando que os estudos mostram que o consumo moderado de álcool está associado a pesos corporais mais baixos, não mais altos, e pode resultar em mais perda de peso ao fazer dieta, não menos.

Além disso, pesquisas mostram que as calorias do álcool em si não afetam os níveis de gordura corporal da mesma forma que outras. Cientistas da Universidade de São Paulo analisaram as dietas de quase 2 mil adultos com idades entre 18 e 74 anos e ficaram surpresos ao descobrir que um aumento nas calorias do álcool sozinho não resultou no ganho de peso que normalmente ocorreria se essas calorias fossem provenientes de alimentos. De fato, graças ao consumo regular de álcool, pessoas que bebiam e ingeriam em média de 50 a 130 calorias a mais por dia que quem não bebia, e tinham mais ou menos os mesmos níveis de atividade física, não eram mais gordas que seus colegas sem álcool. É como se as calorias do álcool simplesmente "não contassem".

Há duas razões prováveis para esses achados. Primeiro, o álcool pode reduzir o apetite, o que favorece a perda e a manutenção de peso e melhora a sensibilidade à insulina, o que pode influenciar positivamente a perda de gordura. Segundo, e mais importante, o corpo não tem como converter diretamente o álcool em gordura corporal. Ou seja, as calorias fornecidas pelo álcool não produzem ganho de gordura da mesma forma que as calorias dos alimentos, porque são processadas de forma diferente.

Não precisamos nos aprofundar em química aqui, mas pense assim: a madeira contém cerca de 4 calorias por grama, mas, como o corpo humano não produz as substâncias necessárias para digerir e absorvê-la, nenhuma quantidade de farpas em nossas saladas pode nos fazer engordar (só ficar doentes ou pior, portanto, por favor, não tenha ideias esquisitas). A questão é: nem todas as calorias contam, só aquelas que o corpo pode processar e usar – e as calorias do álcool não são tratadas como as dos alimentos.

Mesmo assim, o álcool contribui para o ganho de gordura de forma indireta: suprime os mecanismos fisiológicos relacionados à queima de gordura e aumenta a conversão de carboidratos em gordura corporal. Em outras palavras, embora o álcool não forneça as matérias-primas necessárias para a criação de gordura corporal (calorias utilizáveis), ele constipa a maquinaria de queima de gordura de nosso corpo e lubrifica as engrenagens de nossos instrumentos de produção de gordura. Portanto, se quiser beber álcool sem que interfira com sua forma física, siga estas três dicas:

1. Não tome mais de uma porção de álcool por dia durante o ganho de massa magra, ou mais de duas porções por dia durante a fase de definição ou manutenção.
2. Priorize vinhos, cervejas e destilados de baixo teor calórico em vez de opções calóricas, como cervejas pesadas, cidras e coquetéis de frutas.

3. Considere o álcool uma guloseima (conte as calorias para sua "provisão" de até 20% das calorias diárias) e inclua as calorias dele em seu plano alimentar.

Outras bebidas

Infelizmente, as calorias de todas as nossas outras bebidas calóricas favoritas, de *lattes* a refrigerantes, de sucos verdes a chás adoçados etc., contam da mesma maneira que a de todos os alimentos que gostamos de comer. E o mesmo vale para muitas coisas que gostamos de colocar em nossas bebidas, como leite, chantili, açúcar, mel, xarope de açúcar mascavo, etc.

Além disso, como as calorias das bebidas não são tão satisfatórias (ou nutritivas) quanto os alimentos ricos em nutrientes, quanto menos calorias você beber todos os dias, melhor seu plano alimentar funcionará. Mas não quero proibir nada de que você goste, por isso, vamos chegar a um meio-termo: não beba mais de 10% de suas calorias diárias. Isso deve dar muito espaço para seu ritual matinal de cafeína e para mais algumas calorias líquidas.

Bem, agora você tem todas as informações necessárias para começar a criar seu plano alimentar! Vamos começar com o que gostaria de comer todos os dias. Escreva algumas de suas principais escolhas em cada grupo abaixo.

Minhas proteínas favoritas
Aves, porco, carne bovina, frutos do mar, laticínios ricos em proteínas (iogurte grego, skyr, queijo cottage etc.), clara de ovos, alimentos vegetais ricos em proteínas (seitan, tofu, tempê etc.), e proteínas em pó e em barras.

Meus carboidratos nutritivos favoritos

Vegetais, frutas, grãos integrais, leguminosas e tubérculos.

Minhas gorduras saudáveis favoritas

Azeite, abacate, castanhas e manteigas de castanhas, sementes, laticínios integrais (iogurte, queijo, leite e manteiga) e ovos inteiros.

Minhas guloseimas favoritas

Pão branco, massa branca, snacks *com adição de açúcar, sobremesas, álcool etc.*

Minhas receitas favoritas

Meus pratos de restaurante favoritos

4. Decidir quanto comer e beber

É aqui que a mágica acontece, onde transformamos seus alimentos favoritos em refeições deliciosas e nutritivas que atendem às suas necessidades de calorias e macronutrientes.

Antes de ver como esse processo funciona, baixe o material extra gratuito que acompanha este livro (www.muscleforlifebook.com/bonus), porque ele contém modelos de planos alimentares digitais, bem como planos alimentares pré-prontos para definição muscular e ganho de massa magra.

VISÃO GERAL

Quando estou projetando um plano alimentar, gosto de montá-lo em camadas. A primeira é de proteínas; depois, carboidratos nutritivos, começando com três a cinco porções de vegetais; depois, gordura saudável; e, por fim, agradinhos. Esse método funciona bem mesmo quando as refeições são uma combinação de todas as categorias, porque, conforme passo por essas camadas, vou subtraindo suas calorias e macros de meus objetivos (para ver quanto mais posso comer) e, a seguir, mexo no tamanho das porções (e possivelmente nas escolhas alimentares) até mais ou menos atingir minhas metas diárias de calorias e macros.

Seus números também não precisam bater perfeitamente, basta chegar bem perto. Na prática, isso significa uma margem de 5% ou mais de sua meta diária de calorias e 10% de sua meta de proteínas (carboidratos e gorduras podem mudar o quanto for necessário para fazer o plano alimentar que você deseja).

Existem duas maneiras de atingir esse nível de precisão no planejamento alimentar. Você pode usar um banco de dados online de calorias e macronutrientes, como www.cronometer.com (meu favorito), e uma balança de cozinha e utensílios para medir quantidades precisas de alimentos e bebidas não embalados (100 g de aveia cozida com 50 g de mirtilos e 100 ml de leite integral, por exemplo), ou pode usar um método grosseiro de observar os alimentos que não requer nenhum software ou hardware.

As duas técnicas funcionam, e cada uma tem suas vantagens e desvantagens. A primeira técnica é mais precisa e permite uma personalização máxima, mas também é mais abrangente, portanto, mais adequada para pessoas que gostam de exatidão – o que não é todo mundo. Algumas pessoas também acham essa prática assustadora e incômoda, especialmente as que estão começando agora com a dieta flexível.

Se você não sabe de qual estilo gosta mais, comece com o sistema que vou ensinar neste capítulo, que requer apenas sua mão. E mais tarde, quando já houver feito grandes avanços em direção a suas metas, tente a abordagem mais sofisticada, se quiser.

Além disso, para ajudá-lo a entender completamente cada etapa da criação de um plano alimentar *Ganhe músculos,* vou montar um para uma cliente fictícia chamada Mary, que pesa 73 kg e quer perder gordura. Segundo as informações do capítulo anterior, as metas diárias de calorias e macro dela são:

- 1.600 calorias
- 160 g de proteínas
- 120 g de carboidratos
- 55 g de gordura

Vamos começar do zero: descobrir suas fontes de proteína (e as de Mary).

1. Acrescente suas proteínas

O objetivo é atender à maioria (80% ou mais) de suas necessidades proteicas com suas fontes preferidas de proteína. Você não precisa atingir

100% de sua meta diária de proteínas porque os vegetais e outros carboidratos também acrescentarão proteínas (aproximando-se o suficiente de 100%).

Nesta etapa, então, você precisa acrescentar várias porções de proteínas a seu plano alimentar. Você pode ingerir até três porções de proteínas em uma única refeição, mas não mais, porque essa quantidade é melhor para controlar o apetite e, possivelmente, ganhar músculos, mais do que apenas uma ou duas. Existem muitas maneiras de medir porções de proteínas, e o método *Ganhe músculos* é simples:

- **Carne magra e frutos do mar:** se a carne ou fruto do mar contém menos de 5 g de gordura por porção, é considerada magra. Uma porção equivale ao tamanho da palma da mão do alimento cozido (supondo que tenha cerca de 2,5 cm de espessura) e contém cerca de 130 calorias, 25 g de proteínas, 0 g de carboidratos e 3 g de gordura.
- **Carne gordurosa e frutos do mar:** se a carne ou frutos do mar tiver 5 g ou mais de gordura por porção, é considerada gordurosa. Uma porção equivale ao tamanho da palma da mão do alimento cozido (supondo que tenha cerca de 2,5 cm de espessura) e contém cerca de 200 calorias, 20 g de proteínas, 0 g de carboidratos e 12 g de gordura.
- **Laticínios com alto teor de proteínas:** se um alimento lácteo contém 15 g ou mais de proteínas por porção, é considerado laticínio com alto teor de proteína (caso contrário, é uma "gordura saudável"). No caso de laticínios sem gordura e com alto teor de proteína (geralmente 2% de gordura ou menos), uma porção é do tamanho de seu punho e contém cerca de 150 calorias, 20 g de proteínas, 10 g de carboidratos e 3 g de gordura. No caso de laticínios com alto teor de proteína (geralmente mais de 2% de gordura), uma porção é do tamanho de seu punho e contém

220 calorias, 20 g de proteínas, 10 g de carboidratos e 10 g de gordura.

- **Clara de ovo:** uma porção (cozida) é do tamanho de seu punho e contém 130 calorias, 27 g de proteínas, 2 g de carboidratos e 0 g de gordura.
- **Alimentos vegetais ricos em proteínas:** aqui estão incluídos seitan, tofu e tempê. Uma porção equivale ao tamanho da palma da mão do alimento cozido (supondo que tenha cerca de 2,5 cm de espessura) e contém cerca de 150 calorias, 10 g de proteínas, 15 g de carboidratos e 5 g de gordura.
- **Suplementos proteicos:** entre os suplementos de proteínas estão os pós e barras de proteína. Uma colher de proteína em pó de alta qualidade geralmente contém cerca de 100 calorias, 20 g de proteínas, 2 g de carboidratos e 2 g de gordura. Uma barra de proteínas de tamanho normal (cerca de dois dedos de largura e 12 cm de comprimento) geralmente contém 250 calorias, 20 g de proteínas, 30 g de carboidratos e 10 g de gordura. As calorias e macros dos suplementos de proteínas variam muito, dependendo dos ingredientes e dos tamanhos das porções. Por isso, é melhor usar os números fornecidos na tabela nutricional dos produtos específicos que for incluir em seu plano alimentar.

Esses números são aproximações, claro, mas suficientemente precisos para funcionar, porque, na prática, as variações individuais de cada categoria são pequenas e médias. Então, se você precisasse comer 120 g de proteínas por dia, isso poderia equivaler a uma quantidade do tamanho de um punho de iogurte grego no café da manhã, duas palmas de frango no almoço (com uma salada), um punho de queijo cottage para um lanche e duas palmas de peixe no jantar.

Além disso, para ajudá-lo a construir seu plano alimentar, segue uma tabela útil com muitas fontes populares de proteína, categorizadas em:

O PLANO ALIMENTAR *GANHE MÚSCULOS* **151**

Magros Carnes e frutos do mar	Gordurosos Carnes e frutos do mar	Ricos em proteínas Leite e clara de ovo	Ricos em proteínas Vegetais	Suplementos de proteínas
Carne, moída (90/10 ou mais magra)	Anchovas	Queijo tipo cottage	Seitan	Caseína (caseinato ou micelar)
Carne bovina sem gordura	Carne bovina, moída (85/15 ou mais gordurosa)	Clara de ovo	Tempê	Proteína isolada de ervilha
Carne, lombo bovino, sem gordura	Carne bovina, bife de tira sem gordura	Iogurte grego	Tofu	Barra de proteínas
Peixe-gato	Carne bovina, bisteca sem gordura	Iogurte light		Proteína isolada de arroz
Frango, peito, sem pele, sem osso	Carne bovina, lombo bovino, sem gordura	Skyr		Proteína isolada da soja
Mariscos	Carne bovina, bisteca, sem gordura			Whey protein (concentrado, isolado ou hidrolisado)
Bacalhau	Frango, coxa, sem pele			
Linguado	Frango, coxa, sem pele			
Linguado	Arenque em conserva ou cozido			
Lagosta	Cordeiro, moído			
Dourado-do-mar	Cordeiro, pernil, sem gordura			
Mexilhões	Cavala em lata			
Peixe-relógio	Carne de porco, costela, sem gordura			
Ostras, cruas ou cozidas	Salmão de criadouro			
Perca	Peru, coxa, sem pele			
Escamudo	Peru, coxa, sem pele			

152 GANHE MÚSCULOS

Magros Carnes e frutos do mar	Gordurosos Carnes e frutos do mar	Ricos em proteínas Leite e clara de ovo	Ricos em proteínas Vegetais	Suplementos de proteínas
Carne de porco, costeleta, sem gordura				
Carne de porco, lombo, sem gordura		·		
Salmão selvagem				
Vieiras				
Camarão	·			
Solha				
Peixe-espada	·		·	
Tilápia				
Truta				
Atum, enlatado, em água				
Peito de peru sem pele				
Cervo (veado, alce, antílope etc.), sem gordura			·	

Quando terminar de acrescentar as porções de proteínas a seu plano alimentar, subtraia suas calorias e macros de suas metas diárias para ver o que resta. Talvez faltem algumas proteínas (que serão complementadas pelas proteínas dos carboidratos nutritivos que você acrescentará) e muita gordura e carboidratos para continuar trabalhando.

Vamos ver como tudo isso ficaria para Mary. Lembramos que ela pesa 73 kg e quer perder gordura, e suas metas diárias de calorias e macros são:

- 1.600 calorias
- 160 g de proteínas
- 120 g de carboidratos
- 55 g de gordura

Veja como seu plano alimentar poderia começar:

	Alimento	Porções	Calorias	Proteínas	Carboidratos	Gordura
Café da manhã (9h)	Iogurte grego, 2% de gordura, puro	2	300	40 g	20 g	6 g
Almoço (12h)	Frango, peito, sem pele, sem osso, grelhado	1	130	25 g	0 g	3 g
Lanche (15h)	Queijo cottage, 2% de gordura, puro	1	150	20 g	10 g	3 g
Jantar (18h)	Tilápia, cozida	2	260	50 g	0 g	6 g
Total			840	135 g	30 g	18 g
Remanescente			760	25 g	90 g	37 g

Como você pode ver, Mary acrescentou seis porções de proteína magra (três porções de laticínios ricos em proteínas e três de carne magra e frutos do mar), totalizando 840 calorias, 135 g de proteínas, 30 g de carboidratos e 18 g de gordura.

Agora podemos passar para a próxima etapa e descobrir quais carboidratos acrescentar ao nosso plano alimentar.

2. Acrescente seus carboidratos nutritivos

Esta etapa tem duas partes:

1. Acrescentar vegetais a seu plano alimentar, o que é essencial para otimizar a saúde e o bem-estar.
2. Acrescentar outros carboidratos nutritivos (frutas, grãos integrais, leguminosas e tubérculos), que ajudam a completar uma dieta saudável.

154 GANHE MÚSCULOS

Vejamos outra tabela que mostra quantos alimentos populares se encaixam nessas categorias de carboidratos:

Vegetais	Frutas	Grãos integrais, tubérculos e leguminosas
Abóbora	Abacaxi	Amaranto
Abóbora batã	Ameixa	Anko
Abóbora espaguete	Amora	Arroz integral
Abóbora moranga	Banana	Arroz negro
Abobrinha	Cereja	Arroz selvagem
Acelga	Damasco	Aveia
Acelga chinesa	Figo	Batata Asterix
Agrião	Framboesa	Batata inglesa
Alcachofra	Kiwi	Batata Vitelotte
Alface	Laranja	Batata-doce
Algas marinhas	Maçã	Batata-doce japonesa
Alho	Mamão	Beterraba
Alho-poró	Manga	Cevada
Aspargos	Melancia	Ervilha
Beringela	Melão amarelo	Ervilha-torta
Brócolis	Melão-cantalupo	Espeita
Castanha-d'água	Mirtilo	Farro
Cebola	Morango	Fava
Cebolinha	Nectarina	Feijão-branco
Cebolinha-branca	Oxicoco	Feijão cannellini
Cenoura	Pera	Feijão-rajado
Chucrute	Pêssego	Feijão-fradinho
Cogumelo	Tâmara	Feijão-preto
Couve kale	Tangerina	Feijão-rajado
Couve-de-bruxelas	Toranja	Feijão roxo
Couve-flor	Uva	Grão-de-bico
Couve-manteiga		Inhame
Couve-rábano		Lentilha
Endívia		Mandioca
Espinafre		Massa integral
Folhas de beterraba		Milho
Funcho		Movashi

Vegetais	Frutas	Grãos integrais, tubérculos e leguminosas
Kimchi		Painço
Miltomate		Pão integral
Mostarda		Pastinaca
Nabo-mexicano		Pipoca
Pepino		Quinoa
Picles		Trigo einkorn
Pimentão		Trigo mourisco
Quiabo		Triguilho
Rabanete		
Repolho		
Rúcula		
Ruibarbo		
Salsão		
Tomate		
Vagem		

Na primeira parte desta etapa – acrescentar vegetais –, procure incluir pelo menos três porções. Uma porção equivale a uma quantidade do tamanho de um punho do alimento cru e contém cerca de 30 calorias, 6 g de carboidratos, 2 g de proteínas e 0 g de gordura.

Mas há uma exceção: folhas verdes-escuras como espinafre, alface, couve-manteiga e couve kale têm tão poucas calorias (e macros) que são efetivamente "grátis" (zero caloria e macro). Portanto, você pode acrescentar esses vegetais a seu plano da maneira que desejar. A maioria das pessoas gosta de comê-los no almoço e jantar (saladas são acompanhamentos populares), mas faça o que funcionar melhor para você (omeletes de vegetais são ótimos cafés da manhã, por exemplo).

Além disso, você pode incluir várias porções de vegetais em uma única refeição; toda a ingestão diária, se preferir. Não há nenhum benefício ou desvantagem em dividir seus vegetais em diferentes refeições.

A seguir, acrescente porções (ou partes de porções) dos outros carboidratos nutritivos que você gostaria de ingerir, até não mais que 80% de sua meta diária de carboidratos (para deixar espaço para guloseimas). No caso de Mary, isso seria cerca de 100 g de carboidratos (120 x 0,8).

Quanto ao tamanho da porção...

- **Frutas:** uma porção é do tamanho de seu punho e contém cerca de 60 calorias, 15 g de carboidratos, 1 g de proteína e 0 g de gordura (a banana, no entanto, requer uma modificação: uma porção é metade de uma banana grande.)
- **Gráos integrais, tubérculos e leguminosas:** uma porção é metade de um punho do alimento cozido ou uma fatia de páo de forma e contém cerca de 120 calorias, 25 g de carboidratos, 3 g de proteínas e 1 g de gordura.

Quando acabar de acrescentar todos os carboidratos nutritivos a seu plano, subtraia suas calorias e macros das quantidades restantes para ver quanto falta. A essa altura, você deve ter poucas (se houver) proteínas faltando e alguns carboidratos e gordura.

Vamos ver como essa etapa pode funcionar para Mary (os novos acréscimos estáo em itálico).

O PLANO ALIMENTAR *GANHE MÚSCULOS* **157**

	Alimento	Porções	Calorias	Proteínas	Carboidratos	Gordura
Café da manhã (9h)	Iogurte grego, 2% de gordura, puro	2	300	40 g	20 g	6 g
	Banana	2	120	2 g	30 g	0 g
Almoço (12h)	Frango, peito, sem pele, sem osso	1	130	25 g	0 g	3 g
	Espinafre	3	0	0 g	0 g	0 g
	Tomate	1	30	2 g	6 g	0 g
	Cenoura	1	30	2 g	6 g	0 g
Lanche (15h)	Queijo cottage, 2% de gordura, puro	1	150	20 g	10 g	3 g
Jantar (18h)	Tilápia	2	260	50 g	0 g	6 g
	Arroz integral	1	120	3 g	25 g	1 g
	Brócolis	1	30	2 g	6 g	0 g
Total			1.170	146 g	103 g	19 g
Remanescente			430	14 g	17 g	36 g

Como você pode ver, ela ainda tem seis porções de proteína magra e acrescentou seis porções de vegetais e três de carboidratos nutritivos (duas porções de banana e uma porção de arroz integral).

Agora estamos prontos para introduzir a gordura saudável no plano.

3. Acrescente sua gordura saudável

Agora é hora de aumentar sua ingestão de gorduras com alimentos nutritivos, com ênfase na gordura insaturada. Para fazer isso, acrescente porções (ou frações de porções) de alimentos saudáveis e ricos em gordura até no máximo 80% de sua meta diária de gordura (de novo, para deixar espaço para guloseimas). Para Mary, isso seria cerca de 45 gramas (55 x 0,8).

Como o conteúdo calórico e de macronutrientes dos alimentos gordurosos pode variar substancialmente, o tamanho das porções e os macros dependem do alimento:

- **Óleos e manteiga:** uma porção é do tamanho da metade de seu polegar (aproximadamente da junta até a ponta do polegar) e contém cerca de 120 calorias, 14 g de gordura, 0 g de proteínas e 0 g de carboidratos.
- **Manteigas de castanhas:** uma porção é do tamanho da metade de seu polegar e contém cerca de 100 calorias, 8 g de gordura, 4 g de proteínas e 3 g de carboidratos.
- **Molhos para salada:** uma porção é do tamanho de seu polegar e contém cerca de 100 calorias, 10 g de gordura, 0 g de proteínas e 2 g de carboidratos.
- **Castanhas e sementes:** uma porção é do tamanho de seu polegar e contém cerca de 80 calorias, 7 g de gordura, 3 g de proteínas e 3 g de carboidratos.
- **Queijo:** uma porção é do tamanho de seu polegar e contém cerca de 120 calorias, 10 g de gordura, 6 g de proteínas e 1 g de carboidratos.
- **Leite integral:** uma porção é do tamanho de seu punho (cerca de uma xícara) e contém cerca de 150 calorias, 8 g de gordura, 8 g de proteínas e 12 g de carboidratos.
- **Leite semidesnatado:** uma porção é do tamanho de seu punho e contém cerca de 100 calorias, 2 g de gordura, 8 g de proteínas e 12 g de carboidratos.
- **Ovo inteiro:** uma porção é do tamanho da metade de seu punho e contém 70 calorias, 6 g de proteínas, 0 g de carboidratos e 5 g de gordura.
- **Abacate:** uma porção é do tamanho da metade de seu punho e contém cerca de 120 calorias, 10 g de gordura, 1 g de proteínas e 6 g de carboidratos.

Como de costume, quando você terminar de acrescentar gordura saudável a seu plano alimentar, subtraia suas calorias e macros do que falta para se preparar para a etapa final.

Vamos ver como Mary poderia implementar isso em seu plano (os novos acréscimos estão em itálico).

	Alimento	Porções	Calorias	Proteínas	Carboidratos	Gordura
Café da manhã (9h)	Iogurte grego, 2% de gordura, puro	2	300	40 g	20 g	6 g
	Banana	2	120	2 g	30 g	0 g
	Amêndoas	2	160	6 g	6 g	14 g
Almoço (12h)	Frango, peito, sem pele, sem osso	1	130	25 g	0 g	3 g
	Espinafre	3	0	0 g	0 g	0 g
	Tomate	1	30	2 g	6 g	0 g
	Cenoura	1	30	2 g	6 g	0 g
	Molho de salada	1	100	0 g	2 g	10 g
Lanche (15h)	Queijo cottage, 2% de gordura, puro	1	150	20 g	10 g	3 g

	Alimento	Parte	Calorias	Proteínas	Carboidratos	Gordura
Jantar (18h)	Tilápia	2	260	50 g	0 g	6 g
	Arroz integral	1	120	3 g	25 g	1 g
	Brócolis	1	30	2 g	6 g	0 g
Total			1.430	152 g	111 g	43 g
Remanescente			170	8 g	9 g	12 g

Então, ela agora tem até seis porções de proteína magra, seis porções de vegetais, três de carboidratos nutritivos e três de gordura saudável.

4. Acrescente suas guloseimas

Como aprendeu no Capítulo 7, você pode usar até 20% de suas calorias diárias para alimentos menos nutritivos que goste de comer e beber, incluindo álcool, sobremesas e carboidratos altamente processados, como pão branco, rosquinha salgada, doces, massa branca etc. Veja como pode incorporá-los a seu plano alimentar:

1. Determine quantas calorias de qualidade inferior você pode comer e beber todos os dias.
2. Determine quantas calorias você tem em seu plano.
3. Decida quais guloseimas você gostaria de comer e beber.
4. Acrescente guloseimas a seu plano, ajustando outras refeições conforme necessário, e complete suas calorias e macros (se necessário).

Vamos repassar cada etapa.

1. Determine quantas calorias de qualidade inferior você pode comer e beber todos os dias.

Para calcular 20% de suas calorias diárias, multiplique sua meta diária de calorias por 0,2. Você não precisa comer ou beber tanta porcaria todos os dias se não quiser, mas também não deve ter medo.

Para Mary, isso equivale a 320 calorias (1.600 x 0,2).

2. Determine quantas calorias você tem em seu plano.

Se você incluiu calorias em seus cálculos até agora, saberá quantas ainda restam para guloseimas. Mas se estiver apenas controlando os macros (o que é bom), pode descobrir quantas calorias faltam em três etapas simples:

1. Multiplique o número de gramas de proteínas e carboidratos restantes por 4 para convertê-los em calorias (lembre-se, cada grama de carboidrato e proteína tem cerca de 4 calorias).
2. Multiplique o número de gramas de gordura que sobrou por 9 para traduzi-los em calorias.
3. Some os resultados.

Se a quantidade estiver entre 10 e 20% de sua meta diária de calorias, você tem espaço suficiente para continuar acrescentando guloseimas. Mas se a quantidade for inferior a 10%, provavelmente não acrescentará (um ou dois quadradinhos de chocolate ou colheres de sorvete não são exatamente satisfatórios).

No caso de Mary, já sabemos que ela tem 170 calorias sobrando para guloseimas, mas, se estivéssemos lidando apenas com macros, eis como ficaria o cálculo:

- 8 g de proteínas e 9 g de carboidratos restantes = 68 calorias
- 12 g de gordura restantes = 108 calorias
- 68 + 108 = 176 calorias restantes para guloseimas (o resultado sempre será um pouco diferente dessa maneira, mas tudo bem)

Para abrir mais espaço para indulgências, simplesmente reduza a quantidade de carboidratos e gorduras (mas não de proteínas, a menos que esteja acima de sua meta) que acrescentou nas etapas anteriores. Pequenos ajustes logo chegam à soma certa (por causa do número de calorias em cada g de carboidrato e gordura), por isso, você não precisa fazer grandes mudanças. Por exemplo, se tiver apenas 100 calorias sobrando para guloseimas, pode reduzir a manteiga da torrada da manhã de duas porções para uma a fim de liberar 100 calorias, e seu arroz no jantar de duas porções para uma, para conseguir mais 100 calorias, o que vai lhe dar 300 calorias para se divertir.

3. Decida quais guloseimas você gostaria de comer e beber.

Depois de ter calorias suficientes para guloseimas, escolha seus três principais candidatos da lista que criou antes e pesquise na internet quantas calorias eles contêm por porção. Com base nisso, decida como proceder. Quer usar todas as suas calorias restantes em uma guloseima só? Ou prefere dividi-las entre duas, ou comer as três?

Se descobrir que suas três opções principais contêm calorias demais, retorne à sua lista para encontrar uma opção que funcione.

Por exemplo: vamos supor que Mary gostaria de usar suas 170 calorias restantes nesta etapa. Ela adora biscoitos Oreo Double, churros com canela e açúcar e bolinhos fritos de maçã, mas descobre que são 70 calorias por biscoito, 220 calorias por churro e 500 calorias por bolinho. Ela poderia escolher um para a sobremesa, claro, mas, mesmo que libere cerca de 300 calorias (20% de sua meta diária total), as porções seriam pequenas. Em vez de saciar seu desejo, isso poderia lhe dar mais vontade. Então, ela analisa as alternativas e opta por algo menos calórico: sorvete light, com 200 calorias por xícara.

4. Acrescente guloseimas a seu plano, ajustando outras refeições conforme necessário, e complete suas calorias e macros (se necessário). Mexa nisso até que esteja satisfeito com suas guloseimas e elas totalizem não mais que 20% de suas calorias totais. E se, no final, ainda tiver calorias sobrando, ajuste outras refeições conforme necessário. Por exemplo, se você ficar com 100 calorias depois de acrescentar uma quantidade satisfatória de guloseimas, pode acrescentar 25 g de proteínas ou carboidratos em outras partes de seu plano (25 gramas x 4 calorias por grama) ou 10 g de gordura (10 gramas x 9 calorias por grama), ou uma combinação dos dois.

Vamos fazer isso agora para Mary acrescentando o sorvete light a seu plano alimentar.

	Alimento	Porções	Calorias	Proteínas	Carboidratos	Gordura
Café da manhã (9h)	Iogurte grego, 2% de gordura, puro	2	300	40 g	20 g	6 g
	Banana	2	120	2 g	30 g	0 g
	Amêndoas	2	160	6 g	6 g	14 g
Almoço (12h)	Frango, peito, sem pele, sem osso	1	130	25 g	0 g	3 g
	Espinafre	3	0	0 g	0 g	0 g
	Tomate	1	30	2 g	6 g	0 g
	Cenoura	1	30	2 g	6 g	0 g
	Molho de salada	1	100	0 g	2 g	10 g

	Alimento	Porção	Calorias	Proteínas	Carboidratos	Gordura
Lanche (15h)	Queijo cottage, 2% de gordura, simples	1	150	20 g	10 g	3 g
Jantar (18h)	Tilápia	2	260	50 g	0 g	6 g
	Arroz castanho	1	120	3 g	25 g	1 g
	Brócolis	1	30	2 g	6 g	0 g
	Sorvete light	1 copo	200	6 g	34 g	6 g
Total			1.630	158 g	145 g	49 g
Remanescente			-30	2 g	-15 g	6 g

Muito bem, vamos rever como Mary se saiu com seu plano alimentar.

	Meta	Realidade
Calorias	1.600	1.630
Proteínas	160 g	158 g
Carboidratos	120 g	135 g
Gordura	55 g	49 g

Ela terminou com 1.630 calorias (ótimo), quase atingiu 100% de suas necessidades de proteínas (perfeito) e acabou com um pouco menos de carboidratos e mais gordura (sem problemas). Lembre-se, você tem todo o espaço de manobra que quiser com carboidratos e gorduras, desde que suas calorias estejam dentro da margem de 5% e suas proteínas dentro dos 10% de suas metas. Em outras palavras, seguindo o procedimento que você acabou de aprender, Mary fez um plano alimentar que funcionará perfeitamente. E agora, você também pode!

Para garantir que você entenda como são os planos alimentares eficazes e bem elaborados, incluí exemplos no final deste livro para homens e mulheres de vários tamanhos que desejam cortar e ganhar massa magra. Você pode usá-los como guias para criar o seu, ou também pode simplesmente pegar um que atenda às suas necessidades e segui-lo com precisão – um atalho fácil e perfeitamente aceitável em vista dos cálculos e massa cinzenta necessários para criar um plano alimentar personalizado.

164 GANHE MÚSCULOS

Para seguir um dos planos pré-definidos do final do livro, há algumas coisas que precisa saber:

1. Ao fazer dieta para definição muscular ou ganho de massa magra, comece com o plano mais próximo de seu peso corporal atual, arredondando para baixo (se você pesa 103 kg, por exemplo, use o plano de 90 kg, não o de 110 kg).
2. Ao fazer dieta para definição muscular, quando estiver a menos de 2,5 kg do próximo plano mais baixo, passe para ele se quiser continuar perdendo gordura (se você caiu para 66 kg, passe para o plano de 63 kg).
3. Ao ganhar massa magra, comece com o plano mais próximo de seu peso corporal atual, arredondando para baixo (se você pesa 80 kg, por exemplo, escolha o plano de 77 kg).
4. Ao ganhar massa magra, se estiver a menos de 5 kg do próximo plano mais alto, passe para ele se quiser continuar ganhando músculos (se você chegou a 53 kg, passe para o plano de 55 kg).

E QUANTO A "ENFIAR O PÉ NA JACA"?

Às vezes, faz bem relaxar, parar de nos esforçar e controlar tudo e ceder aos nossos impulsos. Simplesmente ser "humano" de vez em quando. E quando se trata de fazer dieta, isso significa ignorar o plano e "trapacear": não contar calorias, não controlar os macros e não cuidar da nutrição.

Existem algumas opiniões sobre furar a dieta (ou alimentação "livre" ou "normal", como alguns especialistas preferem). Algumas pessoas acreditam que até mesmo leves desvios do plano alimentar podem impedir que você alcance seus objetivos. Outras pensam que você pode desviar um pouco, desde que não coma certos alimentos proibidos. Outras ainda dizem que tudo bem (que inclusive é útil) chafurdar em orgias gastronômicas semanais que matariam até um comedor profissional.

Nenhuma dessas estratégias é ideal. Sem dúvida, você pode fazer refeições "fora do plano" sem estragar seu progresso, e não precisa se ater a uma pequena lista de alimentos "aprovados"; mas não pode comer de maneira inconsciente regularmente sem arcar com as consequências.

O que funciona bem para a maioria das pessoas é simples: você segue seu plano alimentar "perfeitamente" (bem o bastante) por determinado tempo, geralmente uma semana ou mais, e depois curte algo especial – geralmente enfiando o pé na jaca em uma única refeição, mesmo que não esteja ansiando por isso.

Digamos que isso seria uma abordagem de queima controlada: especialistas florestais... guardas florestais... ah, sei lá quem, queima grama e árvores mortas, galhos caídos e vegetação rasteira para evitar um incêndio infernal. Da mesma forma, ao imolar regularmente seus demônios da dieta quando não passam de criancinhas fofinhas, você pode evitar enfrentá-los quando forem uma gangue de adolescentes beligerantes.

Esse método é preferido pela maioria das pessoas que alcançaram um alto nível de condicionamento físico, e também há boas evidências científicas de sua eficácia. Por exemplo, estudos sobre "pausas na dieta" mostraram regularmente que as pessoas tendem a perder mais gordura quando alternam entre períodos de seguir um plano alimentar rigorosamente e de forma flexível.

Então, para quem diz que enfiar o pé na jaca é sempre ruim, eu digo *cale a boca!* Deus está nos detalhes. E se quiser saber como "enganar" sua dieta sem a estragar, siga estes quatro pontos:

1. Seja indulgente apenas uma ou duas vezes por semana.
2. Tente não exceder seu gasto diário de energia.
3. Tente manter sua ingestão de gordura abaixo de 100 g ao dia.
4. Beba álcool de maneira inteligente.

Antes de analisar cada um desses itens, vamos esclarecer o que é "furar a dieta", porque não é só comer açúcar, laticínios ou outro alimento considerado "impuro" por certos gurus de boteco.

Vamos começar com o próprio termo – furar a dieta –, porque não é denotativa nem conotativamente correto e tem um peso muito negativo. Vamos usar momento de indulgência, que explica melhor a natureza da alimentação atípica.

Quando você ingere mais calorias em um dia do que planejou, independentemente de quais alimentos coma, isso é um momento de indulgência. E quando substitui grande parte das calorias nutritivas por outras não nutritivas, também é um momento de indulgência. Em outras palavras, uma refeição indulgente consiste em comer muito mais calorias ou muito menos alimentos saudáveis do que normalmente come.

As desvantagens disso são óbvias. Se comer muitas calorias com muita frequência, você não vai emagrecer como deseja (ou vai engordar muito rápido); e ignorar a nutrição com muita frequência pode corroer sua saúde, e você enfrentará vários problemas, como perda óssea, ansiedade e confusão mental, fadiga e fraqueza muscular e doenças cardiovasculares.

Isso não significa que você não deve se desviar de seu plano alimentar de tempos em tempos. Deve, se quiser, mas precisa saber como fazer isso de forma produtiva. Vamos aprender como.

1. Seja indulgente apenas uma ou duas vezes por semana

Embora comer guloseimas não precise resultar em um excesso de calorias diárias, geralmente é o que acontece, e, se você fizer isso com muita frequência, poderá invalidar a maior parte ou até mesmo todo o déficit calórico e paralisar (ou até interromper) a perda de gordura. E se estiver ganhando massa magra, aumentará seu excesso de calorias e ganhará muita gordura muito rapidamente.

O PLANO ALIMENTAR *GANHE MÚSCULOS* 167

Mas se for indulgente apenas uma ou duas vezes por semana, seja em uma única refeição seja de forma distribuída ao longo do dia, poderá curtir sem se preocupar com exagerar.

2. Tente não exceder seu gasto diário de energia

Muitas pessoas não percebem quantas calorias há nos alimentos mais gostosos com que gostam de se deliciar, principalmente quando comem em restaurantes, porque o trabalho do chef é fazer refeições deliciosas – e não necessariamente *low carb*. E quando esse é o objetivo, manteiga, óleo e açúcar são os melhores amigos dele.

Vejamos um estudo conduzido por cientistas da Tufts University que analisou 360 pratos de 123 restaurantes (não de redes) em São Francisco, Boston e Little Rock entre 2011 e 2014. Descobriram que os pratos continham, em média, 1.200 calorias, e entre os restaurantes americanos, italianos e chineses em particular, a média foi de quase 1.500 calorias por refeição.

Podemos encontrar infratores ainda mais flagrantes em uma análise de comida de restaurante realizada por cientistas do Center for Science in the Public Interest. A Cheesecake Factory, por exemplo, faz uma rabanada *brûlée* com bacon que tem 2.780 calorias, 93 g de gordura saturada e 24 colheres de chá de açúcar. Também oferece um *farfalle* cremoso com frango e alho assado, que é um pouco mais leve; tem "apenas" 2.410 calorias e 63 g de gordura saturada.

Também não podemos esquecer que esses são pratos individuais, que, para muitas pessoas, não é a refeição inteira. Acrescente um pouco de pão, uma entrada e uma sobremesa, e as calorias vão subir a níveis horripilantes. Não deveria ser surpresa, então, que pesquisas conduzidas por cientistas da Universidade de Illinois em Urbana-Champaign concluíssem que, em termos calóricos, não há muita diferença entre fast-food e refeições completas de restaurante.

Portanto, o que quero dizer é o seguinte: se não prestar atenção à sua ingestão de calorias ao fazer uma refeição deliciosa, pode se atrasar muito. E se você se permitir um dia inteiro de indulgência, fará um belo estrago em sua dieta.

Veja aqui, como exemplo, a contagem aproximada de calorias de alguns alimentos populares nos dias de indulgência:

- Pizza de muçarela com bacon: 463 calorias por fatia.
- Sorvete: 270 calorias por meia xícara.
- Cheeseburger com bacon: 595 calorias por hambúrguer.
- Cheesecake tradicional: 400 calorias por fatia.
- Batatas fritas: 498 calorias por porção grande.
- Cookies com gotas de chocolate: 220 calorias por cookie grande.
- Massa com molho cremoso: 593 calorias por xícara.
- Prato de nachos completo: 1.590 calorias por prato.
- Torta de noz-pecã: 541 calorias por fatia.

Como você pode ver, porções simples de qualquer um desses são suficientes para levar sua ingestão de calorias à estratosfera.

É por tudo isso que recomendo calibrar suas refeições para que você não exceda seu gasto diário de energia (suas calorias de manutenção, ou 30-33 calorias por quilo de peso corporal para a maioria das pessoas) na ingestão. Assim, fica com bastante espaço para comer coisas que normalmente não come, especialmente se colocar todas essas calorias extras em apenas uma ou duas refeições.

Você também pode "emprestar" calorias de outras partes de seu plano alimentar para manter suas calorias controladas comendo praticamente só proteína antes (e depois) de uma indulgência. Suponha que você planeje comer um prato em seu restaurante favorito que consistirá em umas mil calorias, o que é aproximadamente o dobro das calorias que você normalmente ingere no jantar. Para criar "espaço" para a refeição indulgente, você pode reduzir (ou até eliminar) outras refeições, reduzindo ou retirando os carboidratos e a gordura (mas não a proteína). Por exemplo, se você normalmente come claras de ovos mexidas, aveia e amêndoas no café da manhã, pode pular essa refeição e comer mais proteínas no almoço, ou cortar as porções de aveia e amêndoas pela metade (ou até mais, se não for ficar com muita fome no meio da manhã). Então, no almoço, pode deixar os croûtons e o grão-de-bico de fora de sua salada de frango, cortar o molho e não comer o arroz. Por fim, pode comer o iogurte rico em proteínas no lanche da tarde, mas sem banana e sem granola. Ao fazer essas alterações, você cria um grande armazém de calorias para preencher no restaurante e, assim, pode comer bastante sem ultrapassar seu gasto diário de energia.

Mas faço uma ressalva importante ao empréstimo de calorias: isso deve ser exceção, não regra. Quero que você desenvolva uma relação saudável e sustentável com a comida, não uma relação perversa de manipulação de refeições. Portanto, tente limitar o empréstimo de calorias para quando for se permitir ser indulgente (uma ou duas vezes por semana).

3. Tente manter sua ingestão de gordura abaixo de 100 g ao dia

Isso ajuda não só a manter suas calorias sob controle (lembre-se de que um grama de gordura contém cerca de 9 calorias), mas também a minimizar o ganho de gordura. Então, em vez de dobrar seus alimentos gordurosos favoritos ao ser indulgente, prefira alto teor de carboidratos. Isso resultará em um armazenamento de gordura menos imediato e também trará outros benefícios quando você estiver cortando.

Uma das desvantagens da restrição calórica é que reduz os níveis de um hormônio chamado *leptina,* que é produzido pela gordura corporal. Em termos simples, a leptina diz a seu cérebro que há muita energia disponível e que seu corpo pode gastar à vontade, comer quantidades normais de alimentos e fazer quantidades normais de atividade física.

Mas quando você limita suas calorias para perder gordura, a queda na leptina diz a seu corpo que está em estado de deficiência de energia e que deve gastar menos e consumir mais. Ele faz isso por meio de vários mecanismos, como a redução da taxa metabólica basal, redução dos níveis gerais de atividade e estimulação do apetite.

Aumentar os níveis de leptina reverte esses efeitos, e é uma das razões de você se sentir melhor quando para de restringir calorias e volta à alimentação normal. Para reverter totalmente os efeitos colaterais negativos do corte relacionados à leptina, você precisa parar de fazer dieta. Pode aumentar temporariamente a produção de leptina aumentando agudamente sua ingestão de calorias por um dia ou dois, dando um *up* em seu metabolismo. Pesquisas mostram que comer uma grande quantidade de carboidratos (5 gramas ou mais por quilo de peso corporal por dia) é particularmente eficaz para isso.

4. Beba álcool de maneira inteligente

Como você já aprendeu neste capítulo, beber álcool de maneira inteligente é:

1. Não beber mais de um dia por semana.
2. Reduzir a ingestão de carboidratos e gorduras nesse dia (comer mais proteínas do que normalmente comeria).
3. Tentar não comer enquanto bebe e ficar longe de bebidas cheias de carboidratos, como cerveja e coisas frutadas (atenha-se aos vinhos secos e destilados).

***

Agora você sabe como usar os alimentos para ganhar músculos, perder gordura e otimizar a saúde e o bem-estar. E isso significa que está pronto para colocar suas habilidades recém-adquiridas em ação, criando seu primeiro plano alimentar *Ganhe músculos* (e lembre-se de que você encontra um modelo digital para isso no material bônus).

Vamos lá, então? E quando estiver satisfeito com seu plano, comece a usá-lo! É isso mesmo, é hora de definir seu caminho para entrar em forma, ser mais enxuto e mais forte e começar o programa!

Vamos continuar aprendendo a incorporar exercícios eficazes de força e cárdio em seu novo estilo de vida.

RESUMINDO

- Se você estiver insatisfeito com seu percentual de gordura corporal e quiser emagrecer, escolha dieta de definição muscular primeiro. Se estiver muito acima do peso, escolha dieta de definição muscular primeiro também.
- Se você for magro ou esguio e quiser ganhar massa muscular e força, siga a fase de ganho de massa magra.
- Se você for um homem com 15% de gordura corporal ou mais, ou uma mulher com 25% ou mais, comece reduzindo para cerca de 10% de gordura corporal (homens) e 20% (mulheres).
- Se seu percentual de gordura corporal estiver entre 10-15% (homens) e 20-25% (mulheres), você pode optar por cortar, ganhar massa magra ou manter, com base no que lhe for mais atraente.
- A fase de definição muscular deve terminar quando você estiver em torno de 10-12% de gordura corporal (homens) e 20-22% (mulheres), a menos que tenha um motivo especial para ficar mais magro; isso deve levar cerca de oito a doze semanas na maioria dos casos, mas pode chegar a meses se tiver muita gordura a perder.
- A fase de ganho de massa magra deve terminar quando você estiver em torno de 15-17% de gordura corporal (homens) e 25-27%

(mulheres), o que deve levar cerca de doze a dezesseis semanas para a maioria das pessoas.

- Decida quantas refeições fazer com base em seu apetite, preferências alimentares e horários.
- Tente comer fora não mais que uma vez por semana durante a fase de definição muscular e não mais que duas vezes por semana durante o ganho ou manutenção da massa magra.
- Se puder estimar com precisão os macros das refeições de seu restaurante (geralmente porque são simples), poderá comer fora com mais frequência sem problemas.
- Não beba mais de 10% de suas calorias diárias.

PARTE III

O ÚLTIMO CONSELHO SOBRE EXERCÍCIOS DE QUE VOCÊ VAI PRECISAR

9

As pequenas grandes coisas sobre ganhar massa magra (em qualquer idade)

Nada no mundo vale a pena ter ou fazer
se não significar esforço, dor e dificuldade.
THEODORE ROOSEVELT

Milhares de anos atrás, a pequena cidade de Croton, no sul da Itália, era conhecida por produzir atletas extraordinários. Sua joia da coroa era um lutador chamado Milo, que dominou os esportes, vencendo os Jogos Olímpicos na Grécia seis vezes, os Jogos Píticos sete vezes, os Jogos Ístmicos dez vezes e os Jogos Nemeus nove vezes.

Mas talento e técnica, por si sós, não foram responsáveis pelo sucesso sem precedentes de Milo. Ele também tinha uma força enorme, que se tornou uma lenda, com supostos feitos como carregar sua própria estátua de bronze para o lugar certo em Olímpia, segurar o pilar de um edifício que estava desabando para salvar os moradores e carregar um touro adulto nas costas antes de abatê-lo, cozinhá-lo e comê-lo em um único dia.

Esse banquete final do relato também era a culminação de um ritual que Milo seguia para desenvolver seu físico poderoso. Anos antes, um bezerro nascera perto de sua casa e, por capricho, Milo colocara o animal no ombro e o carregara pela cidade. Apesar dos olhares e zombaria dos aldeões, no dia seguinte ele fizera o mesmo de novo, e depois de novo, e todos os dias durante quatro anos.

Conforme o animal crescia e ficava mais pesado, Milo ia ficando maior e mais forte, até que passou a arrastar um touro adulto e esmurrar seus oponentes na luta livre com sua imensa força. O resto, como dizem, é história.

Esse conto ilustra um dos princípios básicos da musculação e hipertrofia – a importância de aumentar gradualmente os níveis de *tensão mecânica* nos músculos ao longo do tempo, trabalhando até chegar aonde antes parecia impossível.

Pesquisas mostram que existem três "gatilhos" ou "caminhos" principais para o crescimento muscular:

1. Tensão mecânica.
2. Dano muscular.
3. Estresse metabólico.

Tensão mecânica se refere à quantidade de força produzida nas fibras musculares pelo alongamento e contração – em termos leigos, a força de um músculo. O *dano muscular* se refere ao dano microscópico causado às fibras musculares por altos níveis de tensão. Não está claro se o dano muscular estimula diretamente o crescimento muscular ou é apenas um efeito colateral da tensão mecânica, mas, a partir de agora, merece um lugar na lista. O *estresse metabólico* se refere a uma série de mudanças químicas que ocorrem dentro e fora das fibras musculares quando elas se contraem repetidamente. Quando você executa um exercício de treino de resistência ao ponto de quase falhar (quando não consegue mais contrair os músculos), isso causa grandes quantidades de estresse metabólico.

Estudos mostram que a tensão mecânica é o mais importante desses três fatores de crescimento muscular. Em outras palavras, ela produz um estímulo de hipertrofia mais forte que o dano muscular e o estresse metabólico.

Esses três fatores também se relacionam com o que os cientistas chamam de *continuum de força e resistência,* que funciona assim:

GANHE MÚSCULOS

- Mover cargas pesadas produz mais tensão mecânica e dano muscular e menos estresse metabólico, e principalmente aumenta a *força muscular.*
- Mover cargas mais leves produz menos tensão mecânica e dano muscular e mais estresse metabólico e, principalmente, aumenta a *resistência muscular.*

Com base no que você acabou de aprender, qual desses estilos de treino você acha que é mais eficaz para ganhar massa muscular? Isso mesmo, o primeiro, porque mover cargas pesadas produz mais tensão mecânica que mover cargas leves, e a tensão mecânica ativa mais crescimento muscular que dano muscular ou estresse metabólico.

Ao contrário do que muitos treinadores e amantes do fitness dizem, a chave para ficar em forma e forte é não expor seus músculos a uma mistura de estímulos (exercícios, por exemplo); é *fazer que seus músculos gerem mais força (tensão).* Isso explica por que o regime de treino bruto de Milo era tão eficaz. Dia a dia, semana a semana, mês a mês e ano a ano, forçava o corpo dele a lidar com cada vez mais peso.

O programa de musculação *Ganhe músculos* fará o mesmo por você, porque, em vez de métodos de exercícios ineficazes e teorias como "condicionamento metabólico", "confusão muscular" e "treino funcional", esse programa gira em torno de sobrecarga progressiva. Por exemplo, na rotina de exercícios para iniciantes, você fará dois exercícios de agachamento no primeiro treino de membros inferiores da semana: agachamento sem carga e avanço alternado sem carga. Conforme for ficando mais forte, só seu peso corporal não fornecerá mais resistência suficiente para efetivamente desafiar seus músculos. É por isso que a rotina de exercícios intermediários apresenta dois exercícios de agachamento mais difíceis, que usam halteres para atingir a sobrecarga progressiva: o agachamento com halteres e o afundo com halteres.

Se você for homem, é provável que já tenha escolhido a musculação e hipertrofia. Quer ficar maior, mais magro e mais forte, e deve estar feliz por saber que a resposta é o treino pesado de resistência. Mas se for mulher, talvez tenha dúvidas, porque quer ficar em forma e definida, mas não "musculosa", "volumosa". Se há um equívoco dominante que causa mais danos à boa forma feminina que qualquer outro, é este: o mito da mulher musculosa.

À primeira vista, parece plausível. Halteres pesados são para meninos que querem bíceps grandes, certo? Por que mulheres que querem músculos tonificados e femininos treinam da mesma maneira? Eis a resposta: para as mulheres, é muito mais difícil construir um corpo grande e volumoso do que a maioria imagina. Isso não acontece por acaso, nem da noite para o dia nem para nós, homens – apesar de nossas vantagens físicas significativas, temos que nos esforçar como o diabo para ficar sarados –, por isso, as mulheres têm tanto a temer da musculação quanto de um filhotinho fofinho.

Além disso, nem homens nem mulheres podem "aumentar" e "espremer" seus músculos, mudar sua forma ou mirar especificamente na quantidade de gordura que os cobre. Podemos acrescentar músculos à nossa forma e retirar gordura corporal, só isso. Portanto, as alegações de que certos exercícios produzem músculos "longos e magros", como o corpo de um dançarino, ao passo que outros produzem músculos "volumosos e feios", como os de um fisiculturista, são falsas, assim como os conselhos de exercícios para "tonificar", "esculpir" e "modelar" músculos. Se você faz pilates, ioga ou musculação para desenvolver seus músculos, a forma deles será a mesma. A única diferença é a taxa de crescimento muscular.

Os detalhes são importantes porque se as mulheres ganharem músculos sem controlar os níveis de gordura corporal, poderão desenvolver um corpo em blocos e intumescido. Mas se fizerem direitinho, como farão com *Ganhe músculos,* acabam com definição muscular, curvas e linhas nos lugares certos.

Mas ainda há mulheres por aí que seguem vários princípios de treino que você aprenderá nesta parte do livro e são volumosas, o suficiente para chamar sua atenção. O que você deve entender, porém, é que, na maioria dos casos, essa aparência é causada não por ter muito músculo em si, e sim por muita gordura corporal.

A gordura se acumula dentro e em cima do tecido muscular, por isso, quanto mais gordura e músculo temos, maior e mais redondo nosso corpo fica. Quando reduzimos o nível de gordura corporal, tudo muda; em vez de ficar grandes e inchados, ficamos magros e atléticos. Assim, para qualquer pessoa (homem ou mulher) que queira ser forte e definida, mas não volumosa, a receita é mais músculos e menos gordura corporal que a média. Para entender o que quero dizer, consulte os gráficos de gordura corporal na página 116.

Segundo minha experiência, o corpo que a maioria das mulheres entusiastas do fitness deseja é cerca de 20% de gordura corporal com cerca de 7 kg de músculos nos lugares certos. Quanto aos homens, a composição corporal perfeita é de cerca de 9-15 kg de ganho muscular e 10-15% de gordura corporal. Se parece estar a uma galáxia de distância por causa da condição física com que você está começando, não fique pensando nisso. Foque no progresso inicial que fará com o programa *Ganhe músculos* e, conforme for avançando, pense no quão longe chegou em comparação com onde começou. E ao se aproximar da reta final, você terá tanto ânimo que a motivação tomará conta de tudo.

Talvez você se pergunte quão magros tanto homens quanto mulheres devem ser para ter abdominais visíveis (já que você vai querer ver os seus no espelho em algum momento). A regra geral é que os músculos do core começam a aparecer com cerca de 15% de gordura corporal nos homens e 25% nas mulheres, e ficam firmes e definidos em torno de 10% nos homens e 20% nas mulheres.

Além disso, você não precisa fazer um único exercício abdominal para ter uma barriga de tanquinho. Só precisa fazer duas coisas:

1. Perder gordura da barriga.
2. Desenvolver os músculos do core.

Como você já sabe, o primeiro é alcançado controlando suas calorias e, macros, e embora possa realizar o segundo com exercícios abdominais, há uma maneira mais fácil de desenvolver seus músculos do core sem nunca fazer um único abdominal, prancha ou flexão lateral. Falaremos mais disso no Capítulo 9.

Então, para recapitular: *Ganhe músculos* vai focar em torná-lo *forte* expondo seus músculos a mais tensão mecânica (sobrecarga progressiva). Para fazer isso de forma mais eficaz, usaremos três movimentos corporais que são a base da musculação há mais de um século:

1. Empurrar.
2. Puxar.
3. Agachar.

Essas categorias de exercícios apareceram com destaque em todos os grandes programas de força já criados, remetendo-nos ao início, aos pioneiros da força como Eugen Sandow, Katie Sandwina (que derrotou Sandow em uma apresentação, levantando 140 kg acima da cabeça) e George Hackenschmidt. Simplificando: quanto mais forte você for nesses movimentos básicos – quanto mais peso conseguir empurrar, puxar e agachar –, melhor será a aparência de seu corpo, melhor você se sentirá e melhor será seu desempenho. É por isso que a maior parte do treino em *Ganhe músculos* cai em um desses três grupos.

Mas não se preocupe, isso não significa que pretendo jogá-lo de cabeça no halterofilismo "extremo", como no agachamento livre, levantamento terra e supino. O que vou fazer é lhe oferecer três programas de treino para você escolher, dependendo de seu preparo físico, mobilidade e experiência atuais, com exercícios desafiadores e produtivos, mas não extenuantes.

Como você verá, se estiver fora de forma e nunca tiver feito musculação, seus treinos serão muito diferentes do que se estiver em boa forma e já indo à academia regularmente. Também darei treinos separados para homens e mulheres, que espero que reflitam melhor seus objetivos individuais, bem como opções de exercícios para que você possa criar uma rotina personalizada para alcançar o corpo que deseja.

Mas antes de chegar a tudo isso, vamos aprender com mais detalhes sobre empurrar, puxar e agachar, para que você possa entender por que são movimentos tão vitais para a construção de um corpo excepcional.

O PODER DE EMPURRAR

Empurrar contra a resistência é uma das melhores maneiras de desenvolver a força e a musculatura da parte superior do corpo. Quando você empurra algo para longe de seu corpo, como faz com exercícios como flexão, supino com halteres e supino com barra, envolve alguns dos maiores grupos musculares acima da cintura, como *peitorais* (peito), *deltoides* (ombros) e *tríceps* (braços).

O poder de empurrar não é apenas fazer você parecer em forma. Esses músculos participam de muitas atividades cotidianas, como sair da cama de manhã, abrir portas e armários e levantar coisas acima da cabeça.

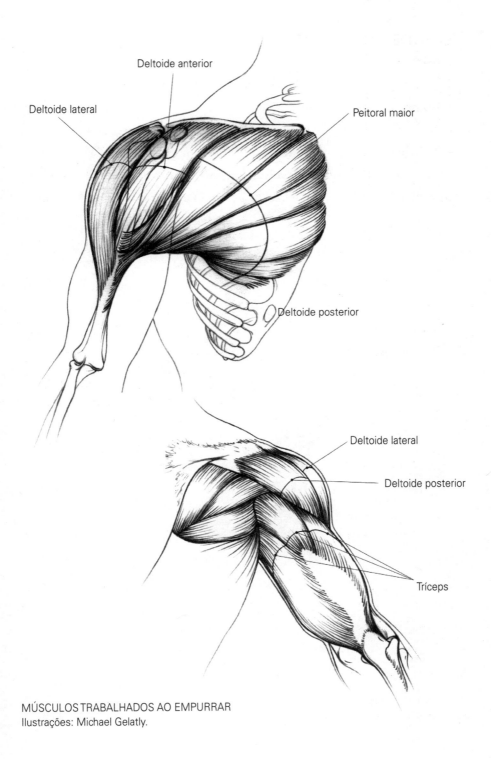

MÚSCULOS TRABALHADOS AO EMPURRAR
Ilustrações: Michael Gelatly.

O PODER DE PUXAR

Puxar contra a resistência é outra maneira fantástica de ganhar músculos e força na parte superior do corpo. Quando você puxa algo em direção a seu corpo, como faz com exercícios como barra fixa ou puxada alta, remada com halter e levantamento terra, ativa o maior grupo muscular do tronco, os músculos das costas e os *bíceps* (braços), bem como, em alguns casos, os músculos do core (*abdominais* e *oblíquos*) e a parte inferior do corpo.

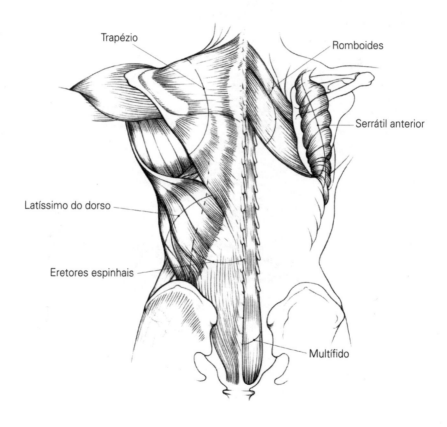

MÚSCULOS TRABALHADOS AO PUXAR
Ilustração: Michael Gelatly.

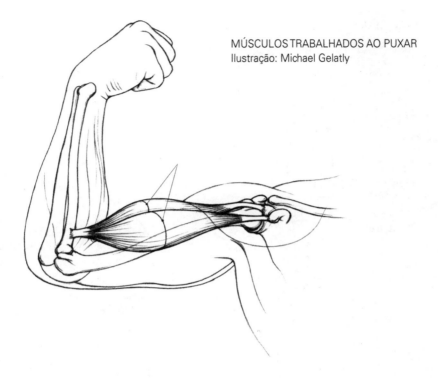

MÚSCULOS TRABALHADOS AO PUXAR
Ilustração: Michael Gelatly

A força de tração também é altamente funcional, porque muitas ações de rotina dependem dela, como levantar e mover coisas pesadas como sacolas de supermercado, eletrodomésticos, móveis e crianças.

O PODER DO AGACHAMENTO

Exercícios de agachamento são a melhor maneira de desenvolver força e músculos da parte inferior do corpo. Quando você agacha, como faz em exercícios como agachamento sem carga, agachamento com halteres e agachamento livre, trabalha o maior grupo muscular do corpo todo, o *quadríceps* (frente das pernas), bem como todos os outros músculos abaixo da cintura, como *glúteos* (bumbum), *flexores do quadril* (quadris), *isquiotibiais* (parte de trás das pernas) e *panturrilhas*. O agachamento também trabalha os músculos do core e superior e inferior das costas (especialmente os *eretores espinhais*).

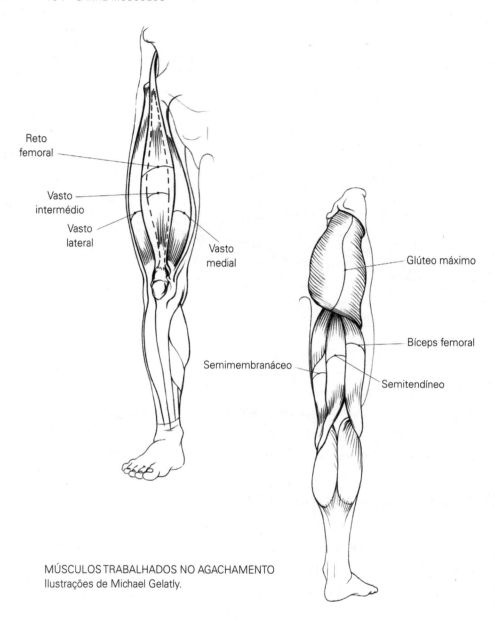

MÚSCULOS TRABALHADOS NO AGACHAMENTO
Ilustrações de Michael Gelatly.

Uma parte inferior do corpo forte, que pode agachar bem, é vital para a boa forma geral, bem como para preservar nossa saúde e qualidade de vida conforme vamos envelhecendo, porque muitas atividades corriqueiras e recreativas dependem da força e da função da parte inferior do corpo – levantar de uma cadeira, entrar e sair de um carro e subir um lance de escadas, por exemplo.

***

Você pode passar centenas de horas estudando musculação e hipertrofia e mal arranhar a superfície. A biomecânica e fisiologia disso são complexas e envolvem centenas de funções e adaptações. Felizmente, você não precisa ser cientista para ter uma compreensão prática das principais alavancas para ficar em forma e mais forte. E este capítulo lhe deu as três maiores: empurrar, puxar e agachar.

Com apenas esses movimentos (e mais alguns que discutiremos em breve), você pode desenvolver todos os grupos musculares importantes de seu corpo e transformar seu físico. Mas, para fazer isso, precisa entender as regras fundamentais da musculação eficaz, contidas no próximo capítulo.

RESUMINDO

- Existem três "gatilhos" ou "caminhos" principais para o crescimento muscular: tensão mecânica, dano muscular e estresse metabólico. A tensão mecânica é a mais importante.
- Só produzir altos níveis de tensão nos músculos não é suficiente para maximizar o crescimento; é preciso aumentar a quantidade de tensão que seus músculos produzem ao longo do tempo, um processo conhecido como sobrecarga progressiva.
- O que a maioria das mulheres entusiastas do fitness desejam é cerca de 20% de gordura corporal com cerca de 7 kg de músculos nos lugares certos do corpo, ao passo que, para os homens, a composição corporal é de cerca de 9-15 kg de ganho muscular e 10-15% de gordura corporal.

- Empurrar contra a resistência é uma das melhores maneiras de desenvolver a força e a musculatura dos membros superiores, porque envolve alguns dos maiores grupos musculares acima da cintura, como peitorais (peito), deltoides (ombros) e tríceps (braços).

- Puxar contra a resistência é outra maneira fantástica de ganhar músculos e força nos membros superiores, porque ativa o maior grupo muscular do tronco, os músculos das costas e os bíceps (braços), bem como, em alguns casos, os músculos do core (abdominais e oblíquos) e a parte inferior do corpo.

- Quando você agacha, como faz em exercícios como agachamento sem carga, agachamento com halteres e agachamento livre, trabalha o quadríceps (frente das pernas), os glúteos (bumbum), flexores do quadril (quadris), isquiotibiais (parte posterior das pernas) e panturrilhas, bem como os músculos do core e superior e inferior das costas (especialmente os eretores espinhais).

10

Os 5 mandamentos
da musculação bem-sucedida

*A maioria das pessoas perde a oportunidade
porque ela está de macacão e parece trabalho.*
DESCONHECIDO

S e você é como a maioria dos meus leitores, quer um corpo específico. Se é homem, quer ser musculoso e definido, mas não pesado. Quer barriga de tanquinho; músculos do peito, costas e braços impressionantes; e pernas fortes e duras. E se é mulher, quer ser tonificada, não *magrela* (e jamais "falsa magra"), com pernas bem torneadas e bumbum empinado; barriguinha lisa e definida; e a parte superior do corpo bem feminina, mas definida.

Você pode ter tudo isso. Não precisa de uma genética de primeira ou de uma vida inteira de treino para ter um corpo maravilhoso. Só precisa saber o que está fazendo, porque não pode se tornar um Adonis ou uma Afrodite só cortando carboidratos e contando os passos. Você precisa adotar uma abordagem diferente, mais desafiadora, mas também mais gratificante.

Começa assim: de tudo que podemos fazer na academia, vamos dedicar a maior parte do tempo e esforço às ações que produzem a maior parte dos resultados. Em outras palavras, vamos aplicar o *princípio de Pareto* em nosso treino. Segundo esse princípio, cerca de 80% dos efeitos provêm de 20% das causas.

Esse postulado se deve ao economista Vilfredo Pareto, e podemos vê-lo em quase todos os lugares. Pesquisas mostram que cerca de 20% dos pacientes respondem por 80% dos gastos com saúde nos Estados Unidos; 15% dos jogadores de beisebol produzem 85% das vitórias; e 20% dos criminosos cometem 80% dos crimes.

O princípio de Pareto também se aplica ao exercício: um punhado de máximas e métodos de treino produz a maior parte do progresso. E quais são esses princípios? Podemos expressá-los em uma fórmula simples:

$$3\text{-}5 \mid 5\text{-}7 \mid 9\text{-}15 \mid 60\text{-}80 \mid 2\text{-}4$$

Não, isso não é um código secreto que você precisa desvendar, mas contém os "segredos" para construir o corpo que você sempre quis. A receita completa é:

- Faça musculação de *3 a 5* vezes por semana.
- Trabalhe os principais grupos musculares pelo menos uma vez a cada *5 a 7* dias.
- Faça de *9-15* séries puxadas por treino.
- Treine com *60-80%* do peso máximo para uma repetição.
- Descanse de *2 a 4* minutos entre as séries puxadas.

Vou explicar essas instruções uma de cada vez para que você aprenda a combiná-las em um treino que realmente funcione.

3-5

Faça musculação de 3 a 5 vezes por semana

Pesquise a hashtag #nodaysoff nas redes sociais e você encontrará muitas pessoas em forma se gabando de sua dedicação e determinação. Embora eu aplauda o esforço, o treino intenso seis ou sete dias por semana é uma via de mão única para o esgotamento físico e psicológico (especialmente ao cortar).

Musculação não é fácil. Suas articulações, tendões e músculos sofrem uma surra, e seu sistema nervoso chega ao limite. Embora essa seja uma parte saudável e necessária para ficar em forma e mais forte, também acumula fadiga que leva a reduções na velocidade, potência e técnica. Pesquisas mostram que essa resposta ao treino pode ser mais um estado mental ou emocional que um fenômeno puramente físico, mas é real e você precisa saber como lidar com isso.

Se você ignorar os sinais de seu corpo e continuar forçando, poderá desenvolver sintomas relacionados ao exagero, como:

- Dor, fadiga e fraqueza que não desaparecem com descanso.
- Problemas para dormir.
- Redução do apetite e perda de peso não intencional.
- Irritabilidade, ansiedade, impaciência e inquietação.
- Frequência cardíaca irregular.
- Incapacidade de se concentrar.
- Depressão.

Portanto, recomendo três a cinco dias de musculação por semana, o que é suficiente para atingir suas metas no condicionamento físico sem colocar em risco sua saúde ou bem-estar. É por isso que todos os programas de *Ganhe músculos* têm três treinos de musculação por semana e também incentivam até duas horas de exercício cardiovascular por semana. Há um tempo e lugar para mais musculação – até cinco treinos por semana –, mas é provável que você seja novo nesta abordagem de condicionamento físico e, portanto, não precise fazer mais que três treinos por semana para fazer um progresso fantástico (então, por que gastar mais tempo na academia do que precisa?).

Uma advertência, porém: conforme for ganhando experiência neste programa (e começar a ver resultados), talvez comece a sentir que seus "dias de descanso" são oportunidades desperdiçadas para ganhar um pouco mais de músculos ou perder um pouco mais de gordura. Mas lembre-se de que o tempo de inatividade é um componente vital do *Ganhe músculos,* porque permite que você relaxe, recarregue e dê tudo de si nos treinos todas as semanas.

5-7

Trabalhe os principais grupos musculares pelo menos uma vez a cada 5 a 7 dias

A frequência com que você deve treinar cada *grupo muscular principal* (os principais músculos envolvidos nos exercícios de empurrar, puxar e agachar que aprendeu no capítulo anterior) depende de sua programação, seus objetivos e dificuldade de cada treino. Mas uma boa regra é treinar todos os músculos que você mais deseja desenvolver pelo menos uma vez por semana.

Por exemplo, se você treina três dias por semana e está mais interessado em desenvolver a parte superior do corpo, convém dar mais ênfase aos músculos de empurrar e puxar que aos de agachamento, digamos, usando os treinos um e três para empurrar e puxar e treinando membros inferiores no treino dois. Da mesma forma, se você deseja desenvolver membros inferiores, deve passar mais tempo agachando que empurrando ou puxando.

A quantidade de exercícios de empurrar, puxar, agachar e outros que você pode fazer toda semana depende da dificuldade deles, e a dificuldade dos exercícios depende principalmente da *intensidade* (quantidade de resistência usada nos exercícios) e do *volume* (quantidade de trabalho realizado). Quanto mais peso (resistência) você usa nos exercícios, e quanto mais séries você faz em um treino, mais difícil é se recuperar. Portanto, quanto maiores a intensidade e o volume dos treinos, com menos frequência você pode realizá-los. Isso significa, por exemplo, que você pode fazer dois a três exercícios de agachamento por semana e que "só" pode escolher um exercício para fazer um volume maior de séries e repetições. Os outros exercícios que sobrarem, deve-se fazer um volume menor do que foi feito anteriormente.

Para esclarecer: série é um *conjunto de repetições* consecutivas, ou movimentos completos de um exercício. Se você fizer dez flexões antes de descansar, isso é 1 série de 10 repetições.

A chave, então, é encontrar um equilíbrio entre se esforçar demais ou de menos, o que me leva ao próximo ponto:

9-15

Faça de 9-15 séries intensas por treino

Cada treino de *Ganhe músculos* envolve o aquecimento e a execução de 12 *séries intensas* (ou seja, séries puxadas de fortalecimento muscular e de força), o que levará cerca de uma hora. Isso significa que estou pedindo apenas três horas de seu tempo por semana – ou quase tanto tempo quanto o americano médio gasta em frente à TV ou nas redes sociais todos os dias.

Aposto que isso é menos esforço e tempo do que você esperava, dados os resultados que estou prometendo, especialmente se já viu exercícios de musculação que exigem de 25 a 30 séries ou mais por treino. Esses exercícios são populares, mas muitas vezes ineficientes e até contraproducentes, porque você só pode treinar um grupo muscular individual em um único treino antes de chegar ao ponto em que mais esforço não produz mais crescimento muscular. Pesquisas mostram que esse limite está entre 8-10 séries intensas, dependendo de quanta resistência você está usando e de sua forma física.

Assim como o número de séries puxadas por grupo muscular *por treino* é importante, também é importante o número de séries puxadas por grupo muscular *por semana*. Cada vez mais, evidências mostram que uma pessoa nova no treino adequado de musculação não precisa fazer mais que 10 séries intensas por grupo muscular principal por semana para ganhar músculos e força consideráveis, e alunos intermediários e avançados precisam fazer mais de 15-20 séries intensas por semana para continuar fazendo progressos.

60-80

Treine com 60-80% do peso máximo
para uma repetição

Em *Ganhe músculos,* você usará pesos entre 60-80% de seu *máximo para uma repetição,* que é o máximo de peso que você consegue mover em um exercício com uma repetição. E fará de 8-15 repetições por série antes de parar para descansar — muito mais difícil do que muitas pessoas estão acostumadas a fazer em treinos de resistência, porque muitos programas de condicionamento físico utilizam pesos leves e muitas repetições, o que é uma maneira ineficiente de treinar. O treino com cargas mais leves pode provocar crescimento muscular, mas pesquisas mostram que isso só resulta em melhorias significativas quando as séries chegam quase à *fadiga muscular* (ponto em que você não consegue mais completar uma repetição).

Existem dois problemas com esse estilo de treino: primeiro, fazer mais de 20 repetições por série é *extremamente* desagradável (as séries demoram mais, são mais difíceis e causam mais fadiga que o treino com poucas repetições e cargas mais altas); e segundo, treinar regularmente até a fadiga muscular não é o ideal porque pode aumentar o risco de lesão. Mas ao aumentar o peso e fazer menos repetições por série – como você fará neste programa –, ocorre um poderoso estímulo de hipertrofia sem ter que arrebentar as tripas ou chegar à fadiga muscular.

Pois bem; talvez você esteja torcendo para que seja fácil calcular seu máximo para uma repetição para usar a quantidade adequada de peso em seus treinos. Talvez tenha medo de que esse sistema seja complicado ou que não consiga fazer direito. Não tenha medo, porque não é preciso fazer contas. Vou lhe ensinar um método simples e intuitivo para descobrir sua carga inicial e depois progredir corretamente para cargas mais pesadas. Mas primeiro, vamos falar sobre o preceito final de nossa lista.

2-4

Descanse de 2 a 4 minutos entre as séries intensas

Como a maioria das pessoas vai à academia para se movimentar e suar, ficar sentado entre as séries parece uma perda de tempo, por isso fazem períodos de descanso curtos ou até os ignoram, preferindo ficar sempre em movimento. Isso é bom quando você quer apenas queimar calorias, mas, se quiser ganhar músculos e ficar mais forte, é um erro.

Na musculação, levamos nossos músculos ao limite e depois recuamos, e descansar o suficiente entre as séries é um passo vital, porque dá tempo a seu coração para se acalmar e prepara você para dar o máximo de esforço na próxima série intensa.

A ciência também concorda. Um estudo realizado por cientistas da Universidade do Estado do Rio de Janeiro descobriu que descansar de três a cinco minutos entre as séries permitia aos participantes fazer mais repetições, usar mais carga e obter mais treino total (volume). Achados semelhantes foram demonstrados em outro estudo realizado na Eastern Illinois University. Nesse caso, os pesquisadores concluíram que, ao treinar com carga pesada, dois a quatro minutos de descanso entre as séries produzem os melhores resultados.

Na prática, você pode descansar um pouco menos (dois minutos) entre as séries intensas para grupos musculares menores, como bíceps, tríceps e ombros, e um pouco mais (até quatro minutos) entre as séries intensas para grupos musculares maiores, como costas, peito e pernas.

Não se surpreenda se tanto descanso lhe parecer estranho no início. Talvez até se sinta culpado, como se ficasse mais tempo sentado que malhando. Confie no processo, observe como seu corpo responde aos treinos e descanse (literalmente) sabendo que isso está contribuindo significativamente para o todo.

Quanto ao que fazer enquanto descansa entre as séries, o mais importante é realmente *descansar*, para que seu corpo esteja pronto para outra rodada de esforço intenso. Isso significa que você deve ficar sentado ou em pé, não fazendo exercícios pliométricos ou cardiovasculares. Outra obrigação é controlar o tempo para que você não subestime o repouso ou acidentalmente descanse demais. O cronômetro de seu celular é uma ferramenta simples para isso.

Além disso, o que você faz ou deixa de fazer enquanto descansa é decisão sua, mas a maioria das pessoas diz que gosta mais do treino se ficar fora da internet e das redes sociais e, em vez disso, focar em como está indo o treino, como está seu corpo e o que esperam realizar na próxima série (na verdade, estudos mostram que prever a conclusão bem-sucedida de uma série de treino de resistência pode aumentar o desempenho!).

***

Agora que dissecamos toda a fórmula que apresentei no início deste capítulo, vamos discutir outros aspectos da musculação que são vitais para otimizar seus resultados.

COMO ATINGIR A SOBRECARGA PROGRESSIVA

Uma das partes mais importantes da musculação é a sobrecarga progressiva. Não importa quanto você pense em frequência, intensidade, volume ou qualquer outro fator relacionado à programação do treino; se não acertar a sobrecarga progressiva, não irá muito longe. É a chave para evitar a estagnação e romper os platôs de treino quando inevitavelmente ocorrerem.

Existem maneiras práticas de atingir a sobrecarga progressiva na musculação, mas um dos melhores métodos é conhecido como *progressão dupla*. Na progressão dupla, você trabalha com um peso em uma *faixa de repetições* (um número mínimo e máximo de repetições para se esforçar em uma série, como 10 a 12 repetições, por exemplo), e quando atinge o topo dessa faixa por certo número de séries intensas seguidas, aumenta o peso. Então, se você conseguir terminar sua primeira série intensa com o peso mais pesado dentro de pelo menos uma ou duas repetições mínimas, continue trabalhando com esse peso até atingir a meta de progressão de novo. Portanto, com essa abordagem de sobrecarga progressiva, você trabalha para aumentar suas repetições e, a seguir, "contabiliza" esse progresso para aumentar seus pesos. Portanto, use a *progressão dupla*.

Para ver como isso funciona na prática, digamos que você esteja seguindo um dos programas intermediários masculinos, que o faz trabalhar na faixa de 8-10 repetições para muitos exercícios e requer 3 séries intensas de 10 repetições seguidas em um exercício antes de aumentar o peso. Você começa seu treino de empurrar, que começa com 3 séries de supino com halteres. Até agora, trabalhou até 20 kg nesse exercício e, desta vez, conseguiu 10 repetições nas 3 séries. Viva! É hora de progredir!

Isso significa que, na semana seguinte, quando fizer esse treino de novo, você usará 25 kg no supino com halteres. Como está trabalhando na faixa de 8-10 repetições, seu objetivo é obter pelo menos 6 repetições na primeira série intensa (dentro de pelo menos 2 repetições de 8, que é o mínimo de sua faixa de repetições). Se conseguir fazer isso, sua progressão foi bem-sucedida e agora você trabalhará com 25 kg até poder fazer 3 séries intensas de 10 repetições seguidas, e assim por diante. E se não conseguir fazer pelo menos 8 repetições em sua primeira série intensa com 25 kg? Falaremos mais sobre progressão no Capítulo 12.

COMO USAR UMA AMPLITUDE DE MOVIMENTO ADEQUADA

Amplitude de movimento é quanto você *flexiona* ou *estende* uma articulação durante um exercício. *A flexão* ocorre quando você reduz o ângulo entre duas partes do corpo – encurtando o ângulo entre o antebraço e o braço ao curvar um haltere, por exemplo. *A extensão* ocorre quando você aumenta o ângulo entre duas partes do corpo, como quando se levanta de uma cadeira, o que aumenta os ângulos entre as coxas e o tronco e as coxas e canelas.

Quando você realiza um exercício de força, há um limite para quanto pode flexionar e estender com segurança e conforto as principais articulações envolvidas (joelhos e quadris no agachamento, cotovelos na rosca direta, ombros e cotovelos no supino etc.). A amplitude de movimento adequada em um exercício de força é a *completa,* que significa levar as principais articulações até seus limites naturais de flexão e extensão (além dos quais pode ocorrer lesão).

Por exemplo, com a flexão, uma amplitude completa de movimento exige que você abaixe o peito até tocar o chão (flexão do cotovelo) e, a seguir, force para cima até que os braços fiquem retos (extensão do cotovelo). E na barra fixa, você deve levantar o corpo até que o queixo esteja acima da barra (flexão do cotovelo) e depois abaixar até que os braços fiquem retos (extensão do cotovelo).

Usar uma amplitude de movimento completa na musculação é importante porque aumenta o ganho muscular e de força, e também pode reduzir o risco de lesões, porque quando você usa uma amplitude de movimento parcial, o estresse produzido pelo exercício é concentrado em áreas menores de suas articulações.

Ao fazer um agachamento parcial (apenas abaixando o bumbum uns 50 cm), por exemplo, grande parte do estresse se concentra nos tendões na frente do joelho. À medida que você continua abaixando seu corpo, porém, a carga passa para outros tendões e ligamentos. Ao usar uma amplitude completa de movimento, você permite que suas articulações inteiras dividam as tensões da musculação, e isso reduz as chances de irritação e inflamação localizadas.

COMO MANTER A POSTURA CORRETA

Com uma amplitude completa de movimentos, você também precisa controlar o movimento de seu corpo e do peso em cada repetição. Sempre deve sentir que está usando os músculos para executar os movimentos, não a gravidade ou o impulso.

Por exemplo, ao fazer flexões, em vez de relaxar o peito e os braços e permitir que o tronco caia em direção ao chão, você deve manter os músculos dos membros superiores tensos e abaixar o peito. Da mesma maneira, na barra fixa, em vez de balançar os joelhos para ajudá-lo a subir e depois permitir que seu corpo caia, deve manter as pernas imóveis enquanto se levanta e depois abaixa suavemente.

Para usar uma amplitude completa de movimento e a postura adequada nos treinos, você precisa saber como fazer os exercícios corretamente, claro, mas também precisa usar a quantidade certa de peso. Falaremos sobre como determinar os pesos mais adiante, mas saiba do seguinte por enquanto: se usar muito peso, não poderá completar seus treinos conforme prescrito sem diminuir a amplitude de movimento ou estragar a postura, o que compromete a eficácia e segurança de seu treino.

Assim, em resumo, a postura adequada é alcançada quando um peso apropriado é movido na amplitude de movimento correta com a técnica correta.

QUE DIFICULDADE DEVE TER UMA "SÉRIE INTENSA"?

Para tirar o máximo proveito da progressão dupla, você precisa garantir que suas séries intensas sejam difíceis o suficiente para produzir altos níveis de tensão em seus músculos. Veja como fazer isso:

- Termine todas as séries intensas de exercícios sem carga uma repetição antes da fadiga muscular, que é o ponto no qual você não consegue completar o exercício. Ou seja, continue repetindo o exercício sem carga até sentir que não aguenta mais.
- Termine todas as séries intensas de exercícios com carga 2 a 3 repetições antes da fadiga muscular (use 1 a 2 boas repetições restantes).

Por que a diferença de dificuldade? Você consegue fazer mais nos exercícios sem carga porque a fadiga é menor e menos perigosa que com carga nos aparelhos ou com halteres. Portanto, se seu treino exigir flexões, você vai terminar cada série intensa no ponto em que sentir que não conseguirá completar outra repetição. E no supino com barra, por exemplo, você repetiria as séries intensas até onde achasse que conseguiria fazer só mais 1 ou 2 repetições.

E como você mede a que distância está da fadiga muscular? Isso é mais uma questão de tentativa e erro, mas, quando começar a treinar, você logo identificará seu limite. Uma maneira fácil de desenvolver essa percepção mais depressa é, ao se aproximar do final de uma série intensa, perguntar a si mesmo: "Se eu precisasse, quantas repetições mais conseguiria fazer direitinho?". Sua resposta instintiva muitas vezes será precisa, especialmente à medida que for pegando experiência.

Pode não parecer, mas você acabou de aprender uma das chaves desconhecidas para o sucesso da musculação: saber qual dificuldade aplicar a seus treinos. Muitas pessoas não se esforçam o suficiente e não entendem por que nada muda, e muitas outras se esforçam demais e não sabem por que estão sempre sofrendo na mesma rotina. Agora você sabe resolver isso de forma eficaz.

COMO USAR O RITMO DE REPETIÇÃO ADEQUADO

O *ritmo de repetição* se refere à rapidez com que você faz um exercício durante a musculação, e existem duas escolas de pensamento: devagar e rápido. Quem defende um ritmo lento costuma dizer que "os músculos não conhecem o peso, apenas a tensão", e quanto mais tempo eles permanecerem sob tensão, mais eficaz será o treino. Desse modo, ao tornar mais lento o movimento, como afirmam essas pessoas, você pode produzir mais crescimento muscular que com repetições mais rápidas. Mas as pesquisas mostram o contrário; o treino com repetições lentas foi testado em alguns estudos, e, em todos os casos, um ritmo mais rápido produziu melhores resultados.

O ritmo sob tensão não é suficientemente importante para merecer atenção especial, porque, se você realizar um exercício devagar, terá que reduzir a carga ou o número de repetições, ou ambos, em comparação com um ritmo mais rápido. Como a carga e as repetições são fatores importantes na quantidade de músculos e força que você ganha com o treino, reduzir qualquer um deles (e especialmente ambos) é prejudicial.

Portanto, recomendo que você siga um ritmo de repetição "1-0-1" para todos os exercícios de força. Isso significa que a primeira parte de cada repetição deve levar cerca de um segundo, seguida por uma pausa momentânea, seguida pelo retorno à posição inicial em cerca de um segundo. Se aplicarmos isso a um exercício simples como o agachamento sem carga, isso significaria agachar em cerca de um segundo, fazer uma pausa de um instante e se levantar no mesmo ritmo.

Não se preocupe em tentar atingir esse ritmo perfeitamente. Você estará fazendo certo quando fizer a primeira parte do exercício de maneira rápida, mas controlada, quase sem pausa, e terminar o mais rápido possível, mantendo uma boa técnica.

COMO EVITAR LESÕES

Muitas lesões na musculação não são causadas por treinar forte em um treino individual, e sim por não se recuperar dos anteriores. Este é um cenário comum: seu joelho fica rígido no dia seguinte a um treino de membros inferiores, e você dá de ombros. Semanas depois, começa a doer quando você agacha. "Se dói, é porque está trabalhando", você diz, e continua. Mais algumas semanas e... pronto, seu joelho não quer mais dobrar.

Essas são chamadas *lesões por esforço repetitivo* (LER), e são a ruína de todo atleta – não são dolorosas o bastante para afastá-lo, mas suficientemente ruins para prejudicar seu desempenho. Felizmente, um pouco de descanso é o suficiente para eliminar uma LER. Na verdade, é a única maneira de fazer isso; quando uma LER se estabeleceu, você tem que evitar a atividade que a causou (pois continuará se agravando), além de outras que prolonguem o problema. Isso geralmente significa evitar exercícios específicos, mas às vezes também o força a parar completamente de treinar um grupo muscular até que a lesão seja curada.

A musculação não é tão perigosa quanto muitas pessoas pensam, mas, como acontece com qualquer atividade física extenuante, se fizer o suficiente, provavelmente experimentará pelo menos uma leve LER de um tipo ou de outro pelo caminho. Isso não significa que não pode tomar atitudes preventivas para evitá-las pelo maior tempo possível. Vamos aprender como.

Se está ruim, não faça

A regra é simples: se algo doer ou ficar "estranho" enquanto estiver fazendo uma série, pare imediatamente. Não estou falando de dores musculares ou da sensação de queimação que ocorre quando você se aproxima da fadiga, mas de dor ou sensações "estranhas" (especialmente nas articulações ou ao redor delas).

Se uma repetição doer a ponto de fazê-lo estremecer, por exemplo, é um aviso de que algo está errado; e se não der atenção, está procurando problemas. A LER pode ser insidiosa, e os primeiros sintomas nem sempre se manifestam como dor. Às vezes seu cotovelo fica "estranho" nas últimas repetições de empurrar com halteres; seu joelho fica "esquisito" durante um treino de agachamento; ou suas costas ficam "retesadas" durante o levantamento terra. Embora essas sensações nem sempre sejam um sinal de LER, você deve prestar atenção, como um barulho estranho no carro enquanto dirige.

Portanto, quando sentir dor ou estranheza, pare, descanse alguns minutos e tente o exercício de novo. Se não melhorar, faça outro exercício (que não incomode) e depois volte para o problemático no próximo treino e veja o que acontece. Se ainda ficar ruim, substitua por outro de novo e evite o que machuca até não incomodar mais.

Se você não sabe se o que está sentindo se qualifica como preocupante ou como o desconforto normal do treino, faça estas duas perguntas:

1. A dor está em ambos os lados de meu corpo ou só em um? Quando você executa os exercícios corretamente, ambos os lados de seu corpo são submetidos ao estresse de forma bastante igual. Assim, se um lado doer mais que o outro, é mais provável que seja um sinal de problema, e não de fadiga muscular.
2. A dor está concentrada em torno de uma articulação ou outro ponto específico? Essas são as dores que você provavelmente encontrará. Dores e rigidez musculares e articulares geralmente desaparecem enquanto você se aquece, mas problemas de verdade não desaparecem e podem piorar.

Faça progressos graduais

Uma das maneiras mais fáceis de se machucar na musculação é se deixando levar pelo entusiasmo. Você está se sentindo forte um dia, ou quer impressionar alguém na academia, ou apenas progredir mais rápido, e vai e enche a barra de anilhas. Quase sempre isso é fria, pois aumenta a probabilidade de uma má postura e pode colocar muito estresse em suas articulações e ligamentos e prejudicar a recuperação.

A filosofia do devagar e sempre é muito mais inteligente e, em última análise, mais eficaz. Por exemplo, se você é novo na musculação e consegue aumentar o peso na maioria dos exercícios a cada semana ou duas nos primeiros meses, está indo muito bem. E conforme vai ficando mais experiente, ganhar apenas uma repetição por semana nos exercícios mais difíceis (e, assim, acrescentar peso a cada poucas semanas) é respeitável.

Um excelente lema para a musculação é "progresso é progresso", o que quer dizer que avançamos depressa em algumas vezes e devagar noutras, mas, enquanto estivermos avançando, estaremos jogando bem.

Seja um defensor da boa postura

A má postura pode permitir que você mova mais peso, mas também reduz a qualidade do treino e aumenta o risco de lesões. Isso vai contra o propósito da musculação: controlar cargas pesadas em todas as amplitudes de movimento com boa técnica, sem levantar o máximo de peso possível inconsequentemente. Isso é muito importante para os exercícios mais eficazes de empurrar, puxar e agachar porque, embora não sejam perigosos, requerem pesos maiores e mais habilidade técnica.

Portanto, não sacrifique a postura por causa do progresso ou conveniência. Aprenda a postura adequada para cada exercício que fizer e respeite-a.

***

Agora você tem um plano poderoso para o sucesso no condicionamento físico no longo prazo: uma dose moderada de exercícios de musculação relativamente curtos e revigorantes que produzem resultados consistentes e nunca o deixam agonizante, exausto ou esgotado – exercícios que você vai adorar fazer, em vez de temer.

Embora simples, minha estratégia de musculação tem potência suficiente para transformar radicalmente seu corpo e sua saúde, e para acomodar praticamente todos os corpos e preferências. Então, se você já teve um desentendimento (ou cinco) com o condicionamento físico, esta é sua chance de se apaixonar de novo; e se esta for sua primeira incursão, vai se divertir muito.

Mas antes de começar seus treinos *Ganhe músculos*, precisamos discutir outro elemento da metodologia de treino: a seleção de exercícios.

RESUMINDO

- A frequência com que você deve treinar cada grupo muscular principal (os principais músculos envolvidos em empurrar, puxar e agachar) depende de sua programação, seus objetivos e dificuldade de cada treino, mas uma boa regra é treinar todos os músculos que mais deseja desenvolver pelo menos uma vez a cada cinco a sete dias.
- Você deve descansar um pouco menos (dois minutos) entre as séries intensas para grupos musculares menores, como bíceps, tríceps e ombros, e um pouco mais (até quatro minutos) entre as séries intensas para grupos musculares maiores, como costas, peito e pernas.
- Na progressão dupla, você trabalha com um peso em uma faixa de repetições (um número mínimo e máximo de repetições para se esforçar em uma série, como 10 a 12 repetições), e quando atinge o máximo dessa faixa de repetições por certo número de séries intensas seguidas, aumenta o peso.
- A postura adequada é alcançada quando o peso certo é movido em uma amplitude de movimento certa com a técnica certa.
- Termine todas as séries intensas de exercícios sem carga uma repetição antes da fadiga muscular, que é o ponto em que você não

consegue completar uma repetição; e termine todas as séries intensas de exercícios com carga 2 a 3 repetições antes da fadiga muscular (2 a 3 boas repetições restantes).

- Use um tempo de repetição "1-0-1" para todos os exercícios de musculação.

- Se algo doer ou parecer "estranho" enquanto estiver fazendo uma série, pare imediatamente e descanse alguns minutos antes de tentar o exercício de novo. Se não for melhor da próxima vez, faça outra coisa, depois volte ao exercício problemático no próximo treino e veja o que acontece. Se ainda ficar ruim, substitua por outro de novo e evite o que machuca até não incomodar mais.

- Um excelente lema para a musculação é "progresso é progresso", o que quer dizer que avançamos depressa em algumas vezes e devagar noutras, mas, enquanto estivermos avançando, estaremos jogando bem.

11

Os melhores exercícios de força para construir seu melhor corpo

Não há razão para estar vivo se você
não consegue fazer o levantamento terra!
JÓN PÁLL SIGMARSSON

De todos os exercícios de força que você pode fazer, algumas dezenas são mais fáceis de executar e superiores quanto a efeitos mensuráveis e impacto geral. E desses, alguns são os campeões, provando mais uma vez o princípio de Pareto.

Isso é ótimo para nós, porque significa que podemos desconsiderar a maior parte do que vemos as pessoas fazendo em revistas, redes sociais e academias, e focar em uma pequena lista de exercícios para ficar fortes. Na verdade, mudar constantemente os exercícios para desafiar seu corpo de maneiras novas é uma estratégia ruim na musculação. Quanto mais vezes você trocar, mais difícil será se tornar proficiente em qualquer exercício que esteja fazendo, e isso retardará seu progresso. Se você se restringir a uma seleção relativamente pequena de exercícios altamente eficazes que permita sobrecarregar com segurança seus músculos, poderá ficar em forma e forte mais rápido do que jamais imaginou ser possível.

Neste capítulo, compartilharei com você esses exercícios superiores, separados em duas categorias:

1. Exercícios principais.
2. Exercícios acessórios.

Os *exercícios principais* serão responsáveis pela maior parte dos resultados, porque trabalham (e desenvolvem) a maior parte dos músculos e produzem a maior força de todo o corpo. Mas, por mais eficazes que sejam os exercícios principais, alguns músculos são particularmente teimosos e lentos para responder ao treino, e outros não são adequadamente trabalhados só com esses principais. Usaremos *exercícios acessórios* para resolver esses problemas – trabalhar ainda mais os grupos musculares que precisam de mais estímulo do que os exercícios principais sozinhos podem fornecer – e também para ajudar a prevenir e corrigir desequilíbrios e fraquezas musculares que podem limitar seu progresso nos exercícios principais.

Os exercícios do programa *Ganhe músculos* também serão divididos em movimentos de empurrar, puxar e agachar, e os principais serão rotulados como iniciantes, intermediários ou avançados (não há uma diferença de dificuldade suficientemente grande entre os exercícios acessórios para exigir as mesmas designações).

Os exercícios para iniciantes são para pessoas que estão começando a musculação agora, e estabelecem uma base de força, equilíbrio e coordenação que as prepara para treinos mais desafiadores. Muitos exercícios para iniciantes usam apenas o peso do corpo como resistência (exercícios sem carga), ao passo que outros usam pesos, como o leg press (exercício na máquina). Quem já domina os exercícios para iniciantes está pronto para os intermediários, que são semelhantes, mas com uma diferença: peso adicional na forma de halteres, barras e mais máquinas. Finalmente, quando os exercícios intermediários não forem mais difíceis o bastante, existem os exercícios avançados, que são, na maioria, versões mais difíceis dos exercícios de nível intermediário com barra e halteres.

A seguir, veja uma tabela com todos os exercícios incluídos no programa *Ganhe músculos,* classificados por tipo e dificuldade. Não importa onde você comece, o objetivo final é dominar os exercícios avançados, o que pode levar um ano ou mais, dependendo de seu nível atual de condicionamento físico.

	Exercícios de empurrar	Exercícios de puxar	Exercícios de agachamento
Principais iniciantes	Flexão	Remada invertida	Agachamento peso corporal
	Supino máquina	Levantamento terra com halteres	Avanço alternado
	Desenvolvimento máquina	Remada unilateral com halteres	Afundo sem carga
	Tríceps banco		Subida na plataforma
			Leg press
Principais intermediários	Supino com halteres	Levantamento terra com barra hexagonal	Agachamento goblet (taça)
	Supino inclinado com halteres	Remada baixa	Afundo com halteres
	Desenvolvimento com halteres		Avanço alternado com halteres
			Levantamento terra com halteres
Principais avançados	Supino reto com barra	Levantamento terra com barra	Agachamento livre com barra
	Supino inclinado com barra	Barra fixa pegada supinada	Stiff
	Paralelas para peito	Barra fixa pegada pronada	
Acessórios	Tríceps na polia	Pulley frente	Cadeira extensora
	Tríceps francês sentado	Remada na máquina	Mesa e cadeira flexora
	Cross over	Rosca alternada com halteres	Elevação de quadril
		Rosca no cabo	

Embora esses nomes sugiram que são movimentos complicados, pode ter certeza de que são simples na prática, o suficiente para qualquer um aprender, independentemente da aptidão atlética.

Vamos analisar esses exercícios e os principais grupos musculares envolvidos. E para ajudá-lo a visualizar cada movimento, incluí links para vídeos de demonstração deles no material complementar que acompanha este livro (www.muscleforlifebook.com/bonus).

EXERCÍCIOS DE EMPURRAR DE *GANHE MÚSCULOS*

Para fazer exercícios de empurrar, você tem que afastar as mãos do tronco horizontalmente (na frente do corpo) ou verticalmente (acima da cabeça). Em alguns casos, usa os braços para afastar o tronco das mãos, como na flexão horizontal e na flexão vertical (ou invertida); e em outros, empurra um peso para longe (halteres ou barra), como no supino com barra (horizontal) e no desenvolvimento com halteres (vertical).

Vimos no Capítulo 9 que os exercícios de empurrar trabalham principalmente três grandes grupos musculares:

1. Peitoral.
2. Tríceps.
3. Deltoides.

Juntos, esses músculos são responsáveis por endireitar os cotovelos, empurrar os braços para fora e acima do corpo e girá-los.

EXERCÍCIOS PRINCIPAIS DE EMPURRAR

Os exercícios principais de empurrar do programa *Ganhe músculos* vão trabalhar muito a força dos membros superiores e a definição muscular, incluindo peito, ombros e braços. Vamos ver cada um deles.

Exercícios principais de empurrar para iniciantes

Flexão

Existem três variações de flexão incluídas no programa *Ganhe músculos* (e no próximo capítulo, você saberá por quê):

OS MELHORES EXERCÍCIOS DE FORÇA PARA CONSTRUIR SEU MELHOR CORPO 209

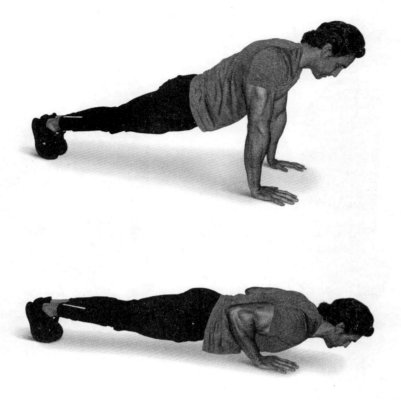

1. Flexão simples. Coloque-se na posição inicial indicada na figura. Mantendo as costas retas, abaixe o peito até o chão e, a seguir, empurre o corpo para cima e retorne à posição inicial.
2. Flexão com joelhos apoiados. Esta funciona exatamente como a flexão simples, exceto que, em vez de apoiar o peso nos dedos dos pés e nas mãos, você apoia os joelhos e as mãos.
3. Flexão com os pés elevados. Esta é idêntica à flexão simples, mas em vez de apoiar os pés no chão, você os coloca sobre uma superfície mais elevada.

Supino máquina

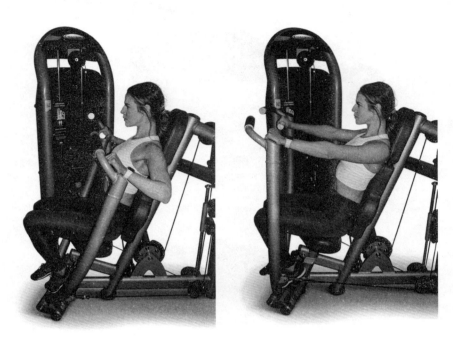

Ajuste os braços e o assento da máquina para que seus braços fiquem alinhados com seus ombros e a poucos centímetros de seu peito. Segure os dois puxadores da máquina e empurre para a frente até que fiquem retos; depois, leve os braços para trás e retorne à posição inicial.

Desenvolvimento máquina

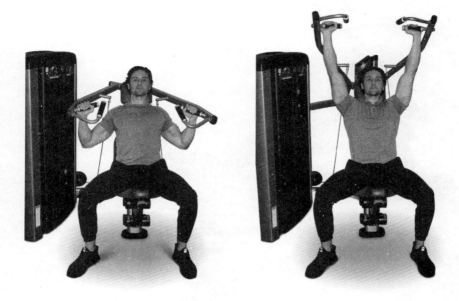

Ajuste os puxadores e o assento do aparelho para que seus braços fiquem alinhados com seus ombros e cerca de 7-15 cm diretamente acima de seus ombros. Segure os dois puxadores da máquina e empurre-os para cima até que seus braços fiquem retos; depois, abaixe os braços e retorne à posição inicial.

Tríceps banco

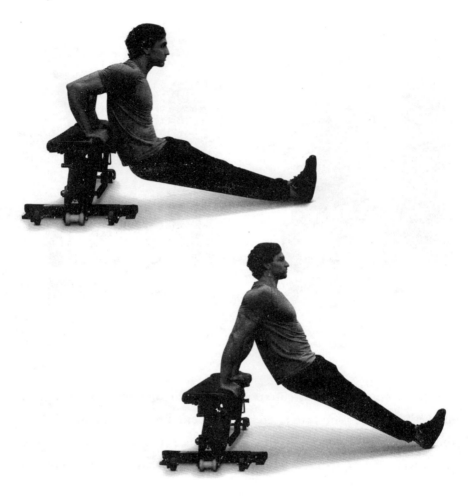

Fique na posição inicial mostrada na figura, olhando para a frente, com as palmas das mãos para trás sobre o assento de uma cadeira, um banco ou outra superfície plana que tenha a altura de seus joelhos. Empurre os pés à sua frente, descansando-os nos calcanhares.

Com as pernas retas e os calcanhares no chão, empurre o tronco para cima até que seus braços fiquem retos. A seguir, inverta o movimento até que seus braços estejam quase paralelos ao chão, empurre o corpo de novo para cima e volte à posição inicial.

Exercícios principais intermediários de empurrar

Supino com halteres

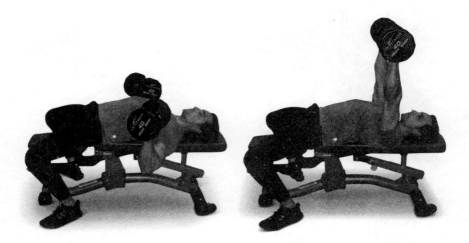

Sente-se na beirada do banco com os halteres apoiados nas coxas. A seguir, coloque-se na posição inicial mostrada na figura e incline-se para trás devagar, impulsionando suavemente as coxas (e os halteres) em direção ao peito. Quando estiver deitado com os halteres em ambos os lados do peito, junte as escápulas para trás (imagine que você vai "guardar as escápulas nos bolsos traseiros") e posicione os cotovelos a 15-10 cm das costelas, mantendo as escápulas fechadas e os cotovelos flexionados.

Empurre os halteres para cima até esticar totalmente os braços. A seguir, abaixe os halteres invertendo o movimento (mantendo a posição das escápulas e cotovelos) e retorne à posição inicial.

Quando terminar uma série de supino com halteres, abaixe os halteres até o peito e solte-os no chão, ou eleve as pernas em direção a você, leve os halteres para as coxas e, a seguir, sente-se impulsionando as pernas e os halteres para baixo e o tronco para cima. Eu prefiro esse último método; é um pouco mais difícil, mas garante que eu não danifique o equipamento.

Supino inclinado com halteres

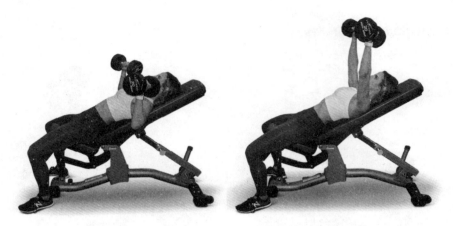

Este supino inclinado funciona exatamente como o com halteres, mas você, primeiro, precisa ajustar o banco em um ângulo de aproximadamente 45 graus.

Desenvolvimento com halteres

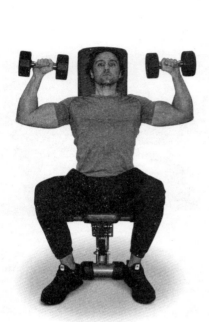
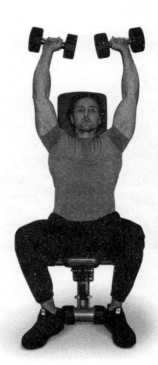

Ajuste o banco na posição vertical (a maioria das pessoas prefere uma ligeira inclinação, em torno de 75 graus ou mais) e coloque-se na posição inicial mostrada na figura, levantando os halteres ou impulsionando-os com os joelhos. A seguir, junte as escápulas para trás e para baixo, empurre os halteres para cima até que seus braços estejam esticados, abaixe-os e retorne à posição inicial.

Exercícios principais avançados de empurrar

Supino reto com barra

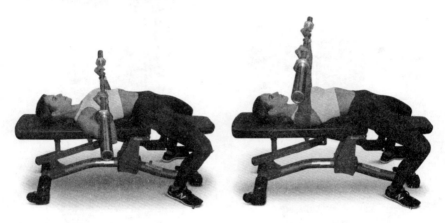

Posicione-se em um banco de modo que seus olhos estejam diretamente sob a barra e puxe as omoplatas para trás e para baixo. Suas mãos devem estar ligeiramente mais afastadas que a largura de seus ombros; seus dedos devem estar enrolados em torno da barra e seus pulsos levemente flexionados para trás, mas não em um ângulo de 90 graus.

Firme os pés no chão, afastados na largura dos ombros, aperte a barra o mais forte que puder e tire-a do suporte, abaixando-a diretamente sobre seu peito. Desça a barra até que ela toque seu peito, mantendo os cotovelos a 15-10 cm do tronco. A seguir, mantendo as omoplatas para trás e os cotovelos flexionados, empurre a barra para cima e retorne à posição inicial.

Quando estiver na última repetição de uma série de supino com barra, termine-a e, a seguir, coloque a barra de volta no suporte e trave-a. Tome cuidado, porque se errar ela pode cair em seu rosto.

Supino inclinado com barra

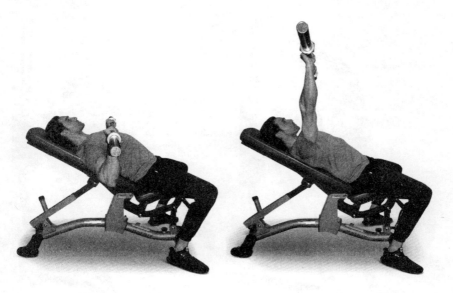

O supino inclinado com barra funciona da mesma maneira que o reto, só que você primeiro tem que ajustar o banco em um ângulo de aproximadamente 45 graus.

Paralelas para peito

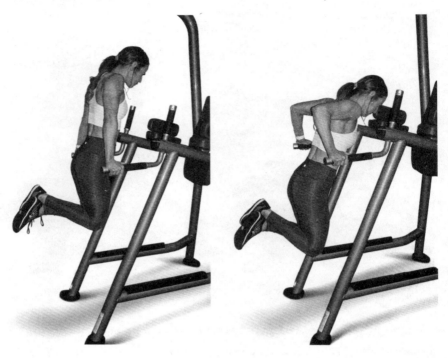

Coloque-se na posição inicial mostrada na figura, com as mãos abaixo dos ombros. Abaixe o corpo até que seus braços formem um ângulo de 90 graus, e a seguir, empurre para cima e retorne à posição inicial.

Exercícios acessórios de empurrar

Muitas pessoas lutam para desenvolver peito e ombros só com exercícios principais de empurrar, ou acham que falta definição em seus tríceps. Os exercícios acessórios são a solução, porque permitem dar uma atenção extra a esses grupos musculares.

Tríceps na polia

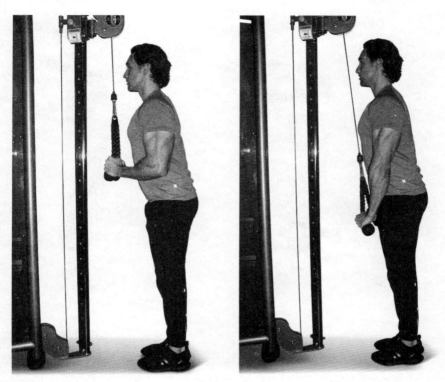

Vários puxadores funcionam para este exercício, mas o meu favorito é a corda, porque é a mais confortável. Se sua academia não tiver a corda, use a barra reta ou a W, dependendo de qual gostar mais.

Prenda a corda na polia na posição mais alta (mais próxima do teto) e coloque-se na posição inicial mostrada na figura. Em pé, pegue a corda e, mantendo os cotovelos na lateral do corpo, empurre para baixo até que seus braços fiquem retos. A seguir, com os cotovelos fixos na lateral do corpo, levante as mãos e retorne à posição inicial.

Tríceps francês sentado

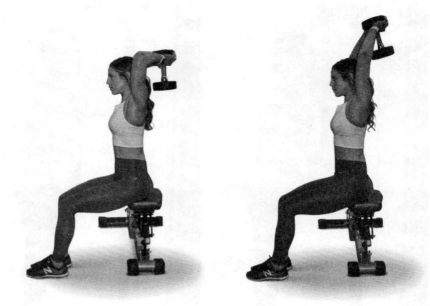

Coloque-se na posição inicial mostrada na figura, olhe para um ponto no chão, 2-3 metros à sua frente, pressione as costas no banco e abaixe o haltere atrás da cabeça. Vá até onde sua flexibilidade permitir, puxe o halter em direção ao teto e retorne à posição inicial. Tente minimizar o movimento da parte superior do braço durante o exercício, pois deslocá--los aumenta as chances de bater o halter em sua cabeça.

Cross over na polia baixa

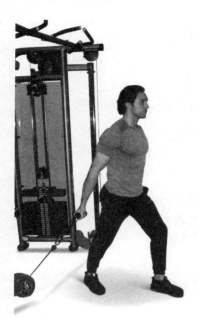 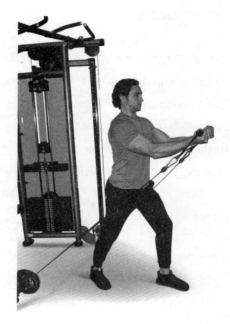

Vários puxadores também funcionam para este exercício, mas o meu favorito é o de *nylon* com plástico. Se não tiver puxadores de plástico, os de metal também servem.

Fixe os puxadores à máquina na posição mais baixa (mais próxima do chão). Isso é conhecido como *polia baixa*, e prefiro essa às posições mais altas porque minimiza o estresse nos ombros. Mas se achar essa altura desconfortável, pode pôr mais alto, até encontrar a altura que funcione melhor para você.

Coloque-se na posição inicial mostrada na figura e, mantendo os braços levemente flexionados, leve as mãos uma em direção à outra, contraindo os músculos do peito, até que elas estejam de 7-15 cm de distância uma da outra. A seguir, afaste as mãos e retorne à posição inicial.

EXERCÍCIOS DE PUXAR DO PROGRAMA *GANHE MÚSCULOS*

Nos exercícios de puxar, você puxa em direção a seu tronco, horizontalmente (perpendicular a seu tronco) ou verticalmente (em paralelo a ele). Em um exercício de puxada horizontal, você puxa diretamente para o meio do tronco, em geral por baixo ou à sua frente; e em um exercício vertical, você puxa do chão, estando em pé, ou de cima em direção ao peito; ou puxa o peito para cima em direção às mãos.

Exercícios de puxar trabalham principalmente quatro grandes grupos musculares:

1. Latíssimo do dorso.
2. Músculos superiores das costas.
3. Músculos inferiores das costas.
4. Bíceps.

Coletivamente, esses músculos são responsáveis por puxar as mãos em direção ao tronco; estabilizar escápulas, pescoço e coluna; e auxiliar na extensão das costas (passando da posição curvada à ereta).

EXERCÍCIOS PRINCIPAIS DE PUXAR

Os principais exercícios de puxar do programa *Ganhe músculos* completarão sua base de força dos membros superiores e evitarão desequilíbrios entre empurrar e puxar os músculos (o que pode levar a problemas estéticos e funcionais).

Exercícios principais de puxar para iniciantes

Remada invertida

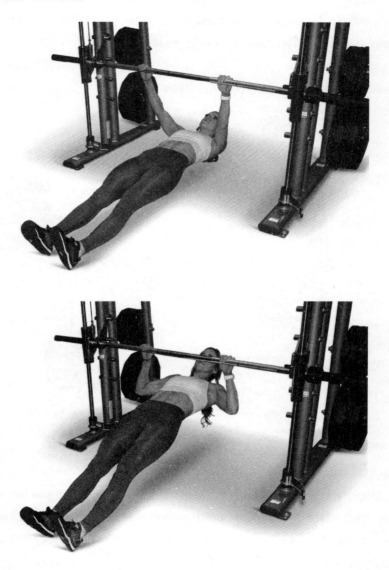

Procure uma superfície elevada, como uma mesa ou um banco alto (ou o local adequado para treino desse exercício na academia) e deite-se embaixo. Coloque-se na posição inicial mostrada na figura e, mantendo as costas e as pernas retas e o bumbum alto, puxe o peito para cima até tocar a barra (ou o nariz tocar a superfície, se estiver usando uma mesa, banco etc.). A seguir, abaixe-se e retorne à posição inicial. Para aumentar ou diminuir a dificuldade deste exercício, abaixe ou levante o que você está segurando (tornando seu corpo menos ou mais ereto).

Levantamento terra com halteres

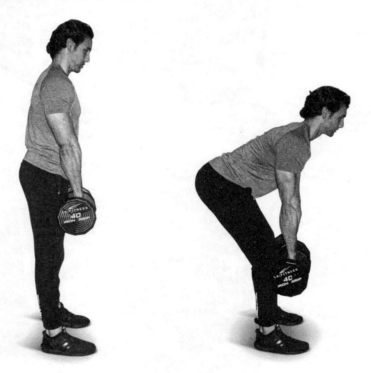

Coloque-se na posição inicial mostrada na figura, segurando um haltere em cada mão. Posicione os pés ligeiramente afastados, em uma largura menor que a dos ombros, e vire os pés ligeiramente para fora. Com o peito para fora e os braços na lateral do corpo, respire fundo pelo diafragma (em oposição ao peito), contraindo o abdome como se fosse levar um soco no estômago.

Aperte os halteres o mais forte que puder, pressione os braços nas laterais do corpo (imagine que está esmagando laranjas nas axilas) e abaixe o corpo, empurrando os quadris para trás e flexionando os joelhos. Não deixe que sua lombar fique arredondada enquanto você desce; arqueie-a levemente. Mantenha os braços retos e travados, e os halteres diretamente abaixo (ou ligeiramente atrás, mas não na frente) dos ombros. Flexione os joelhos um pouco mais quando os halteres passarem por eles e continue até que cheguem a 15-20 cm do chão.

Para se levantar, dirija o corpo para cima fazendo força nos calcanhares, com os braços retos, a lombar levemente arqueada (sem arredondar!) e o core firme. Atenção, seus quadris e ombros se elevam juntos e na mesma velocidade. Não cometa o erro comum de levantar os quadris e usar as costas como alavanca para levantar os halteres. Se seus quadris estiverem subindo, seus ombros também devem estar, e nenhum dos dois pode subir mais rápido que o outro.

Assim que os halteres passarem por seus joelhos, empurre os quadris para frente e volte à posição inicial. Quando estiver totalmente ereto, seu peito deve estar para frente e os ombros para baixo, e você não deve se inclinar para trás, hiperestender a lombar ou encolher os ombros.

Remada unilateral com halter

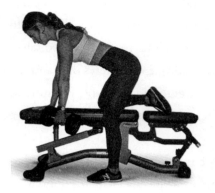 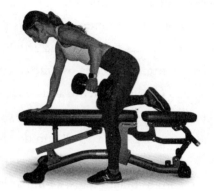

Coloque-se na posição inicial mostrada na figura e, com o joelho e o braço direito firmemente apoiados no banco e o pé esquerdo no chão, a 30-60 cm do banco, puxe o halter em direção ao tronco. Ao se mover para cima, o haltere deve subir em direção ao abdome, que deve permanecer mais ou menos imóvel e paralelo ao chão. Continue puxando até que o halter toque a lateral de seu abdome ou a parte inferior de sua caixa torácica, depois abaixe-o e retorne à posição inicial.

Como este é o primeiro exercício de membro único que passei, devo alertar que você conta uma série desse tipo de exercício depois de trabalhar os dois membros. Ou seja, você completa uma série de 10 repetições da remada unilateral com haltere com um braço quando completa 10 repetições para *cada braço*.

Exercícios principais intermediários de puxar

Levantamento terra com barra hexagonal

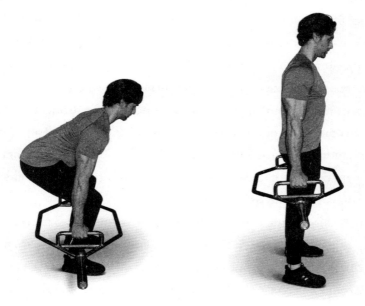

Coloque as anilhas na barra hexagonal. Se não tiver força (ainda!) para usar pelo menos uma anilha de 20 kg de cada lado da barra, crie uma plataforma para que a barra fique a 20-25 cm do chão. Para isso, faça duas pilhas de anilhas para apoiar a barra hexagonal carregada (uma de cada lado). Posicione os pés na largura dos ombros dentro da barra hexagonal e vire-os ligeiramente para fora. Mantenha o peito para fora e os braços na lateral do corpo, respire fundo com o abdome e prepare o core. A seguir, coloque-se na posição inicial mostrada na figura, empurrando os quadris para trás e flexionando os joelhos. Não deixe que sua lombar fique arredondada quando for aproximar as mãos da barra. Para evitar isso, arqueie-a ligeiramente.

Note que a barra hexagonal tem alças altas, que estou segurando nas fotos, mas também alças embaixo, que você pode usar virando a barra antes de pôr as anilhas (deixando as alças altas apontando para baixo). As alças baixas dificultam o exercício (especialmente para a lombar), portanto, se você é novo no levantamento terra com barra, comece com as altas.

Com os braços retos e estendidos, aperte as alças o mais forte que puder e pressione os braços nas laterais do corpo. Assim como no levantamento terra com halteres, levante-se empurrando os calcanhares, mantendo os braços retos, a lombar levemente arqueada e o core firme. Lembre-se de que seus quadris e ombros devem se elevar juntos e na mesma velocidade, e quando estiver totalmente ereto, seu peito deve estar para fora e os ombros para baixo. E não deve estar inclinado para trás, hiperestendendo as costas ou encolhendo os ombros.

Para baixar a barra, comece empurrando os quadris para trás, sem flexionar os joelhos, e, com a lombar levemente arqueada e o core firme, deixe-a barra descer. Continue empurrando os quadris para trás, abaixando a barra em linha reta até o chão até retornar à posição inicial. Não tente abaixar a barra devagar; a descida inteira deve levar um ou dois segundos apenas.

Assim que a barra estiver no chão, sem soltar a alça nem se endireitar, ajuste seu corpo o necessário para voltar à posição inicial adequada para a próxima repetição.

Remada baixa

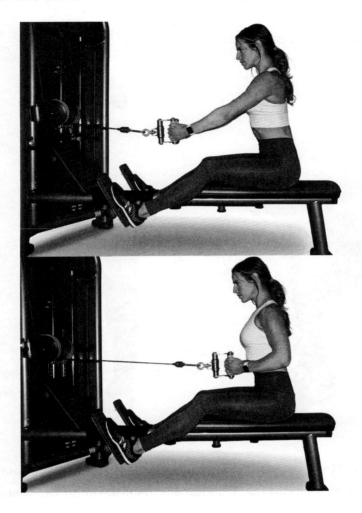

Prenda um puxador triângulo na máquina de remada e coloque-se na posição inicial mostrada na figura. Mantendo as costas eretas, puxe o puxador para o abdome, permitindo que o tronco se mova para trás apenas o suficiente para ajudar a fazer o exercício, mas não mais. Quando o puxador tocar seu tronco, estique os braços e retorne à posição inicial.

Exercícios principais avançados de puxar

Levantamento terra com barra

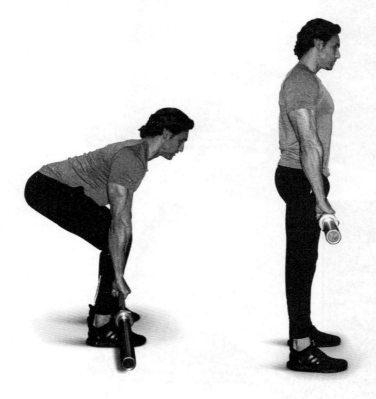

Coloque anilhas na barra, fique diante dela, centralizado, posicione os pés um pouco mais fechados que a largura dos ombros, vire-os ligeiramente para fora e leve a barra para cima deles.

Com o peito para fora e os braços na lateral do corpo, respire fundo com o abdome e prepare seu core. A seguir, coloque-se na posição inicial, mostrada na figura, empurrando os quadris para trás e flexionando os joelhos. Não deixe que sua lombar se arredonde enquanto suas mãos se aproximam da barra. Para isso, arqueie-a ligeiramente.

Segure a barra pelo lado de fora das pernas, com distância suficiente para que seus polegares não raspem em suas coxas quando for subir. Desça com as palmas das mãos voltadas para baixo, apertando a barra o máximo que puder, e firme os braços nas laterais do corpo. A barra deve estar acima de seus pés, do meio para trás, e seus braços, retos e firmes.

Assim como no levantamento terra com barra hexagonal, levante-se empurrando os calcanhares e mantenha os braços retos, a lombar levemente arqueada e o core firme. Lembre-se de que seus quadris e ombros se elevam juntos e na mesma velocidade. Quando a barra passar por seus joelhos, empurre os quadris para ela e continue subindo. Quando estiver totalmente ereto, seu peito deve estar para fora e os ombros para baixo. Não se incline para trás, não hiperestenda a lombar nem encolha os ombros.

Para abaixar a barra até o chão, empurre os quadris para trás e, mantendo a lombar levemente arqueada e o core firme, deixe a barra deslizar por suas coxas até passar pelos joelhos. A seguir, mantendo a pegada na barra, deixe-a cair no chão e ajuste seu corpo conforme necessário para ficar na posição inicial adequada para a próxima repetição.

Barra fixa pegada supinada

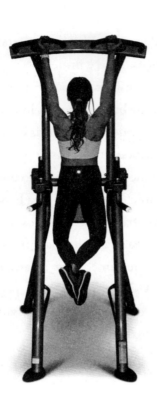 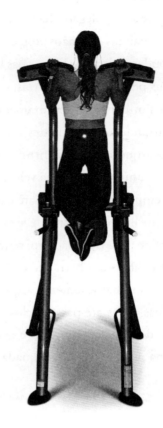

Coloque-se na posição inicial mostrada na figura, com as palmas das mãos voltadas para você, afastadas na largura dos ombros, e os braços retos. Sem balançar os pés nem os joelhos, puxe o corpo para cima até que seu queixo fique acima de suas mãos, depois abaixe-se e retorne à posição inicial.

Barra fixa pegada pronada

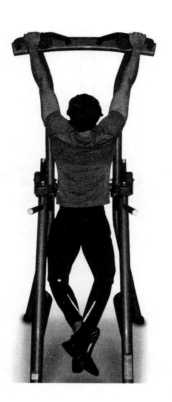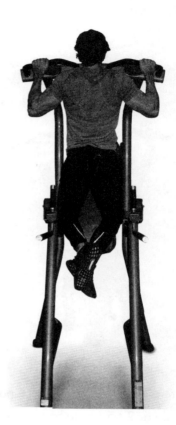

A elevação funciona exatamente como a barra fixa, só que você começa com as mãos voltadas para a frente, não para você, na largura dos ombros.

Exercícios acessórios de puxar

Há duas razões para fazer exercícios acessórios de puxar:

1. Alguns músculos das costas e dos bíceps são teimosos e demoram a crescer.
2. É difícil desenvolver os músculos das costas completamente só com os exercícios principais, por causa da maneira como se conectam ao esqueleto.

Pulley frente

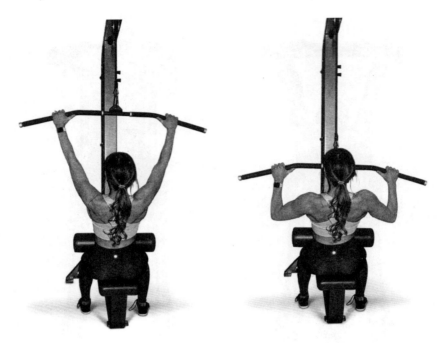

Ajuste o assento para que você possa segurar a barra com o bumbum levantado de 2 a 5 cm no banco; a seguir, ajuste a almofada da coxa para que se acomode confortavelmente contra suas pernas e evite que seu bumbum se levante do assento quando puxar a barra para baixo.

Fique na frente do assento, pegue a barra com as palmas das mãos voltadas para longe de você e sente-se, colocando as pernas sob a almofada da coxa e esticando totalmente os braços. A seguir, puxe a barra para baixo até que esteja a poucos centímetros de sua clavícula. Depois, levante-a e retorne à posição inicial.

Remada na máquina

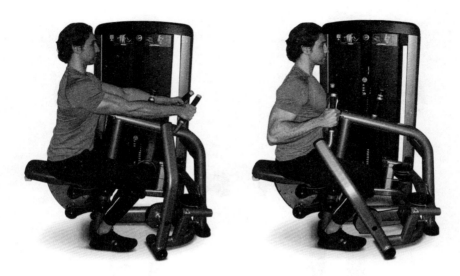

Ajuste o assento de modo que os puxadores fiquem na altura de seu peito quando sentado, e a almofada do peito para que os puxadores fiquem quase fora de seu alcance. A seguir, estenda a mão, pegue os puxadores e encoste o peito na almofada. Puxe os puxadores em direção a seu torso até que cheguem ao nível de seu peito, depois estique os braços e retorne à posição inicial.

Rosca alternada com halteres

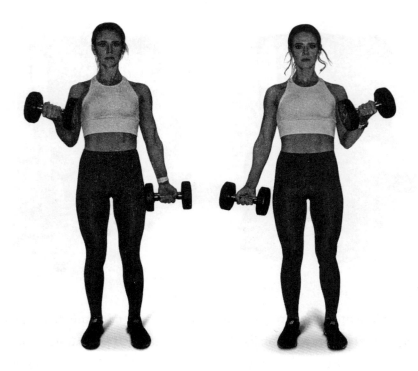

Fique em pé com os halteres na lateral do corpo e, como mostrado na figura, flexione o braço em direção ao ombro até que o antebraço fique praticamente perpendicular ao chão. Permita que seu cotovelo se mova ligeiramente para a frente enquanto o halter sobe. A seguir, abaixe o halter e retorne à posição inicial.

Rosca no cabo

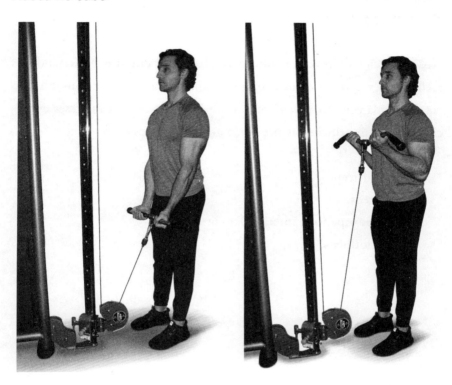

A rosca no cabo é semelhante à rosca direta com halteres, só que você usa uma barra reta ou W (o que for mais confortável) presa à máquina na posição mais baixa (mais próxima do chão).

EXERCÍCIOS DE AGACHAMENTO DO PROGRAMA *GANHE MÚSCULOS*

Nos exercícios de agachamento, você abaixa o bumbum flexionando os joelhos e descendo os quadris simultaneamente, geralmente com resistência fornecida por faixas, halteres ou uma máquina ou barra. Esses exercícios trabalham principalmente cinco grandes grupos musculares:

1. Quadríceps.
2. Glúteos.
3. Partes superior e inferior das costas.
4. Isquiotibiais.

EXERCÍCIOS PRINCIPAIS DE AGACHAMENTO

Exercícios principais de agachamento para iniciantes

Agachamento peso corporal

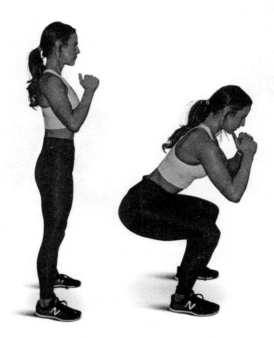

Fique em pé com os pés afastados na largura dos ombros e apontando para fora cerca de 20-25 graus. Respire fundo pelo abdome, contraia-o e abaixe-se reto, empurrando os quadris para trás e flexionando os joelhos ao mesmo tempo.

Ao descer o bumbum em direção ao chão, mantenha a coluna reta, o abdome contraído e o peito para cima (imagine que você está tentando mostrar a alguém a estampa de sua camiseta). Você deve sentir que está deixando o tronco cair entre os calcanhares e, se tiver dificuldade para manter o equilíbrio ao descer, mantenha os braços estendidos à sua frente.

Quando suas coxas estiverem paralelas ao chão (ou ligeiramente mais baixas, mas não mais altas), levante-se e volte à posição inicial.

Avanço alternado sem carga

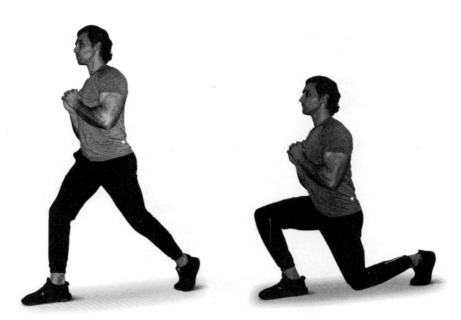

Coloque-se na posição inicial mostrada na figura e, mantendo o pé direito firmemente no chão, abaixe o bumbum flexionando os dois joelhos ao mesmo tempo. Continue descendo até que o joelho esquerdo toque o chão e, a seguir, levante-se e retorne à posição inicial. Quando completar as repetições com essa perna, repita com a outra.

Afundo sem carga

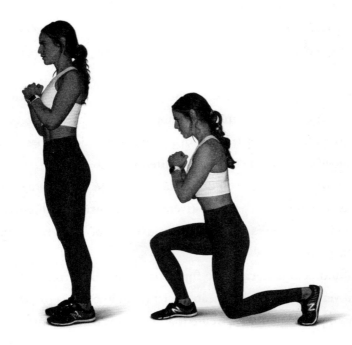

Fique em pé com os dois pés afastados na largura dos ombros. Dê um passo longo para a frente com o pé direito – cerca de 60-90 cm – e, com a maior parte de seu peso no pé da frente, abaixe o corpo até que o joelho esquerdo toque o chão. A seguir, inverta o movimento empurrando o chão com o pé da frente e inclinando-se ligeiramente para trás, permitindo que as pernas se endireitem. Quando estiver em pé, leve o pé direito de volta à posição inicial e repita o exercício com o outro pé (para fazer uma repetição completa).

Isso é conhecido como *afundo no lugar*, que é ideal para quando você tem espaço limitado. Existem duas outras versões de afundo que vale a pena aprender, pois desafiam seus músculos de maneiras ligeiramente diferentes:

1. *Afundo reverso,* que é o contrário do no lugar (dando um passo para trás em vez de avançar).
2. *Afundo em deslocamento,* que faz você andar para a frente em uma sequência de passos, em vez de permanecer no lugar.

Para fazer o afundo inverso, comece na mesma posição do afundo no lugar, mas em vez de dar um passo longo para a frente com o pé direito, dê um passo longo para trás. Com a maior parte de seu peso no pé da frente, ajoelhe-se até que seu joelho direito toque o chão e, a seguir, inverta o movimento empurrando o chão com o pé de trás e endireitando as pernas. Quando suas pernas estiverem retas, puxe o pé direito de volta à posição inicial e repita o exercício com o outro pé (para fazer uma repetição completa).

O afundo em deslocamento funciona da mesma forma que o parado, mas, em vez de retornar à posição inicial levando o pé da frente para trás, você leva o pé de trás para a frente (dando passos para a frente).

Subida na plataforma

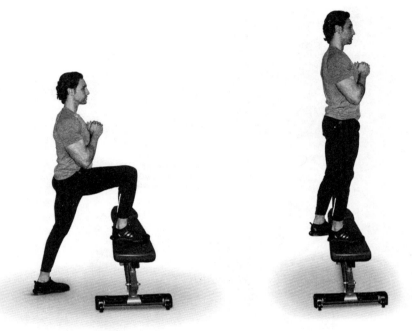

Coloque-se na posição inicial mostrada na figura, com o pé direito sobre uma caixa, banco ou outra superfície à altura do joelho. Mantendo o peso no pé direito, suba o corpo e endireite totalmente a perna direita. A seguir, abaixe o pé esquerdo e retorne à posição inicial. Quando atingir sua meta de repetições, repita com o outro lado.

Leg press

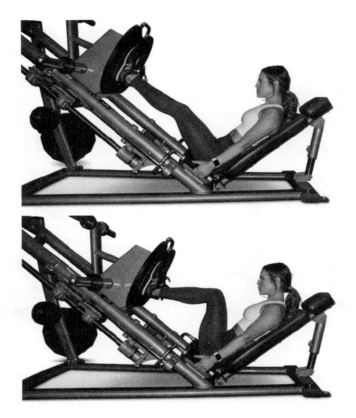

Coloque anilhas no leg press e ajuste o assento na posição mais baixa (com o encosto mais próximo do chão, em um ângulo de cerca de 30 graus). A seguir, coloque-se na posição inicial mostrada na figura e encaixe seu bumbum na base do assento.

Flexione os joelhos levemente, use as barras de segurança para liberar o peso e, mantendo o bumbum firme no lugar, sem girar a lombar, abaixe a plataforma em direção ao peito até que suas coxas fiquem a uns 30-40 cm do tronco. Por fim, empurre a plataforma para cima até que suas pernas estejam quase retas (joelhos levemente flexionados no alto do aparelho).

Exercícios principais intermediários de agachamento

Agachamento goblet (taça)

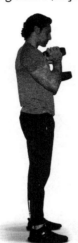
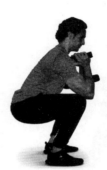

O agachamento goblet funciona da mesma maneira que o agachamento com peso corporal, mas você segura um halter na frente do peito, conforme mostrado nas imagens.

Afundo com halteres

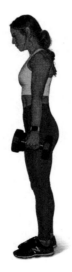
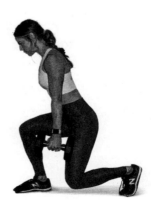

As três variações do afundo com halteres (no lugar, reverso e em deslocamento) funcionam da mesma maneira que sem carga, mas segurando um halter em cada mão.

Avanço alternado com halteres

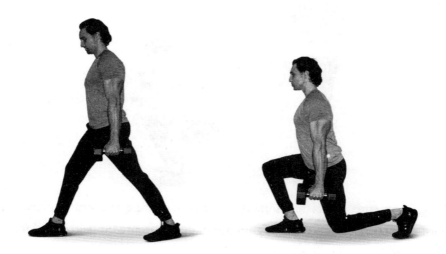

O avanço alternado com halteres funciona da mesma maneira que o sem carga. Neste, você segura um halter em cada mão.

Stiff

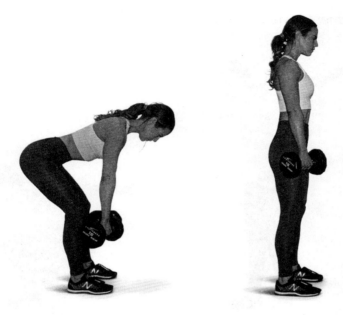

O levantamento stiff funciona da mesma maneira que o levantamento terra com halteres, mas há duas diferenças importantes:

1. Em vez de abaixar os halteres até 15-20 centímetros do chão, desça até um pouco abaixo dos joelhos (ficando com os pulsos na frente das patelas).
2. Em vez empurrar os quadris para trás e flexionar os joelhos quando os halteres passam por eles, suas pernas permanecem levemente flexionadas até o final do movimento (o que coloca mais estresse nos isquiotibiais).

Exercícios principais avançados de agachamento

Agachamento livre com barra

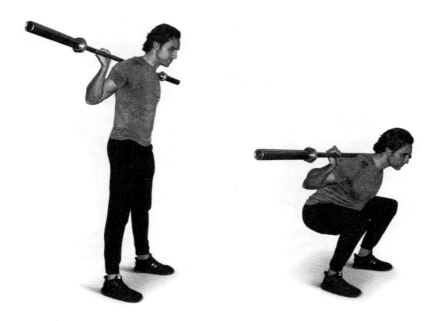

Na gaiola de agachamento, coloque a barra na altura do meio de seu peito e coloque anilhas (ou não, se a barra sozinha já for peso suficiente). Segure a barra com as palmas das mãos voltadas para a frente, de 8 a 15 cm mais afastadas que a largura de seus ombros. Segurando a barra para se equilibrar, coloque os pés embaixo dela, afastados na largura dos ombros, e apoie-a nos músculos da parte superior das costas, sobre as escápulas. Leve as escápulas para trás e para baixo e ajuste suavemente a barra até senti-la apoiada na "prateleira" criada pelas saliências ósseas das escápulas e dos músculos ao redor. Essa é a posição em que a barra deve permanecer durante todo o exercício.

A seguir, aperte a pegada para contrair os músculos da parte superior das costas e aproxime as mãos o mais confortavelmente possível, apoiando a barra nos músculos das costas, não nas mãos nem na coluna. Coloque-se na posição inicial mostrada na imagem, dando um passo para trás com cada pé (um de cada vez). A seguir, afaste os pés na largura dos ombros, apontando para fora cerca de 20-25 graus. Fique ereto, com o peito para fora, respire fundo com o abdome e prepare seu core.

Assim como no agachamento com peso corporal, para descer, incline levemente as costas e desça empurrando os quadris para trás e flexionando os joelhos ao mesmo tempo. Olhe para a frente, não para os pés nem para o teto) e mantenha a coluna reta, o core firme e o peito para fora. É como se você soltasse o tronco entre os calcanhares de maneira rápida, mas controlada, não simplesmente caindo o mais rápido possível, porque isso aumenta muito a quantidade de força aplicada nas articulações. E ao descer, mantenha os joelhos na mesma direção dos pés, para evitar que caiam para dentro, o que pode machucá-los. Para ajudar, imagine que está afastando o chão com os pés. Abaixe até que suas coxas fiquem paralelas ao chão (ou um pouco mais baixas, mas não mais altas) e, a seguir, pare de descer e prepare-se para se levantar.

Comece a subida pondo força nos calcanhares e no meio dos pés (não nas pontas), e suba os ombros na mesma proporção que os quadris. A lombar deve permanecer em posição neutra; o core deve estar firme, e seu olhar para a frente. Na metade do caminho, comece a expirar e empurre os quadris para a frente e para baixo da barra, contraindo os glúteos, e retorne à posição inicial.

Quando terminar a última repetição de uma série de agachamento livre com barra, trave as pernas e coloque a barra de volta nos ganchos. Tome cuidado para a barra não cair.

Stiff

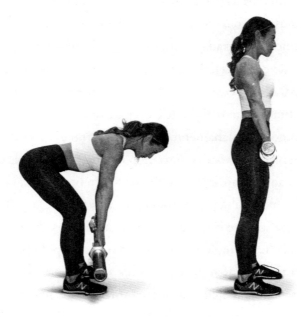

Na gaiola de agachamento, ajuste a barra na altura do meio de suas coxas e coloque as anilhas (ou não, se a barra sozinha já for peso suficiente). Se não tiver a gaiola de agachamento, fique na frente da barra, centralizado, com os pés ligeiramente afastados, mas menos que a largura dos ombros. Coloque-se na posição inicial mostrada na figura, segurando a barra diante das coxas com as palmas das mãos voltadas para você, levante-a e dê um passo para trás com cada pé (um de cada vez), girando os pés para fora e flexionando ligeiramente os joelhos.

Endireite-se com o peito para fora e os braços na lateral do corpo, respire fundo com o abdome e prepare seu core. Aperte a barra o mais forte que puder, pressione os braços para os lados e, com as costas retas, abaixe a barra em direção ao chão em linha reta, levando o bumbum para trás conforme descer a barra. Quando sentir os isquiotibiais alongando, flexione um pouco mais os joelhos e continue descendo a barra até que a parte inferior de suas costas comece a arredondar – logo abaixo dos joelhos para a maioria das pessoas, e no meio da canela para quem é particularmente flexível. Pare de descer e puxe a barra para cima, levando os quadris em direção a ela, mantendo os braços retos, a lombar levemente arqueada e o core firme, e retorne à posição inicial.

Quando terminar a última repetição de uma série de stiff, trave as pernas e recoloque a barra no lugar. Se for na gaiola de agachamento, não tente levantar a barra para pô-la de volta nos suportes, porque, se você errar, ela pode cair.

Exercícios acessórios de agachamento

Por melhores que sejam os exercícios principais de agachamento, eles não trabalham adequadamente todos os grupos musculares importantes da parte inferior do corpo. Os exercícios de agachamento goblet e barra são fenomenais para quadríceps, por exemplo, mas não para os isquiotibiais, e muitas pessoas lutam para conseguir os glúteos que desejam só com os exercícios principais. Os acessórios permitem que você atinja e desenvolva ainda mais esses e outros músculos que precisam de mais ênfase.

Os exercícios principais de agachamento são também movimentos de força difíceis de executar e recuperar, de maneira que você só pode fazer um pouco por semana para que seja proveitoso. Já os exercícios acessórios são menos exigentes e permitem que você treine mais membros inferiores sem comprometer a postura e a recuperação.

Cadeira extensora

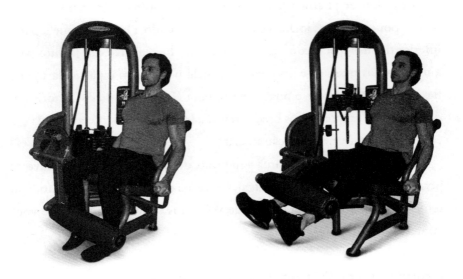

Ajuste o encosto para que seus joelhos fiquem bem na beira do assento quando você estiver sentado. A seguir, ajuste a almofada de baixo para que toque suas canelas logo acima dos tornozelos e coloque os pés o mais próximo possível do bumbum. Se a máquina também tiver uma almofada para as coxas, ajuste-a para que fique confortável, sem machucar. Segure-se nas barras laterais, empurre os pés em direção ao teto até que suas pernas fiquem retas, depois abaixe-os e retorne à posição inicial.

Mesa e cadeira flexora

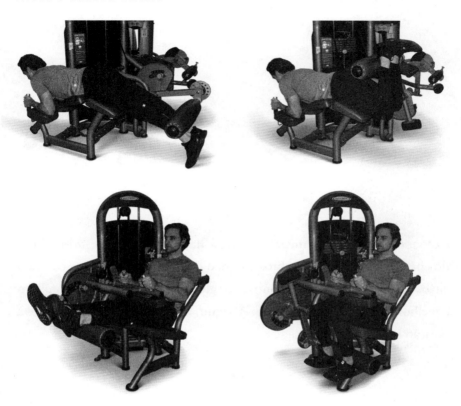

Ajuste a almofada do calcanhar de modo que fique sobre seus tendões de Aquiles, em ambos com as patelas poucos centímetros para fora da almofada que apoia seu corpo. Segure-se nos puxadores, empurre os calcanhares em direção ao bumbum até que suas canelas fiquem, no mínimo, perpendiculares às coxas (é bom ir um pouco mais além), depois abaixe os calcanhares e retorne à posição inicial.

Elevação de quadril

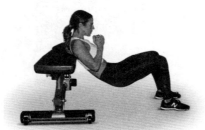 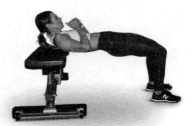

Coloque-se na posição inicial mostrada na figura e levante o bumbum do chão empurrando os ombros contra o banco e os calcanhares contra o chão. Levante o bumbum e contraia os glúteos até que ombros, bumbum e joelhos formem uma linha reta. A seguir, abaixe o bumbum e retorne à posição inicial.

***

Agora você tem todo o conhecimento necessário para iniciar os treinos de *Ganhe músculos!* Já entende como volume, intensidade e sobrecarga progressivos se relacionam com estar em forma e ser forte, a anatomia da musculação eficaz e os exercícios que atletas e fisiculturistas usam há mais de um século para desenvolver um corpo forte e bonito.

Em outras palavras, agora você tem os ingredientes, só precisa seguir a receita – as instruções para transformar tudo que você aprendeu em um programa de exercícios –, e é exatamente isso que vou lhe dar no próximo capítulo.

RESUMINDO

- Os *exercícios principais* serão responsáveis pela maior parte dos resultados, porque trabalham (e desenvolvem) a maior parte da massa muscular e produzem a maior força do corpo.
- Os *exercícios acessórios* são usados para desenvolver músculos que são particularmente teimosos e lentos para responder ao treino, e os que não são adequadamente trabalhados pelos exercícios principais.
- Nos exercícios de empurrar, você afasta as mãos do tronco horizontalmente (na frente do corpo) ou verticalmente (acima da cabeça) e trabalha sobretudo três grandes grupos musculares: o peitoral (maior e menor), tríceps e deltoides.
- Nos exercícios de puxar, você puxa em direção ao tronco, horizontalmente (perpendicular ao tronco) ou verticalmente (paralelamente a ele), e trabalha sobretudo quatro grandes grupos musculares: o latíssimo do dorso, os músculos da parte superior e inferior das costas e bíceps.
- Nos exercícios de agachamento, você abaixa o bumbum flexionando os joelhos e os quadris simultaneamente, em geral com resistência fornecida por faixas, halteres, máquina ou barra.

12

Programa de treino de *Ganhe músculos*

Nossa maior fraqueza está em desistir.
A maneira mais certa de ser bem-sucedido é sempre tentar mais uma vez.
THOMAS EDISON

No capítulo 10, você aprendeu a seguinte fórmula para treinar força:

- Faça musculação de *3 a 5* vezes por semana.
- Trabalhe os principais grupos musculares pelo menos uma vez a cada *5 a 7* dias.
- Faça de *9-15* séries intensas por treino.
- Treine com *60-80%* do peso máximo para uma repetição máxima.
- Descanse de *2 a 4* minutos entre as séries.

Neste capítulo, vamos transformar esse plano em programas de musculação para iniciantes, intermediários e avançados, para perder gordura, ganhar massa magra e ficar forte. A seguir, falaremos sobre exercícios cardiovasculares e como incorporá-los a seu treino sem se sobrecarregar.

Você pode usar tudo que aprendeu até agora para criar seu treino, mas recomendo que siga um dos meus por pelo menos três meses antes de se aventurar sozinho. A programação de exercícios às vezes é difícil, porque existem várias camadas que devem funcionar juntas – fases, rotinas e exercícios – e vários fatores interdependentes a serem considerados, como metas, intensidade, frequência, volume e recuperação, entre outros. Também ajuda ter um pouco de experiência antes de criar treinos, porque você entenderá melhor o que funciona e o que não funciona na prática.

Além disso, se gostar de minha programação e quiser continuar com ela, você encontrará planilhas e modelos para impressão para um ano de exercícios de força *Ganhe músculos* no material gratuito disponível em www.muscleforlifebook.com/bonus.

Então, vamos começar a revisão de meu sistema com a primeira das três camadas que acabei de mencionar: as fases do treino na musculação.

FASES NA MUSCULAÇÃO

Uma fase é um bloco de treino projetado para atingir um objetivo específico, como aumento de potência, força, crescimento muscular, resistência ou recuperação. Em *Ganhe músculos,* nossos principais objetivos para todas as fases são aumentar a força, o tamanho e a definição dos músculos.

Uma fase pode durar várias semanas ou até meses. Neste programa, uma fase dura nove semanas e consiste em duas partes:

1. **Treino intenso**. Começa com oito semanas de exercícios intensos projetados para aumentar a força e a musculatura.
2. **Redução de intensidade**. Cada fase termina com uma semana de redução da intensidade, para facilitar a recuperação.

Portanto, cada ano pode ser dividido, mais ou menos, em seis fases de treino.

AS ROTINAS NA MUSCULAÇÃO

Uma fase de treino define os objetivos e a duração de um bloco; já a rotina descreve o que você fará nesse tempo para atingir esses objetivos – com que frequência treinará e quais exercícios fará em cada treino.

Em *Ganhe músculos,* você tem seis rotinas diferentes para escolher, dependendo de seu sexo e nível de condicionamento físico – existem rotinas para iniciantes, intermediários e avançados, para homens e mulheres. Cada rotina consiste em três treinos por semana, e você notará que os dos homens e os das mulheres são semelhantes, mas os deles enfatizam o desenvolvimento dos membros superiores, ao passo que elas têm preferência pela parte inferior. Isso reflete o fato de que a maioria dos homens quer especialmente desenvolver seus "músculos de praia", ao passo que a maioria das mulheres quer destacar pernas e glúteos. Mas se você não é como esses, se é uma mulher mais interessada em ganhar definição nos membros superiores ou um homem interessado em um belo par de pernas, siga a outra rotina.

As rotinas de treino para iniciantes lhe mostrarão os exercícios adequados, ensinarão os fundamentos da técnica adequada e aprimorarão muito sua força, equilíbrio e coordenação. Ao dominar uma rotina para iniciantes, você dará seu primeiro grande passo em direção a seu novo corpo esbelto, definido e saudável.

As rotinas intermediárias aumentam a dificuldade dos treinos incorporando exercícios mais difíceis, incluindo mais exercícios com halteres. Quando completar uma rotina intermediária, você terá muito de que se orgulhar, estará visivelmente mais em forma, mais magro, mais forte e no caminho para seu corpo ideal.

As rotinas avançadas são as mais difíceis do programa *Ganhe músculos*. Apresentam exercícios com barra, que oferecem mais resultados em termos de força e ganho muscular. Ao completar uma rotina avançada, você será um exemplo de condicionamento e vitalidade, de força, definição e função que incorpora o poder do condicionamento físico inteligente com fundamento científico.

Embora os detalhes das rotinas sejam diferentes, todas seguem o mesmo modelo: têm três treinos por semana, com um ou dois para a parte superior e inferior do corpo, dependendo de cada uma. Esses exercícios são rotulados como A ou B (simplesmente para diferenciá-los). O treino dos membros superiores foca em empurrar e puxar, e dos inferiores, no agachamento.

Rotina de musculação para homens

Treino 1	Treino 2	Treino 3
Membros superiores A	Membros inferiores A	Membros superiores B

Rotina de musculação para mulheres

Treino 1	Treino 2	Treino 3
Membros inferiores A	Membros superiores A	Membros inferiores B

Se você está começando agora na musculação ou não treina regularmente há pelo menos um ano, comece com a rotina para iniciantes. É um começo exigente, mas acessível, no estilo de treino *Ganhe músculos*.

Se você é um aventureiro na musculação (um guerreiro de fim de semana, por exemplo), comece com a rotina intermediária se atender (ou exceder) aos seguintes padrões de força (caso contrário, comece com a rotina para iniciantes).

Padrões de força masculina	Padrões de força feminina
1 série de 15 flexões com pés elevados	1 série de 10 flexões
1 série de 15 remadas invertidas*	1 série de 10 remadas invertidas*
1 série de 15 agachamentos com peso corporal	1 série de 15 agachamentos com peso corporal

*Com o corpo o mais paralelo possível ao solo (a variação mais difícil do exercício).

A rotina avançada tem exercícios mais difíceis e carga maior e se destina a pessoas experientes. Comece com ela se você atender (ou exceder) aos seguintes requisitos de força (homens e mulheres):

- Supino com halteres: carga total de 25% de seu peso corporal por pelo menos 1 série de 5 repetições.

- Levantamento terra com barra hexagonal: carga de 75% de seu peso corporal por pelo menos 1 série de 5 repetições.
- Agachamento com halteres: carga de 25% de seu peso corporal por pelo menos 1 série de 5 repetições.

EXERCÍCIOS DE MUSCULAÇÃO

Você já aprendeu neste capítulo que existem seis fases de treino por ano, e cada uma compreende oito semanas de treino intenso e uma semana de redução da intensidade. Os exercícios apresentados aqui são suas primeiras oito semanas de treino *Ganhe músculos* ("Fase 1"), seguidas por uma semana de redução da intensidade.

Quando concluir a Fase 1 de uma rotina iniciante ou intermediária, pode repeti-la se ainda não se qualificar para uma rotina intermediária ou avançada, modificá-la com base no que está aprendendo neste livro ou seguir minha programação para a Fase 2 (e 3 etc.) no final deste livro (assim como no material bônus disponível em www.muscleforlifebook.com/bonus).

Exercícios de musculação para iniciantes

Rotina de musculação iniciante para mulheres, Fase 1

Treino 1 Membros inferiores A	Treino 2 Membros superiores A	Treino 3 Membros inferiores B
Agachamento peso corporal 3 séries intensas de 12-15 repetições	Flexão 3 séries intensas de 12-15 repetições	Levantamento terra com halteres 3 séries intensas de 12-15 repetições
Levantamento terra com halteres 3 séries intensas de 12-15 repetições	Pulley frente 3 séries intensas de 12-15 repetições	Afundo sem carga 3 séries intensas de 12-15 repetições

PROGRAMA DE TREINO DE *GANHE MÚSCULOS* **261**

Avanço alternado 3 séries intensas de 12-15 repetições	Supino máquina 3 séries intensas de 12-15 repetições	Leg press 3 séries intensas de 12-15 repetições
Tríceps banco 3 séries intensas de 12-15 repetições	Remada invertida 3 séries intensas de 12-15 repetições	Flexão de pernas 3 séries intensas de 12-15 repetições

Rotina de musculação iniciante para homens, Fase 1

Treino 1 Membros superiores A	Treino 2 Membros inferiores A	Treino 3 Membros superiores B
Flexão 3 séries intensas de 12-15 repetições	Agachamento peso corporal 3 séries intensas de 12-15 repetições	Desenvolvimento máquina 3 séries intensas de 12-15 repetições
Pulley frente 3 séries intensas de 12-15 repetições	Levantamento terra com halteres 3 séries intensas de 12-15 repetições	Remada invertida 3 séries intensas de 12-15 repetições
Supino máquina 3 séries intensas de 12-15 repetições	Leg press 3 séries intensas de 12-15 repetições	Supino máquina 3 séries intensas de 12-15 repetições
Remada invertida 3 séries intensas de 12-15 repetições	Mesa ou cadeira flexora 3 séries intensas de 12-15 repetições	Rosca no cabo 3 séries intensas de 12-15 repetições

Exercícios de musculação intermediários

Rotina de musculação intermediária para mulheres, Fase 1

Treino 1 Membros inferiores A	Treino 2 Membros superiores A	Treino 3 Membros inferiores B
Levantamento terra com barra hexagonal 3 séries intensas de 10-12 repetições	Supino com halteres 3 séries puxadas de 10-12 repetições	Afundo com halteres 3 séries puxadas de 10-12 repetições
Afundo com halter 3 séries intensas de 10-12 repetições	Pulley frente 3 séries intensas de 10-12 repetições	Stiff 3 séries intensas de 10-12 repetições

Mesa ou cadeira flexora 3 séries intensas de 10-12 repetições	Desenvolvimento com halteres 3 séries intensas de 10-12 repetições	Leg press 3 séries intensas de 10-12 repetições
Agachamento goblet 3 séries intensas de 10-12 repetições	Remada baixa 3 séries intensas de 10-12 repetições	Mesa ou cadeira flexora 3 séries intensas de 10-12 repetições

Rotina de musculação intermediária para homens, Fase 1

Treino 1 Membros superiores A	Treino 2 Membros inferiores A	Treino 3 Membros superiores B
Supino com halteres 3 séries intensas de 10-12 repetições	Levantamento terra com barra hexagonal 3 séries intensas de 10-12 repetições	Desenvolvimento com halteres 3 séries intensas de 10-12 repetições
Pulley frente 3 séries puxadas de 10-12 repetições	Agachamento goblet 3 séries puxadas de 10-12 repetições	Remada baixa 3 séries intensas de 10-12 repetições
Supino máquina 3 séries intensas de 10-12 repetições	Mesa ou cadeira flexora 3 séries intensas de 10-12 repetições	Supino máquina 3 séries intensas de 10-12 repetições
Remada baixa 3 séries intensas de 10-12 repetições	Afundo com halteres 3 séries intensas de 10-12 repetições	Rosca alternada com halteres 3 séries intensas de 10-12 repetições

Exercícios de musculação avançados

Rotina de musculação avançada para mulheres, Fase 1

Treino 1 Membros inferiores A	Treino 2 Membros superiores A	Treino 3 Membros inferiores B
Agachamento livre com barra 3 séries intensas de 8-10 repetições	Supino reto com barra 3 séries intensas de 8-10 repetições	Afundo com halteres 3 séries intensas de 8-10 repetições
Levantamento terra com barra 3 séries intensas de 8-10 repetições	Pulley frente 3 séries intensas de 8-10 repetições	Stiff 3 séries intensas de 8-10 repetições

Mesa ou cadeira flexora 3 séries intensas de 8-10 repetições	Supino inclinado com barra 3 séries intensas de 8-10 repetições	Leg press 3 séries intensas de 8-10 repetições
Afundo com halteres 3 séries intensas de 8-10 repetições	Remada unilateral com halteres 3 séries intensas de 8-10 repetições	Mesa ou cadeira flexora 3 séries intensas de 8-10 repetições

Rotina de musculação avançada para homens, Fase 1

Treino 1 Membros superiores A	Treino 2 Membros inferiores A	Treino 3 Membros superiores B
Supino reto com barra 3 séries intensas de 8-10 repetições	Agachamento livre com barra 3 séries intensas de 8-10 repetições	Desenvolvimento com halteres 3 séries intensas de 8-10 repetições
Pulley frente 3 séries intensas de 8-10 repetições	Levantamento terra com barra 3 séries intensas de 8-10 repetições	Remada unilateral com halteres 3 séries intensas de 8-10 repetições
Supino com halteres 3 séries intensas de 8-10 repetições	Afundo com halteres 3 séries intensas de 8-10 repetições	Supino com halteres 3 séries intensas de 8-10 repetições
Remada unilateral com halteres 3 séries intensas de 8-10 repetições	Mesa ou cadeira flexora 3 séries intensas de 8-10 repetições	Rosca alternada com halteres 3 séries intensas de 8-10 repetições

COMO PROGREDIR NA MUSCULAÇÃO

Em *Ganhe músculos,* você progredirá de duas maneiras: aumentando a carga (peso) e a dificuldade dos exercícios.

No Capítulo 10, você aprendeu sobre a progressão dupla para aumento de carga – aumentar as repetições com um peso até conseguir fazer o número máximo de séries de determinada faixa e depois aumentar o peso.

Veja como isso funciona em *Ganhe músculos:*

- Em uma rotina para iniciantes, você trabalha na faixa de 12-15 repetições; quando conseguir fazer 3 séries intensas de 15 repetições seguidas, passe para uma variação mais difícil do exercício (se for sem carga) ou acrescente mais 4 kg (2 kg em cada halter para exercícios com carga). E se achar que não consegue fazer 3 séries intensas de pelo menos 12 repetições de um exercício sem carga, passe para uma variação mais fácil.

- Em uma rotina intermediária, você trabalha na faixa de 10-12 repetições. Quando conseguir fazer 3 séries intensas de 12 repetições, acrescente 3 kg por halter. O peso será excessivo quando você não conseguir fazer 3 séries intensas de pelo menos 10 repetições. Quando isso acontecer, diminua 3-5 kg de total até conseguir pelo menos 10 repetições de 3 séries intensas. Mas uma exceção que vale a pena mencionar de novo é quando você passa para uma carga maior. Se conseguir terminar a primeira série intensa com o novo peso faltando apenas uma ou duas repetições do limite inferior de sua faixa, continue trabalhando com esse peso até atingir a meta de progressão de novo.

- Em uma rotina avançada, você trabalha na faixa de 8-10 repetições. Quando conseguir fazer 3 séries intensas de 10 repetições, aumente 3 kg por halter. E se não conseguir fazer 3 séries intensas de pelo menos 8 repetições, vá diminuindo de 3-5 kg até conseguir.

Para entender melhor como isso funciona, vejamos alguns exemplos. Em uma rotina para iniciantes, quando conseguir fazer 3 séries de pelo menos 15 flexões, passe para flexão com os pés elevados. Mas se fizer 15 flexões na primeira série, depois 14 na segunda e 13 na terceira, ainda não está pronto para progredir. Portanto, continue fazendo a flexão regular até conseguir fazer 15 em cada série, e só depois passe para a flexão com os pés elevados.

E se fizer 11 flexões regulares na primeira série, seguidas por séries de 10 e 9? Não estará atingindo o mínimo de sua faixa de repetições (12), então, deve passar para flexão de joelhos até que consiga fazer as 3 séries completas. E depois, pode voltar às flexões regulares.

Outro exemplo: em uma rotina intermediária, quando conseguir completar 3 séries seguidas de 12 repetições do levantamento terra com barra hexagonal, acrescente 3 kg de cada lado da barra e trabalhe com esse novo peso até conseguir fazer 3 séries de 12 repetições. E se acrescentasse 5 kg e fizesse séries de 9, 8 e 7 repetições? Precisaria deixar o exercício um pouco mais fácil para poder fazer 3 séries de pelo menos 8, 9 ou 10 repetições; então, precisaria tirar 3 kg da barra.

O segundo método de progressão de *Ganhe músculos* é de iniciante a intermediário e de intermediário a avançado.

- Para passar para a rotina intermediária, você deve cumprir os padrões de força que aprendeu há pouco: se for homem, tem que conseguir fazer 1 série de pelo menos 15 flexões com os pés elevados, remada sem carga e agachamentos sem carga; e se for mulher, pelo menos 1 série de 10 flexões e remadas sem carga e 1 série de 15 agachamentos sem carga.
- Para passar para a rotina avançada, você precisa conseguir fazer supino com halteres com 25% de seu peso corporal por pelo menos 1 série de 5 repetições, levantamento terra com barra hexagonal com 75% de seu peso corporal por pelo menos 1 série de 5 repetições, e agachamento goblet com 25% de seu peso corporal por pelo menos 1 série de 5 repetições.

Depois de se qualificar para a rotina seguinte, termine o treino da semana e comece o novo na semana seguinte. Mas lembre-se de reduzir a intensidade quando estiver na rotina mais fácil. Por exemplo, se for passar da rotina iniciante para a intermediária na sexta semana, faça duas semanas de treino intermediário, diminua a intensidade e retome a rotina intermediária.

Como se aquecer para o treino

O que muitas pessoas fazem para se aquecer para treinar é bem bobo – vinte minutos na esteira, mais vinte de alongamento, rolos de espuma, pulinhos etc. Uma das razões disso é aumentar a temperatura dos músculos na crença de que isso reduz o risco de lesões. Por sorte, quando você se exercita, seu corpo não fica assobiando distraído enquanto o sobrecarrega até quebrá-lo. Ele tem um sistema complexo para administrar a contração dos músculos que implica muito mais que a temperatura. Em outras palavras, não está claro que aquecer os músculos antes de exercitá-los torna as lesões menos prováveis. Alguns estudos mostram que sim, ao passo que outros descobriram o contrário.

De qualquer maneira, o aquecimento adequado é uma parte importante do treino bem-sucedido. A melhor maneira de se aquecer para treinar é com os mesmos exercícios que fará no treino. Se você já fez musculação, sabe que é difícil manter a postura certa quando começa a ficar cansado. Já deve ter sentido seus joelhos cederem ao agachar, seus pulsos entortarem ao empurrar e sua lombar se dobrar ao puxar. Ao fazer séries de aquecimento antes das séries intensas, você se protege contra esses erros, resolve problemas de postura e "aprimora" os padrões de movimento adequados. As séries de aquecimento seriam uma prática: quanto mais vezes você realizar um exercício corretamente, mais essa se tornará sua maneira padrão.

Isso é muito importante para iniciantes. Quando você começa a treinar, uma técnica ruim não é tão relevante, porque os pesos são leves. É difícil se machucar quando você se agacha só com uma barra ou o peso do corpo. Mas conforme você vai ficando mais forte, isso muda. A carga aumenta, e a má postura fica mais perigosa.

Estudos também mostram que uma rotina curta de aquecimento como a que lhe darei pode melhorar o desempenho aumentando a temperatura das células musculares e o fluxo sanguíneo, o que pode se traduzir em mais músculos e força ao longo do tempo.

Portanto, para garantir que os principais grupos musculares que você trabalhará em um treino estejam prontos para um desempenho ideal, farei algumas séries de aquecimento com os primeiros exercícios para cada um, exceto no caso de um exercício sem carga. Nestes, você não precisa se aquecer; pode começar suas séries intensas, porque a carga (seu corpo) não é pesada o suficiente para exigir aquecimento, e a técnica não é tão rigorosa a ponto de se beneficiar de mais prática.

Mas quando faz exercícios com barra, halteres ou na máquina, precisa fazer aquecimento. Especificamente, recomendo 2 séries de aquecimento antes das séries intensas. Na primeira, faça 10 repetições com uns 50% da carga que você usa e descanse um minuto. Na segunda, faça 5 repetições com uns 70% da carga que usa e descanse um minuto. Ou seja, se a carga que você usa para agachamento é 60 kg, a primeira série de aquecimento seria de 10 repetições com 30 kg. Daí, você descansaria um minuto e faria 5 repetições com 40 kg. E é isso, já estaria pronto para fazer as séries intensas.

Bem, eu disse que você precisa aquecer cada grupo muscular principal que será trabalhado no treino, mas isso não significa que precisa fazer séries de aquecimento antes de cada exercício com barra, halteres ou máquina. Para entender como isso funciona, digamos que você esteja seguindo o programa intermediário para mulheres, cujo treino de membros inferiores é assim: afundo com halteres, levantamento stiff, leg press e flexão de pernas, nessa ordem. Você primeiro se aqueceria para o afundo com halteres (músculos de agachamento) e depois faria as séries puxadas. O próximo é o levantamento stiff, mas não precisará se aquecer para esse porque trabalha os mesmos grupos musculares que o afundo com halteres (músculos de agachamento). O mesmo vale para o leg press e a flexão de pernas; seus quadríceps e isquiotibiais estarão prontos. Portanto, nesse caso, seu aquecimento para o afundo com halteres serve como aquecimento para todo o treino.

Mas isso nem sempre é o caso. Digamos que você está seguindo o programa avançado para homens e vai fazer o seguinte treino de membros superiores: desenvolvimento com halteres, remada unilateral com halteres, supino com halteres e rosca direta com halteres. Então, você se aqueceria no desenvolvimento com halteres primeiro (músculos de empurrar), seguido pelas séries intensas. Depois, aqueceria na remada unilateral com halteres (músculos de puxar), seguido pelas séries puxadas. E, por último, faria as séries puxadas de supino com halteres e rosca direta com halteres sem aquecimento, porque os músculos (empurrar e puxar) trabalhados nesses dois últimos exercícios já foram preparados pelos dois primeiros.

Como definir sua carga inicial

É muito bom saber que você deve trabalhar dentro de uma faixa específica de repetições, mas como descobrir quanto peso usar? Basta começar o exercício com uma carga leve e aumentar o peso a cada série sucessiva, até descobrir. O quadro a seguir tornará esse processo mais fácil e rápido:

Exercício	Homens Peso inicial (kg)	Mulheres Peso inicial (kg)
Supino máquina	15	8
Desenvolvimento máquina	10	5
Supino com halteres	12 (por halter)	7 (por halter)
Supino inclinado com halteres	10 (por halter)	5 (por halter)
Desenvolvimento com halteres	10 (por halter)	5 (por halter)
Supino reto com barra	45	20
Supino inclinado com barra	30	20
Tríceps na polia	15	8
Tríceps francês sentado	10 (por halter)	5 (por halter)
Cross over	10 (por puxador)	5 (por puxador)

PROGRAMA DE TREINO DE *GANHE MÚSCULOS* **269**

Exercício	Homens Peso inicial (kg)	Mulheres Peso inicial (kg)
Levantamento terra com halteres	5 (por halter)	3 (por halter)
Remada unilateral com haltere	14 (por halter)	8 (por halter)
Levantamento terra com barra hexagonal	45	30
Remada baixa	20	10
Levantamento terra com barra	60	45
Pulley frente	15	8
Remada na máquina	15	8
Rosca alternada com halteres	5 (por halter)	3 (por halter)
Rosca no cabo	10	5
Leg press	40	20
Agachamento goblet	14 (por halter)	8 (por halter)
Afundo com halteres	10 (por halter)	5 (por halter)
Afundo alternado com halter	10 (por halter)	5 (por halter)
Stiff com halteres	14 (por halter)	8 (por halter)
Agachamento livre com barra	45	30
Stiff com barra	45	
Cadeira extensora	20	10
Mesa ou cadeira flexora	20	10

Como reduzir a intensidade

Retroceder no treino de vez em quando é uma maneira eficaz de aumentar a recuperação e prevenir lesões, e o melhor jeito de fazer isso é reduzindo a intensidade ou o volume do treino por um período, geralmente uma semana.

Essa técnica é baseada em pesquisas sobre como o corpo lida com o estresse físico. Este é o esquema básico:

1. Você fornece um estímulo (exercício).
2. Você remove o estímulo (descanso e recuperação).

3. Seu corpo se adapta (fica maior, mais forte, mais rápido etc.).

Assim como manter uma boa higiene do sono e levar a sério o equilíbrio energético, a redução da intensidade é uma ferramenta que se enquadra no item dois (remoção de estímulos), e seu objetivo é ajudar no número três (adaptação).

Não há uma resposta única para a frequência com que você deve reduzir a intensidade, porque algumas pessoas conseguem receber mais estímulo que outras antes de precisar de uma pausa. No programa *Ganhe músculos,* a cada nove semanas você fará o seguinte:

1. Faça o treino da semana anterior, mas, em vez de 3 séries intensas por exercício, faça 2.
2. Faça o aquecimento e use a carga de costume, mas termine as séries intensas 2 repetições abaixo do limiar inferior de seu intervalo normal. Por exemplo, se você estiver seguindo uma rotina intermediária, faça 8 repetições por série com a carga normal ao reduzir (em vez de 10-12), e, se estiver na rotina avançada, 6 repetições por série (em vez de 8-10).

Como incluir exercícios de cárdio em seu programa

A musculação é mais importante que o cárdio para manter a saúde, a vitalidade e a função, portanto, se tiver tempo para apenas um, escolha o primeiro. Mas, quando combinados, a musculação e o cárdio desbloqueiam todo o seu potencial de condicionamento físico. Portanto, recomendo fazer os dois, se puder.

Felizmente, o cárdio é muito mais fácil de incorporar à sua rotina que a musculação, e você não precisa se esforçar muito para sentir a diferença. Estas são as regras básicas:

1. Faça de uma a três horas de cárdio por semana.
2. Faça apenas cárdio de intensidade baixa e moderada (por enquanto).
3. Faça os tipos de exercícios de cárdio de que você mais gosta.

Se seguir esses três princípios simples, você aproveitará a maioria dos benefícios que o cárdio tem a oferecer sem nenhuma das desvantagens. Vamos rever cada um.

1. Faça de uma a três horas de cárdio por semana

A única razão para fazer muito cárdio é melhorar a resistência cardiovascular, então, se não gosta, faça só o necessário para atingir suas metas de saúde e composição corporal, e nada mais. Mas se gosta de cárdio, pode fazer mais que o mínimo, mas não tanto a ponto de prejudicar seu treino de musculação, recuperação ou saúde.

Quanto cárdio é suficiente ou excessivo? No limiar inferior, uma hora por semana é uma "dose mínima efetiva" razoável para melhorar a saúde cardiovascular e metabólica. Você pode dividir essa hora em várias sessões, mas cada uma precisa ter pelo menos quinze minutos de duração. Quanto ao limiar superior, limite os exercícios de cárdio a não mais que a quantidade de tempo que gasta trabalhando os músculos. Por exemplo, se você faz três horas de musculação por semana (como fará neste programa), não faça mais de três horas de cárdio no mesmo período. E também você pode dividir esse tempo em vários treinos, desde que cada um tenha pelo menos quinze minutos de duração (e, idealmente, nenhum deveria ter mais de 45 minutos).

Por que o limite de tempo máximo para um treino de cárdio? Porque o cárdio não é "ruim" para ganhar músculos e força, mas fazer muito é. Há três razões principais para isso:

1. Muito cárdio desgasta você física e mentalmente, tornando mais difícil progredir na musculação. Essa fadiga sistêmica é insidiosa e se instala lenta e imperceptivelmente.

2. O cárdio pode causar uma quantidade razoável de danos musculares e dores que prejudicam o desempenho na musculação. Seu corpo precisa trabalhar duro para se recuperar de um treino de musculação intenso e, se também fizer muito cárdio, pode ter dificuldades para acompanhar.

3. Pesquisas mostram que o cárdio causa adaptações em nível celular que estão fundamentalmente em desacordo com as adaptações produzidas pela musculação. Isso é conhecido como *efeito de interferência* e se resume ao seguinte: nosso corpo (e músculos em particular) não consegue se adaptar totalmente a treinos de musculação e resistência ao mesmo tempo.

Mas ao limitar seu cárdio a algumas horas por semana, você consegue mais ou menos neutralizar essas desvantagens.

2. Faça apenas cárdio de intensidade baixa e moderada (por enquanto)

Em geral, existem três tipos de cárdio: baixa intensidade, intensidade moderada e alta intensidade. O cárdio é de baixa intensidade quando você consegue falar enquanto o faz, como uma caminhada pelo bairro ou um passeio de bicicleta. Você está fazendo cárdio de intensidade moderada quando consegue falar algumas frases curtas e logo precisa recuperar o fôlego, como correr ou nadar. E no cárdio de alta intensidade, não consegue falar frases completas (ou nada), como em corridas de qualquer tipo.

Você já deve ter ouvido falar que o cárdio de alta intensidade pode produzir maior perda de gordura e benefícios para a saúde, e isso tem um pouco de verdade. Ele pode queimar mais que o dobro de calorias por unidade de tempo que o cárdio de baixa intensidade e fornecer alguns dos mesmos benefícios à saúde em uma fração do tempo.

No entanto, também causa mais fadiga, dor e dano muscular que o cárdio de baixa intensidade, o que aumenta a probabilidade de interferir na musculação (especialmente na fase de corte, o que prejudica a recuperação pós-treino). O cárdio de alta intensidade também apresenta um risco maior de lesão – especialmente se você fizer várias vezes por semana – e requer muito foco e energia mental.

Assim, a menos que você já seja um praticante de resistência experiente, recomendo que fique com exercícios aeróbicos de baixa e moderada intensidade enquanto estiver no programa *Ganhe músculos* e guarde o trabalho de alta intensidade para mais tarde em sua jornada de condicionamento físico.

3. Faça os tipos de exercícios de cárdio de que você mais gosta

Especificamente o que você faz para trabalhar cárdio não é importante; o que importa é a regularidade. Portanto, escolha o que quiser, inclusive atividades que não sejam propriamente "exercícios" – praticar um esporte, passear à noite com seu parceiro, ou andar de bicicleta, ou caminhar no fim de semana, por exemplo. Esses tipos de exercício são tão eficazes quanto andar na esteira ou no elíptico (e mais agradáveis!).

Portanto, é melhor ficar com atividades de cárdio de baixo impacto, como ciclismo, elíptico, remo, caminhada, trilha, natação etc. Pesquisas mostram que esses tipos de exercícios causam pouco dano ou dor muscular e não interferem na musculação, e, às vezes (como no ciclismo), podem até aumentar o ganho muscular e de força.

Formas de cárdio de alto impacto, como corrida, tênis ou basquete, não são proibidas, mas não devem representar mais da metade de seu trabalho de cárdio total. Se você faz duas horas de cárdio por semana, não mais que uma hora deve ser de atividades de alto impacto.

Por fim, se você não tem certeza de que tipo de cárdio fazer, experimente o meu favorito: andar de bicicleta. Praticamente só tem prós:

- É leve para as articulações, tendões e ligamentos.
- Causa pouco dano e dor muscular, portanto, não prejudica seu treino de musculação (e algumas pesquisas mostram que até pode aumentar o crescimento muscular de membros inferiores).
- Queima muitas calorias.
- É algo que você pode fazer dentro de casa quando o tempo está ruim e ao ar livre quando está bom.
- Quando estiver dentro de casa, pode fazer bike enquanto lê, assiste à TV ou a filmes ou ouve podcasts, audiolivros, música etc. (ou algo que já teria de fazer de qualquer jeito, como ligações de trabalho. É o que costumo fazer).

***

Com as rotinas de treino que acabei de lhe dar, não será questão de *se* você conseguirá ficar em forma, magro e forte, e sim *quando*. Também não vai demorar muito para ver um progresso; em poucos meses, você pode perder de 5 a 7 kg de gordura e ganhar uma definição muscular notável.

Além disso, se você for como as dezenas de milhares de pessoas com quem conversei e trabalhei ao longo dos anos, a musculação em particular lhe dará muito mais que um novo corpo; ela lhe dará um novo sopro de vida. Você se sentirá forte, confiante e competente conforme avançar em direção à força, vitalidade e massa muscular. Perderá gordura e sentirá menos fadiga. As pessoas vão começar a perceber e perguntar qual é seu "segredo".

PROGRAMA DE TREINO DE *GANHE MÚSCULOS* **275**

Mas para chegar lá, você precisa acrescentar mais uma ferramenta a seu repertório: acompanhar seu progresso.

RESUMINDO

- Se você está começando agora na musculação ou não treina regularmente há pelo menos um ano, comece com a rotina para iniciantes.
- Comece com a rotina intermediária se:
  - Você for homem e conseguir fazer pelo menos 1 série de 15 flexões com os pés elevados, 1 série de 15 remadas sem carga e 1 série de 15 agachamentos sem carga.
  - Você for mulher e conseguir fazer pelo menos 1 série de 10 flexões regulares, 1 série de 10 remadas invertidas e 1 série de 15 agachamentos com peso corporal.
- Comece com a rotina avançada se você for homem ou mulher e conseguir fazer supino com halteres com 25% de seu peso corporal por pelo menos 1 série de 5 repetições, levantamento terra com barra hexagonal com 75% de seu peso corporal por pelo menos 1 série 5 repetições, e agachamento com halteres com 25% de seu peso corporal por pelo menos 1 série de 5 repetições.
- Em uma rotina para iniciantes, você trabalha na faixa de 12-15 repetições; quando conseguir fazer 3 séries intensas de 15 repetições seguidas, passe para uma variação mais difícil do exercício (se for sem carga) ou acrescente mais 2 kg por halter (para exercícios com carga). E se achar que não consegue fazer 3 séries intensas de pelo menos 12 repetições de um exercício sem carga, passe para uma variação mais fácil.
- Em uma rotina intermediária, você trabalha na faixa de 10-12 repetições. Quando conseguir fazer 3 séries intensas de 12

repetições, acrescente 3 kg por halter. O peso será excessivo quando você não conseguir fazer 3 séries intensas de pelo menos 10 repetições. Quando isso acontecer, diminua 3-5 kg do total até conseguir pelo menos 10 repetições de 3 séries intensas. Mas uma exceção que vale a pena mencionar de novo é quando você passa para uma carga maior. Se conseguir terminar a primeira série intensa com o novo peso faltando apenas uma ou duas repetições do limite inferior de sua faixa, continue trabalhando com esse peso até atingir a meta de progressão de novo.

- Em uma rotina avançada, você trabalha na faixa de 8-10 repetições. Quando conseguir fazer 3 séries puxadas de 10 repetições, aumente 3 kg por halter. E se não conseguir fazer 3 séries intensas de pelo menos 8 repetições, vá diminuindo de 3 a 5 kg até conseguir.

- Para passar para a rotina intermediária, você deve atender aos seguintes padrões de força: se for homem, deve conseguir fazer 1 série de pelo menos 15 flexões com os pés elevados, remadas sem carga e agachamentos sem carga; e se for mulher, pelo menos 1 série de 10 flexões e remadas invertidas e 1 série de 15 agachamentos com peso corporal.

- Para passar para a rotina avançada, você precisa conseguir fazer supino com halteres com 25% de seu peso corporal por pelo menos 1 série de 5 repetições, levantamento terra com barra hexagonal com 75% de seu peso corporal por pelo menos 1 série de 5 repetições, e agachamento goblet com 25% de seu peso corporal por pelo menos 1 série de 5 repetições.

- Para o treino sem carga, você não precisa se aquecer e pode começar com a primeira série intensa.

- Para aquecer antes de um exercício com barra, halter ou máquina, faça 2 séries de aquecimento antes das séries intensas: faça 10 repetições com uns 50% da carga que você usa e descanse um minuto.

Na segunda, faça 5 repetições com uns 70% da carga que usa e descanse um minuto.

- O protocolo de redução de intensidade *de Ganhe músculos* é simples:
  - Faça o treino da semana anterior, mas em vez de 3 séries intensas por exercício, faça 2.
  - Faça o aquecimento e use a carga de costume, mas termine as séries intensas 2 repetições abaixo do limiar inferior de seu intervalo normal. Por exemplo, se você estiver seguindo uma rotina intermediária, faça 8 repetições por série com a carga normal ao reduzir (em vez de 10-12), e, se estiver na rotina avançada, 6 repetições por série (em vez de 8-10).
- Faça entre uma e três horas de cárdio por semana, não mais que a quantidade de tempo que você gasta trabalhando seus músculos.
- Escolha o exercício de cárdio que desejar, como atividades que não sejam propriamente "exercícios": praticar um esporte, passear à noite com seu parceiro ou andar de bicicleta, ou caminhar no fim de semana, por exemplo.

13

As maneiras certas (e erradas) de acompanhar seu progresso

Quando conseguir medir o que está dizendo e expressá-lo em números, saberá algo sobre o assunto.
SIR WILLIAM THOMSON

Sir William Thomson (também conhecido como Lord Kelvin) foi um físico brilhante do século XIX, e sua visão sobre a importância da medição se aplica a muitas coisas na vida, inclusive a exercícios e dieta. Somente quando puder medir seu progresso (ou a falta dele) e expressá-lo em números, você saberá se está indo na direção certa. Mas se não tiver uma maneira consistente e objetiva de avaliar seu progresso, trabalhará às cegas, torcendo pelo melhor. Essa é uma das principais razões de muitas pessoas não conseguirem atingir suas metas no condicionamento físico.

Monitorar as coisas erradas, ou as certas incorretamente, também pode enganar. Por exemplo, muitas pessoas usam dispositivos eletrônicos ou aplicativos para estimar as calorias queimadas em treinos e acompanhar a composição corporal. Mas pesquisas mostram que esses *aparelhos* e softwares são imprecisos, e embora seja importante observar o peso corporal, as flutuações diárias não interessam, de modo que amaldiçoar-se ou aplaudir-se é contraproducente.

Para acompanhar corretamente seu progresso no condicionamento físico, você só precisa fazer duas coisas:

1. Acompanhar as mudanças em sua composição corporal.
2. Acompanhar o progresso de seu treino.

Vamos aprender a fazer cada um desses itens.

COMO ACOMPANHAR AS MUDANÇAS EM SUA COMPOSIÇÃO CORPORAL

Mesmo fazendo tudo certo, leva tempo para ver mudanças significativas em sua aparência. E quando as partes flácidas não ficam firmes tão depressa quanto você gostaria, é fácil desanimar, porque todo o seu trabalho parece em vão. Mas se aprender a controlar sua composição corporal corretamente, sempre saberá o que está ou não acontecendo com seu corpo e poderá ajustar sua dieta e treino de acordo. Esse processo tem três etapas:

1. Pese-se a cada três dias e calcule a média a cada duas semanas.
2. Tire suas medidas corporais a cada duas semanas.
3. Tire fotos de seu corpo a cada duas semanas.

Se isso parece muito trabalhoso, não se preocupe; leva apenas cinco minutos por semana e, conforme seu corpo for respondendo ao treino, vai ser divertido. Jogar é sempre mais divertido quando vale pontos, o que equivale a registrar seus resultados físicos no concurso "construindo um corpo melhor". E se seus números não estiverem indo na direção certa, é melhor saber o mais rápido possível para poder tomar atitudes corretivas.

1. Pese-se a cada três dias e calcule a média a cada duas semanas

Seu peso pode mudar diariamente por razões que não têm nada a ver com perda ou ganho de gordura ou músculo, como retenção de líquidos, níveis de glicogênio e movimentos intestinais (ou a falta deles). Por isso, altos e baixos regulares são esperados, e não se preocupe com aumentos repentinos.

Para obter uma imagem precisa do que está acontecendo com seu peso, pese-se a cada três dias e calcule a média a cada duas semanas (catorze dias). Se essas médias estiverem caindo com o decorrer do tempo, você estará perdendo peso; e se estiverem subindo, estará ganhando peso. Simples e claro. O procedimento é o seguinte:

1. Pese-se a cada três dias logo pela manhã, nu, depois de ir ao banheiro e antes de comer ou beber qualquer coisa, e anote o valor em algum lugar acessível, como um diário de treino, uma planilha do Excel ou do Google, ou o aplicativo de bloco de notas de seu celular. Se quiser levar o controle um passo adiante, pode representar graficamente os números em uma planilha.
2. A cada duas semanas, some seus pesos e divida o resultado pelo número de dias de pesagem, para obter seu peso médio diário para o período. Anote isso também.

Vejamos um exemplo de como isso ficaria para alguém que está querendo emagrecer:

Segunda-feira: 74 kg
Quinta-feira: 74,5 kg
Domingo: 73,6 kg
Quarta-feira: 73,1 kg
Sábado: 73 kg
Terça-feira: 72,7 kg
Peso médio diário: 440,98 kg / 6 pesagens = 73,4 kg

Esse método de acompanhar seu peso o mantém focado no todo, em vez de preocupado com variações sem sentido do dia a dia, que podem causar frustração e confusão desnecessárias. Além disso, para as mulheres, como o peso delas pode aumentar alguns quilos durante a menstruação, é melhor que foquem nas médias quinzenais das semanas antes e depois da menstruação.

2. Tire suas medidas corporais a cada duas semanas

O peso sozinho não diz como sua composição corporal está mudando porque não mostra se você está ganhando ou perdendo músculos ou gordura. Os "ganhos de principiante" também tornam o peso menos importante, porque, se você começou agora a fazer musculação e tem gordura para perder, vai ganhar músculos e perder gordura ao mesmo tempo. Quando essa "recomposição" acontece, o peso às vezes não muda tanto quanto seria de se esperar. Já vi transformações radicais de um ou dois anos, por exemplo, com mudança de peso de apenas 3 kg para mulheres e 8 kg para homens.

Portanto, além de seu peso, meça e registre pelo menos uma medida corporal a cada duas semanas: a circunferência de sua cintura. O tamanho de sua cintura é um indicador confiável de perda ou ganho de gordura, e, ao monitorá-lo, você pode avaliar rapidamente se seu nível de gordura corporal está mudando.

Para fazer essa medição – logo pela manhã, nu, depois de ir ao banheiro e antes de comer ou beber qualquer coisa –, passe uma fita métrica em volta de sua barriga, bem na altura do umbigo. A fita deve ficar paralela ao chão, não inclinada, e justa a seu corpo, mas não tão apertada que comprima a pele. Respire fundo, expire suavemente até que seus pulmões estejam quase vazios e, sem encolher a barriga, anote o número em algum lugar acessível.

Se você adora dados, veja mais algumas medidas que pode tirar a cada duas semanas:

- Circunferência da coxa. Passe a fita métrica ao redor da parte mais larga de sua coxa e isquiotibiais de uma perna. A seguir, faça o mesmo na outra perna.

- Braços flexionados. Flexione um dos braços e passe uma fita métrica ao redor da parte maior (o pico do bíceps e o meio do tríceps). A seguir, faça o mesmo com o outro braço.
- Circunferência do peito. Em pé, com os braços confortavelmente soltos nas laterais do corpo (sem abrir os cotovelos nem os dorsais), peça a um amigo que passe a fita métrica em volta da parte mais larga de seu peitoral.
- Circunferência do ombro. Em pé, com os braços confortavelmente soltos nas laterais do corpo (mais uma vez, não abra os cotovelos nem os dorsais), peça a um amigo que passe a fita métrica em volta de seus ombros e peito, por cima das axilas.
- Panturrilhas tensionadas. Flexione uma das pernas (levante o calcanhar do chão) e passe a fita métrica ao redor da parte maior. A seguir, faça o mesmo com a outra.

3. Tire fotos de seu corpo a cada duas semanas

A princípio, tirar fotos é ainda melhor que medir, porque, em última análise, o que vemos no espelho importa muito mais que os números. Só que imagens reveladoras podem ser uma fonte de frustração e culpa – especialmente no início –, porque são lembretes claros de como estamos longe de onde queremos chegar.

Essa reação é perfeitamente normal, mas pode ser reformulada de forma positiva. Em vez de ver as fotos como reflexos íntimos e imutáveis de *você* – sua essência e identidade –, considere-as apenas parte de uma coleção de dados evolutivos sobre as mudanças de seu corpo, que o ajudarão a calibrar sua dieta e exercícios para obter melhores resultados. Além disso, em pouco tempo, você ficará chocado com quanto seu corpo melhorou.

Lembre-se, também, de que ninguém mais precisa ver essas fotos; mas não se surpreenda se, depois de algum tempo, você quiser compartilhar suas fotos de "antes" e "depois" com algumas pessoas, pelo menos.

Assim, mesmo que se sinta tímido diante da câmera, tire fotos do "antes" agora (se ainda não tirou) e, a seguir, do progresso a cada duas semanas. Veja como fazer isso direito:

- Tire fotos de frente, de lado e de trás.
- Quanto menos roupa usar, melhor, porque lhe dará uma imagem melhor das mudanças em seu corpo.
- Use a mesma câmera, iluminação e fundo para cada foto. Se isso não for possível, veja se as imagens ficaram claras.
- Tire as fotos no mesmo horário de cada vez, de preferência pela manhã, depois de usar o banheiro e antes do café da manhã.
- Tire fotos com os músculos flexionados e relaxados para ver melhor como estão se desenvolvendo.

Também recomendo salvar todas as suas fotos de progresso em um álbum individual, no celular ou computador, para que possa consultá-las facilmente e ver a evolução de seu corpo.

COMO ACOMPANHAR O PROGRESSO DE SEU TREINO

Acompanhar a evolução de seu treino é tão importante quanto acompanhar sua composição corporal, porque é a única maneira de garantir que seus músculos estão sendo progressivamente sobrecarregados. No início, sua força aumentará depressa e notoriamente, mas, com o tempo, o progresso diminuirá, e os detalhes ficarão nebulosos se você não tiver um diário de treino. Você não se lembrará do que fez nos treinos anteriores, portanto, não saberá se sua força está aumentando ou diminuindo.

Lembre-se: conforme você vai ficando mais experiente, um treino bem-sucedido é aquele em que supera seu último desempenho, mesmo que um pouco – uma ou duas repetições com o mesmo peso em apenas um exercício, por exemplo. Com a progressão dupla, você constrói músculos e força uma repetição de cada vez; por isso, quando sobe o peso na barra, halteres ou máquina, precisa de um objetivo claro para cada série, não uma vaga noção do que fez da última vez. Por exemplo, se você sabe que sua primeira série intensa de agachamentos do treino anterior foi com 60 kg e 8 repetições, no próximo treino, basta saber que deve fazer 9 ou 10 repetições com o mesmo peso.

Se você não acompanhar a evolução de seu treino, não poderá treinar com esse nível de foco e intenção. Seus treinos ficarão desleixados, e você acabará levantando quantidades aleatórias de peso em um número aleatório de repetições. Isso é melhor que nada e pode produzir resultados satisfatórios em iniciantes, mas não será suficiente no longo prazo. Você precisa trabalhar com dados para alcançar uma transformação de verdade. Assim como deixar de acompanhar a evolução de sua composição corporal pode fazer que você perca as mudanças positivas ou negativas que ocorrem em seu corpo, levando a confusão, ansiedade e desmotivação, se não acompanhar o progresso de seus treinos, acabará parando de ganhar músculos e força, o que pode ser igualmente angustiante.

Além disso, acompanhar o progresso de seu treino o torna mais empolgante; você observa a mudança dos dados para melhor e, com o passar do tempo, revisando registros antigos, vê o progresso que fez.

Para acompanhar o progresso de seu treino no programa *Ganhe músculos,* as duas opções mais fáceis são caneta e papel ou o bloco de notas de seu smartphone. Em ambos os casos, o processo é o mesmo: você anota um treino e depois registra seu desempenho nele. Especificamente, anote os exercícios, a faixa de repetições e o número de séries intensas do treino e, a seguir, anote o peso e as repetições de cada série que for fazendo.

Veja uma maneira simples de fazer isso:

Fase 1

Semana 1

Treino 1

Segunda-feira, 23/08/2021

MEMBROS SUPERIORES A

Flexão

12-15 REPETIÇÕES

Série 1:
Série 2:
Série 3:

Pulley frente

12-15 REPETIÇÕES

Série 1:
Série 2:
Série 3:

Supino máquina

12-15 REPETIÇÕES

Série 1:
Série 2:
Série 3:

Remada invertida

12-15 REPETIÇÕES

Série 1:
Série 2:
Série 3:

Quando fizer este treino, pode preenchê-lo assim:

Semana 1

Treino 1

Segunda-feira 23/08/2021

MEMBROS SUPERIORES A

Flexão

12-15 REPETIÇÕES

Série 1: 13
Série 2: 13
Série 3: 12

Pulley frente

12-15 REPETIÇÕES

Série 1: 15
Série 2: 14
Série 3: 14

Supino máquina	Remada invertida
12-15 REPETIÇÕES	12-15 REPETIÇÕES
Série 1: 30 x 13	Série 1: 12
Série 2: 30 x 13	Série 2: 12
Série 3: 30 x 12	Série 3: 12

Também pode anotar se você se sentiu forte ou fraco em uma série ou exercício, se sentiu dor ou desconforto, se não dormiu bem na noite anterior etc. Essas observações podem ajudá-lo a entender melhor seus números ao revisá-los mais tarde. Muitas pessoas gostam de registrar suas medidas corporais no mesmo lugar (um aplicativo ou caderno, geralmente) também para se motivar.

Mas apenas escrever tudo não é suficiente. Você tem que usar os dados para melhorar seu treino. Para fazer isso, antes de fazer um treino de novo, analise como foi nas vezes anteriores para ver o que gostaria de alcançar no desempenho dessa semana. Por exemplo, no treino que acabamos de mostrar, você fez 13 repetições na primeira série de flexões, o que está bem pertinho de seu objetivo (15 repetições). Portanto, da próxima vez que fizer esse treino, você pode se esforçar para chegar a 14 ou 15 repetições na primeira série e pelo menos 13 na segunda e terceira, o que seria uma melhoria.

Se preferir uma abordagem mais tecnológica para planejar e acompanhar o progresso de seu treino, existem muitos aplicativos bons para isso (tenho um gratuito chamado Stacked, que você pode obter em www.getstackedapp.com), além do Excel e do Google Sheets, que são bem populares. E você encontra planilhas com um ano inteiro de exercícios de força do programa *Ganhe músculos,* para homens e mulheres, no material complementar que acompanha este livro (www.muscleforlifebook.com/bonus).

***

Este é um grande momento para nós. Você digeriu os principais princípios e estratégias para dieta e exercícios. Se fiz bem meu trabalho, você ganhou uma perspectiva totalmente nova sobre exercícios e condicionamento físico e está pronto para começar seus treinos do programa *Ganhe músculos*.

Para que isso seja o mais suave possível, no próximo capítulo compartilharei com você um guia prático para ajudá-lo no processo todo.

RESUMINDO

- Para acompanhar a evolução de sua composição corporal, pese-se a cada três dias e calcule a média a cada duas semanas, e tire medidas corporais e fotos de seu corpo a cada duas semanas.
- Seu peso pode mudar diariamente por razões que não têm nada a ver com perda ou ganho de gordura ou músculos, como retenção de líquidos, níveis de glicogênio e movimentos intestinais (ou a falta deles). Por isso, altos e baixos regulares são esperados, e aumentos súbitos não são preocupantes.
- Meça e anote a circunferência de sua cintura a cada duas semanas, porque essa medida é um indicador confiável de perda ou ganho de gordura.
- Se você é do tipo que adora acompanhar dados, também pode medir a circunferência da coxa, dos braços flexionados, do peito, do ombro e das pernas flexionadas a cada duas semanas e registrar os dados.
- Monitorar seu treino é tão importante quanto monitorar sua composição corporal, porque é a única maneira de garantir que seus músculos sejam progressivamente sobrecarregados.
- Para acompanhar a evolução de seus treinos no programa *Ganhe músculos*, as duas opções mais fáceis são caneta e papel e o bloco de notas de seu smartphone. Em ambos os casos, o processo é o mesmo: basta você escrever um treino e depois registrar seu desempenho nele.

14

Guia prático de treino *Ganhe músculos*

Nós somos o que fazemos repetidamente.
A grandeza, então, não é um ato, e sim um hábito.
WILL DURANT

Para que sua primeira fase do treino *Ganhe músculos* seja o mais suave possível, preparei uma lista abrangente que divide o processo em cinco etapas:

1. Compre seus equipamentos.
2. Matricule-se em uma academia ou monte uma em casa.
3. Monte seu cronograma de treinos.
4. Faça sua primeira semana de treino.

Vamos desenvolver cada um.

1. Compre seus equipamentos

Você não precisa de muitos equipamentos ou dispositivos para fazer seus treinos *Ganhe músculos*. As únicas coisas de que realmente precisa são uma fita métrica e uma balança para acompanhar sua transformação. Mas há outros itens que podem ser úteis:

1. Um par de luvas de treino, para evitar calos.
2. Calçados para agachamento e levantamento terra (treinos intermediário e avançado).

GUIA PRÁTICO DE TREINO *GANHE MÚSCULOS* **289**

3. Um par de fitas de levantamento de peso para quando a carga ficar pesada (treinos intermediário e avançado).

4. Um par de caneleiras ou meias até o joelho para proteger suas canelas durante o levantamento terra (treinos avançados).

5. Um cronômetro barato, se seu celular ou relógio não tiver essa função.

6. Se você for correr ou caminhar para fazer exercícios aeróbicos, um par de tênis de corrida confortável. Há marcas acessíveis e de alta qualidade. Mas ignore a propaganda exagerada deles e escolha o que for melhor para seus pés na caminhada ou corrida.

7. Equipamento para sua academia em casa (falaremos disso a seguir).

Além disso, se estiver interessado, você encontrará links para minhas recomendações específicas de produtos no material complementar que acompanha este livro (www.muscleforlifebook.com/bonus).

2. Matricule-se em uma academia ou monte uma em casa

Algumas pessoas não gostam de academias, o que é compreensível. Homens suados e fedorentos gemendo e encarando; aspirantes a celebridades do Instagram tirando selfies; e fisiculturistas de rosto de pedra reivindicando a maioria dos equipamentos podem fazer uma academia parecer tão atraente quanto um banheiro de posto de gasolina.

Felizmente, agora que o exercício está mais popular que nunca, é fácil para a maioria das pessoas encontrar uma academia limpa, agradável e convidativa que mais se assemelha a um clube de luxo que a uma masmorra nojenta.

As coisas mais importantes a considerar ao escolher uma academia são:

1. Tem o equipamento de que você precisa para seus treinos? Praticamente qualquer academia que esteja bem abastecida com pesos

livres e máquinas serve. Se tiver bancos e gaiola de agachamento, halteres e algumas máquinas básicas, e condições de fazer o levantamento terra (um ponto importante se você está começando com o treino intermediário ou avançado), maravilha.

2. Fica perto, para que você não tenha dificuldade de ir com regularidade? Descobri que, se ir à academia exige mais de quarenta minutos de carro (ida e volta), a adesão diminui. Portanto, se puder, minimize o deslocamento encontrando uma academia perto de sua casa ou trabalho.

3. Cabe em seu orçamento? Não gaste mais do que pode em uma academia, mas é bom investir em uma que seja limpa e tenha bons equipamentos, funcionários simpáticos e outras vantagens que você poderia usar, como chuveiros, toalhas, aparelhos aeróbicos, piscina etc. Os preços variam, mas há academias para todos os bolsos.

Você também pode se exercitar em casa, e isso tem prós e contras em termos de custo-benefício, conveniência e privacidade. Entre as vantagens:

- A conveniência é insuperável, e isso pode facilitar o cumprimento do plano.
- Você pode treinar quando quiser.
- Nunca precisará esperar pelo equipamento.
- Não precisa se preocupar com a limpeza das instalações.
- Não receberá atenção indesejada.
- Pode pôr sua música favorita, decorar as paredes como quiser e criar seu espaço fitness.
- Você economiza o tempo e o dinheiro que gastaria indo à academia.

Por outro lado:

- Se quiser um equipamento novo, precisará desembolsar um bom dinheiro. Mas também pode procurar equipamentos usados, muitos sites trabalham com isso.
- Você precisará de uns 50 metros quadrados para montar tudo (para servir de referência, uma garagem média para dois carros tem essa medida).
- Os exercícios que poderá fazer serão bastante limitados, e, se quiser fazer cárdio em máquina, precisará comprá-la também.
- Talvez goste menos de treinar, já que provavelmente o fará sozinho. Um parceiro de treino pode melhorar a regularidade, aumentar a responsabilidade e tornar o treino mais divertido.
- Você vai ter que limpar e fazer a manutenção em seu equipamento.
- Você pode se distrair com tarefas, filhos, animais de estimação, seu cônjuge ou parceiro etc.

Considerando tudo, recomendo uma academia se você estiver começando com a rotina para iniciantes, que inclui mais exercícios de máquina que os treinos intermediário e avançado. Mas é possível trocar esses exercícios em máquinas por alternativas "aprovadas" sem carga e de peso livre fornecidas no Capítulo 11, os quais você pode fazer em casa.

Por exemplo, você pode fazer a flexão com os pés elevados em vez da máquina de supino, a remada unilateral com haltere em vez do pulley frente e o agachamento com peso corporal ou agachamento goblet em vez do leg press (tecnicamente, o agachamento goblet é um exercício de nível intermediário, mas a maioria dos iniciantes pode fazê-lo sem problemas).

Mas lembre-se de que os exercícios com peso livre são mais difíceis de aprender e executar que os sem carga ou feitos na máquina, o que anula parcialmente o propósito de uma rotina para iniciantes. Mas se esse é o seu caso e sua única opção é treinar em casa, não se desespere. Vai dar tudo certo.

Equipamentos para a rotina para iniciantes

Se você estiver treinando em casa e começando com uma rotina para iniciantes, vai precisar do seguinte:

- Halteres
  Você tem duas opções:

1. Halteres de peso fixo (redondos, sextavados etc.)

Esses halteres são os mais confortáveis de manusear, mas também ocupam muito espaço, o que os torna inviáveis para quem não têm muito espaço em casa. Se isso não for um problema para você, compre o conjunto inteiro, que vai de 0,5 kg a 10 kg.

2. Halteres reguláveis (de anilhas – você monta o halter com o peso que desejar)

Esses halteres são mais difíceis de manejar que os fixos, mas são bastante viáveis e ocupam muito pouco espaço, tornando-os ideais para academias domésticas. Escolha um conjunto que suporte pelo menos 25 kg por halter, e dê preferência a um modelo que suporte aumentos graduais de peso conforme você for ficando mais forte, para não precisar comprar outro conjunto depois de seis ou doze meses.

- Banco regulável
  É um banco acolchoado, com rodas, que pode ser colocado completamente plano ou na vertical. Permite fazer muitos exercícios sentado e deitado, como o supino com halteres, desenvolvimento com halteres, supino reto e inclinado, bem como outros exercícios, como remada unilateral com haltere e afundo.

- **Barras paralelas de chão**
  É uma estrutura de metal para paralelas (peito) e remadas invertida.

Equipamentos para rotina intermediária

Se for treinar em casa e começar com uma das rotinas intermediárias, vai precisar de todos os equipamentos para iniciantes, e mais os seguintes:

- **Barra hexagonal**
  Você precisará dela para o levantamento terra com barra hexagonal, mas pode fazer o levantamento terra convencional em vez dessa variação, se não quiser comprar os dois equipamentos.

- **Anilhas**
  Se você for mulher, comece com pelo menos duas anilhas de 1, 2, 5, 10 e 20 kg; se for homem, duas de 1, 2, 5 e 10 kg, e quatro a seis anilhas de 20 kg, dependendo de sua força (se estiver começando com a rotina para iniciantes, quatro está bom; se for intermediário ou avançado, compre seis). Depois você pode ir comprando mais à medida que for ficando mais forte (a maioria das pessoas gosta de acrescentar mais anilhas de 5 e 20 kg).
  Compre anilhas redondas, e não de doze faces, que saem da posição quando você faz o levantamento terra.

- **Piso de EVA**
  São placas grossas de EVA que se unem para que você possa fazer o levantamento terra sem danificar o piso nem o equipamento, nem fazer muito barulho.

Equipamentos para rotina avançada

Se você for treinar em casa e começar com uma das rotinas avançadas, vai querer todo o equipamento para iniciantes e intermediários, além dos seguintes:

- **Gaiola de agachamento**
  É uma estrutura de metal resistente, com ganchos ajustáveis para apoiar uma barra e travas de segurança para quando você estiver sozinho. Com esse equipamento, você pode fazer o agachamento livre com barra, o stiff e o supino inclinado e reto com barra.

- **Barra**
  Muitos exercícios do treino avançado requerem uma barra, de modo que ela é absolutamente necessária.

- **Barra fixa ou estação de calistenia**
  A barra você pode instalar em uma porta, e permite fazer barra fixa com pegada pronada e supinada. A estação de calistenia é uma estrutura de metal para fazer elevação, barra fixa e paralelas (peito); portanto, substitui a barra fixa.

Existem inúmeras ferramentas, brinquedos e máquinas que você pode comprar também, mas poderá fazer quase todos os exercícios do programa *Ganhe músculos* com esses que descrevi. Os exercícios que não puder fazer – leg press, desenvolvimento máquina, supino máquina, por exemplo –, você pode simplesmente trocar pelos aprovados que estão no Capítulo 11.

A tabela a seguir o ajudará a fazer as escolhas certas:

Exercício	Substituição 1	Substituição 2
Supino máquina	Supino com halteres	Flexão
Desenvolvimento máquina	Desenvolvimento com halteres	Supino inclinado com halteres
Cross over	Flexão	Paralelas para peito
Tríceps na polia	Tríceps banco	Tríceps francês sentado
Remada baixa	Remada unilateral com halter	Remada invertida ou com halteres
Pulley frente	Remada invertida ou com halteres	Barra fixa pegada pronada ou supinada
Remada na máquina	Remada unilteral com halteres	Remada invertida ou com halteres
Rosca no cabo	Rosca alternada com halteres	Remada invertida ou com halteres
Leg press	Agachamento goblet	Afundo com peso corporal ou com halteres
Cadeira extensora	Agachamento sem carga ou com halteres	Subida na plataforma sem carga
Mesa ou cadeira flexora	Levantamento terra com halteres	Stiff

Quanto ao lugar para montar sua academia em casa, escolha uma sala que tenha piso de concreto, se possível, como uma garagem ou um porão, e que fique no térreo ou no subsolo, porque treinar em um andar superior – fazer levantamento terra em particular – pode assustar as pessoas e até estragar o piso.

3. Monte seu cronograma de treinos

Primeiro, vamos definir em quais dias da semana você fará musculação. Veja algumas considerações úteis:

- Tente espaçar uniformemente seus treinos de musculação ao longo da semana.
- Tente incluir pelo menos um dia sem musculação no meio.
- Muitas pessoas, inclusive eu, gostam de fazer musculação durante a semana e deixar os fins de semana livres para exercícios aeróbicos e outras atividades.

Quanto aos exercícios de cárdio, veja algumas diretrizes:

1. Não faça mais de um treino de cárdio por dia.
2. Tente fazer exercícios aeróbicos em dias em que não treina força.
3. Se fizer musculação e exercícios aeróbicos no mesmo dia, tente fazer primeiro musculação e depois cárdio.
4. Se fizer musculação e exercícios aeróbicos no mesmo dia, tente fazer os aeróbicos em dias de treino de membros superiores.
5. Não esqueça que sua semana deve ter de um a dois dias de descanso (sem exercícios ou atividade física vigorosos).

Veja exemplos de rotinas bem projetadas:

	Seg.	Ter.	Qua.	Qui.	Sex.	Sáb.	Dom.
Manhã	Membros inferiores A		Membros superiores A		Membros inferiores B	Cárdio	Cárdio
Tarde/ noite							

	Seg.	Ter.	Qua.	Qui.	Sex.	Sab.	Dom.
Manhã	Membros inferiores A	Cárdio	Membros superiores A		Membros inferiores B		
Tarde/ noite				Cárdio			

	Seg.	Ter.	Qua.	Qui.	Sex.	Sáb.	Dom.
Manhã	Membros superiores A		Membros inferiores A			Membros superiores B	
Tarde/ noite	Cárdio	Cárdio		Cárdio			

GUIA PRÁTICO DE TREINO *GANHE MÚSCULOS* **297**

	Seg.	Ter.	Qua.	Qui.	Sex.	Sáb.	Dom.
Manhã	Membros inferiores A	Cárdio		Membros superiores A		Membros inferiores B	
Tarde/ noite			Cárdio	Cárdio			

	Seg.	Ter.	Qua.	Qui.	Sex.	Sáb.	Dom.
Manhã	Membros superiores A		Cárdio	Membros inferiores A		Membros superiores B	
Tarde/ noite	Cárdio				Cárdio	Cárdio	

	Seg.	Ter.	Qua.	Qui.	Sex.	Sáb.	Dom.
Manhã	Membros superiores A	Membros inferiores A	Cárdio		Membros superiores B		Cárdio
Tarde/ noite					Cárdio		

Então, está pronto para criar seu plano? Vamos começar:

1. Defina quando e onde fará seus treinos (musculação ou cárdio, ou ambos). Anote sua programação na tabela a seguir.

2. Revise seu plano e avalie o que mais precisa ocorrer para que você o siga. Por exemplo, se quiser treinar logo pela manhã, a que horas precisa ir dormir para estar bem descansado (incluindo sextas e sábados, se aplicável) no dia seguinte? Ou, se seu plano é treinar depois do trabalho, a que horas precisará sair do escritório? Crie declarações que-quando-onde para todos os pré-requisitos importantes e anote-as.

3. Analise suas declarações que-quando-onde e procure o que poderia dar errado. O que você fará se perder um treino? (Pode treinar

em outro dia ou vai ter que pular?) O que fará se estiver atrasado para a academia? (Pode sair da academia mais tarde ou precisará encurtar o treino?) E se precisar viajar? (Pode fazer seu treino regular onde estiver ou vai ter que fazer outra coisa, como exercícios sem carga? Ou só cárdio?) Crie declarações se-então para abordar os obstáculos que provavelmente enfrentará de vez em quando, e anote-as.

	Seg	Ter	Qua	Qui	Sex	Sáb	Dom
Manhã							
Tarde/ noite							

4. Faça sua primeira semana de treino

Durante sua primeira semana de treino do programa *Ganhe músculos,* seus principais objetivos são se sentir confortável com os exercícios e determinar sua carga inicial (ou variações de exercícios, no caso das rotinas para iniciantes).

Veja os pontos fundamentais a recordar:

- Faça um exercício de cada vez e complete todas as séries intensas de um exercício antes de passar para outro.
- Não faça séries de aquecimento para exercícios sem carga.
- Faça duas séries de aquecimento com os primeiros exercícios para cada grupo muscular principal em um treino. Na primeira, faça 10 repetições com cerca de 50% da carga que usa e descanse um minuto. Na segunda, faça 5 repetições com cerca de 70% da carga que usa e descanse um minuto.

- Descanse de três a quatro minutos entre as séries intensas dos exercícios principais e de dois a três minutos entre as séries puxadas dos exercícios acessórios.
- Para todos os exercícios, use progressão dupla para aumentar primeiro as repetições e depois a carga ou a dificuldade do exercício. Para fazer isso, aumente o peso (exercícios com carga) ou passe para uma variação mais difícil do exercício (exercícios sem carga) quando atingir o topo de sua faixa de repetições em 3 séries seguidas. Então, da próxima vez que fizer o exercício, se conseguir terminar sua primeira série intensa com o novo peso ou a variação mais difícil fazendo uma ou duas repetições do limite inferior de sua faixa de repetições, continue até que consiga fazer 3 séries intensas no máximo de repetições de sua faixa e faça a progressão de novo.
- Você provavelmente perderá 2-4 repetições a cada 5 kg acrescentados a um exercício e ganhará 2-4 repetições a cada 5 kg que retirar.
- Termine todas as séries intensas de exercícios sem carga uma repetição antes da fadiga muscular (ou seja, quando vir que não vai conseguir fazer mais uma inteira) e termine todas as séries intensas de exercícios com máquina, halteres e barras 2 a 3 repetições antes da fadiga muscular.
- Use um ritmo de repetição "1-0-1" para todos os exercícios, o que significa que a primeira parte de cada repetição deve levar cerca de um segundo, seguida por uma pausa momentânea, seguida pela parte final da repetição, que também deve levar cerca de um segundo.
- Certamente você ficará dolorido nas primeiras duas semanas, mesmo que já tenha feito musculação. Seu corpo será desafiado de maneiras novas e exigentes neste programa, e vai ter que se adaptar. Mas isso acontecerá depressa. No final da segunda ou terceira semana, você não deve sentir muita dor após os treinos.

- Se quiser aumentar a capacidade de recuperação de seu corpo, procure dormir mais trinta a sessenta minutos por noite na primeira semana. Isso pode melhorar o desempenho de seu treino também!

Ainda, não se assuste nem desanime se a primeira semana for meio punk. Eu me lembro claramente de minha primeira semana: me sentia fraco, desajeitado e deslocado, mas também sabia que era uma fase inevitável e temporária. A dificuldade inicial não é um sinal de que não vale a pena, e sim um sinal de seu valor. E o fato de ser difícil no início não é uma evidência de que você não nasceu para isso. É uma chance de perseverar e provar que você é digno.

Pense bem: transformar seu corpo é muito mais que ganhar músculos e perder gordura; é sacrificar quem você é por quem quer ser. Você está usando ferro e aço para forjar seu novo corpo, um ato místico de calor e fogo, martelo e bigorna. Não é como trocar de calcinha ou cueca ou cortar as unhas. É para ser difícil mesmo. Mas, por sorte, não *tão* difícil. Não é como fazer a barba com um machado ou pentear o cabelo com uma vassoura. É levantar coisas e colocá-las no chão até seus músculos queimarem e seu corpo doer. Isso não significa que você vai gostar de cada treino – não vai –, mas sempre vai gostar de ter se exercitado.

***

Logo no início, expliquei que este não é um livro só para ler, e sim para *fazer*. E chegamos ao ponto de partida. É hora de tomar coragem e começar o programa. Pode continuar lendo também, claro, porque há mais coisas a aprender e implementar para melhorar ainda mais sua composição corporal e sua saúde. Mas como o restante do material deste livro se destina a ajudar com seus esforços na cozinha e na academia, quanto mais cedo você começar essas atividades, mais cedo poderá se beneficiar do que mais tenho para lhe ensinar.

Então, está pronto? Talvez meio nervoso ou inseguro? Ótimo! É exatamente isto que você deve sentir: o nervosismo antes da prova que até mesmo atletas profissionais experimentam regularmente. Ao contrário da crença popular, pesquisas mostram que isso não é um sinal de que há algo errado ou de que você precisa "se acalmar" ou "parar de se estressar". Esse desconforto pode ser ressignificado e aproveitado para um melhor desempenho simplesmente dizendo a si mesmo "estou animado", em vez de tentar suprimir a sensação. Isso muda sua atitude, que passa de improdutiva (ansiosa e relutante) – como se estivesse diante de uma ameaça – a construtiva (animada e preparada), pronto para aproveitar uma oportunidade. E aí, pensar em começar sua jornada faz seu coração bater um pouco mais rápido? Sua respiração se acelerar? Perfeito! Vamos lá! Mostre-me o que você tem!

PARTE IV

O ÚLTIMO CONSELHO SOBRE SUPLEMENTOS DE QUE VOCÊ VAI PRECISAR

15

O guia do comprador de suplementos inteligente

Começar é fácil, persistir é uma arte.
PROVÉRBIO ALEMÃO

A maioria dos resultados com o programa *Ganhe músculos* será decorrente de sua dieta e planos de exercícios, e nenhuma cápsula, pó ou poção mudará isso. Suplementos não são tão importantes quanto o pessoal adepto ao fitness acredita.

É verdade que alguns podem acelerar os resultados e melhorar a saúde, mas muitos (se não a maioria) são um fracasso. Por exemplo, aminoácidos de cadeia ramificada são extremamente populares e dizem que ajudam no crescimento muscular, mas um crescente corpo de evidências mostra que não. A *Garcinia cambogia* é um dos suplementos para emagrecer mais populares de todos os tempos, mas estudos mostram que é um fiasco. O mesmo vale para o suplemento para aumentar a testosterona, a *Tribulus terrestris*.

Mas se você tiver dinheiro para isso, existem suplementos que deve levar em conta, porque os poucos que funcionam podem melhorar muitos aspectos significativos de sua composição e fisiologia corporal, como crescimento muscular, perda de gordura, força, inflamação, saúde do coração, humor, cérebro, intestino, sensibilidade à insulina, níveis de energia, imunidade e muito mais.

Existem sete suplementos que podem fazer uma diferença marcante em sua saúde e condicionamento físico:

1. Proteínas em pó.
2. Multivitamínicos.
3. Vitamina D.
4. Óleo de peixe.
5. Creatina.
6. Suplementos para as articulações.
7. Suplementos para vitalidade.

Essa também é a ordem de importância deles. As proteínas em pó estão no topo porque facilitam ingerir proteínas suficientes. O segundo suplemento importante é um multivitamínico de alta qualidade, porque muitas pessoas não obtêm nutrientes essenciais suficientes por meio da alimentação (mesmo pessoas que "comem de forma saudável"). Depois, há vitamina D e o óleo de peixe, porque manter a ingestão adequada de vitamina D e ômega-3 é complicado só com alimentos, e eles são benéficos para a saúde e o desempenho. A seguir, vem a creatina, uma molécula semelhante a um aminoácido, porque é o melhor suplemento que você pode tomar para aumentar a força, o crescimento muscular e a recuperação pós-treino. Depois estão os suplementos para ajudar as articulações, porque as dores matam o progresso e a motivação (se você tem problemas nas articulações, talvez essa seja a categoria mais importante), e para vitalidade, que aumentam a energia e o bem-estar, porque quanto mais animado você estiver, melhores serão seus treinos, sem falar da vida em geral.

Vamos rever cada um desses suplementos e aprender como escolhê-los e usá-los corretamente.

PROTEÍNAS EM PÓ

Whey, caseína, soja, meu Deus! São muitas proteínas em pó, porque existem dezenas de marcas e produtos populares. O que escolher? Uma proteína em pó de origem animal, como whey, caseína ou colágeno? Ou talvez à base de plantas, como arroz, soja, cânhamo ou ervilha? Ou talvez uma mista?

Uma boa proteína em pó atende a alguns critérios:

1. Tem um gosto bom e dissolve bem. Se você tiver que engolir pedaços, terá problemas para ingeri-la todos os dias.
2. É rica em proteínas e pobre em carboidratos e gorduras. Isso mantém as calorias no mínimo e permite que você coma mais comida (mais satisfatório).
3. É rica em aminoácidos essenciais e bem absorvida pelo organismo. Isso determina sua qualidade como fonte de proteína e o quanto ajuda a melhorar a composição corporal.
4. É acessível e tem um bom custo (custo razoável por porção).

Também prefiro proteínas em pó totalmente naturais (e outros suplementos) que não contêm adoçantes artificiais, corantes alimentares nem outras porcarias sintéticas, porque tomo de seis a oito porções de suplementos por dia e não quero ingerir regularmente tantos aditivos químicos. Essas substâncias podem não ser tão perigosas quanto os alarmistas querem que você acredite, mas estudos mostram que podem causar reações adversas em algumas pessoas.

Então, quais proteínas em pó populares atendem às minhas necessidades? Vamos descobrir.

Whey protein

Whey protein é a queridinha das proteínas em pó por um bom motivo: fornece muitas proteínas por porção e dinheiro, tem um sabor bom, é rica em aminoácidos e altamente biodisponível.

Estamos acostumados ao nome, às vezes sem nem saber que *whey* significa soro de leite. É aquele líquido translúcido que fica depois de talhar e coar o leite para fazer queijo. Já foi até considerado um subproduto inútil do processamento de laticínios. Mas o soro de leite se tornou valioso quando cientistas descobriram seu alto teor de proteínas, no final de 1800. Seguiu-se o investimento em tecnologia para transformar o soro de leite em alimento, e assim nasceu toda uma indústria.

Mais tarde, pesquisadores descobriram que o soro de leite é digerido e absorvido rapidamente e contém o aminoácido *leucina,* que desempenha um papel vital no estímulo da síntese de proteínas. Isso colocou o whey no topo da lista para fisiculturistas e, conforme os métodos de refino da matéria-prima foram melhorando, o mesmo aconteceu com a palatabilidade e a popularidade do produto final.

Portanto, o whey protein é uma excelente escolha para suplementação de proteínas, e você tem três tipos para escolher:

1. Whey protein concentrado. Essa é a forma menos processada de whey protein, e varia de 25% de proteína (ruim) a 80% (bom), dependendo da qualidade, e contém lipídios e lactose.
2. Whey protein isolado. É o whey processado para retirar a gordura e a lactose, e é composto de um mínimo de 90% de proteína.
3. Whey hidrolisado. É o whey protein (concentrado ou isolado, mas geralmente isolado) processado para ser mais facilmente digerido e absorvido.

O whey protein isolado e o hidrolisado são comumente vendidos como melhores para a hipertrofia que o concentrado, mas isso nem sempre é verdade. Isolar e hidrolisar têm vantagens – mais proteína por peso, sem lactose, dissolução e digestibilidade, e alguns diriam melhor sabor –, mas, no que diz respeito aos resultados finais, um whey protein concentrado de alta qualidade funciona muito bem.

Uma regra a ter em mente ao escolher uma proteína em pó é que você geralmente recebe aquilo pelo que paga. Se um produto custa muito menos que o preço normal, provavelmente é porque é feito com ingredientes de baixa qualidade. Mas preços altos nem sempre são indicativos de qualidade superior. Por exemplo, algumas empresas de suplementos de má reputação acrescentam pequenas quantidades de whey isolado e hidrolisado a uma base concentrada de baixa qualidade para criar um "mix", mas destacam o "isolado e hidrolisado" nas embalagens e no marketing.

Por sorte, há uma maneira fácil de farejar as porcarias: ver a lista de ingredientes e a relação de proteína por porção.

Os ingredientes são listados em ordem decrescente segundo a quantidade presente, o que significa que há mais do primeiro ingrediente que do segundo, mais do segundo que do terceiro e assim por diante. Portanto, se um whey protein se apresenta como isolado, mas tem soro de leite concentrado como primeiro ingrediente, contém mais isso que qualquer outra coisa. Na verdade, pode ser concentrado e conter muito pouco do soro isolado. Pior são os wheys que têm mais proteína do leite (uma alternativa barata) que soro.

Observe também a quantidade de proteína por porção em relação ao tamanho da colher-medida (ou *scoop*). Nunca bate exatamente, porque mesmo as proteínas em pó "mais limpas" têm adoçante, aromatizante e outros ingredientes menores, mas necessários. Mas uma grande discrepância é um alerta vermelho; algo não está certo. Por exemplo, se uma colher medida tem 40 g, mas contém apenas 20 g de proteínas, não compre o produto, a menos que saiba que os outros 20 g são coisas que você quer.

Para resumir, um whey protein de alta qualidade é fácil de identificar:

1. Soro de leite concentrado, isolado ou hidrolisado é o primeiro ingrediente.
2. Soro de leite isolado ou hidrolisado é o primeiro ingrediente quando isso vem enfatizado na embalagem ou no marketing.
3. A quantidade de proteínas por porção é bem próxima do tamanho da colher medida.

Caseína

Como o soro de leite, a caseína é uma proteína que vem do leite e é altamente eficaz para a hipertrofia. Mas, ao contrário do primeiro, ela é digerida lentamente, resultando em uma liberação mais constante e gradual de aminoácidos no sangue – uma propriedade que não a torna melhor nem pior para nossos propósitos. A maioria das pessoas que escolhe caseína prefere apenas o sabor e a sensação na boca em comparação com o soro de leite.

Você tem dois tipos de suplementos de caseína para escolher:

1. Caseinato de cálcio.
2. Caseína micelar.

Caseinato de cálcio é caseína processada para melhorar a dissolução, e caseína micelar é uma forma processada, de alta qualidade, para preservar os pequenos feixes de proteína (*micelas)* responsáveis por suas propriedades de digestão lenta. Por esse motivo, pesquisas mostram que a caseína micelar é digerida mais lentamente que o caseinato de cálcio, mas ambos são igualmente eficazes para atender às necessidades de proteínas. Portanto, escolha o que preferir.

Assim como acontece com o whey, ao comprar caseína observe a quantidade de proteínas por porção em relação ao tamanho da colher medida.

Proteína de soja

A soja é uma fonte eficaz de proteínas e aminoácidos essenciais, mas também é objeto de controvérsia contínua, especialmente entre os homens. Segundo algumas pesquisas, a soja pode ter efeitos feminilizantes nos homens por causa das moléculas semelhantes ao estrogênio que ela contém, chamadas *isoflavonas.* Por outro lado, outros estudos descobriram que os níveis normais de ingestão de soja e isoflavonas não alteram a fertilidade masculina nem os hormônios.

Mas ainda não há uma resposta simples para isso. Estudos mostram que esses efeitos podem variar dependendo da presença ou ausência de certas bactérias intestinais, por exemplo, que existem em 30-50% das pessoas. Mas são necessárias mais pesquisas para entender o significado desse fenômeno.

Assim, embora a proteína de soja seja uma opção viável em comparação ao whey e à caseína em termos de qualidade e eficácia, se você for homem, basta escolher uma das outras opções discutidas neste capítulo. Mas, se for mulher, a proteína de soja é uma maravilhosa fonte de proteína vegetal, sem riscos nem desvantagens conhecidas.

Você também tem dois tipos de proteína de soja para escolher – concentrada e isolada –, e, como a isolada tem mais proteínas por peso (e menos carboidratos e gordura), essa é a minha recomendação.

Proteína de colágeno

O colágeno é a principal proteína dos tecidos conjuntivos dos animais e está na moda atualmente. Infelizmente, não merece nem um lugar no palco, muito menos sob os holofotes.

Como você sabe, a quantidade de aminoácidos essenciais que uma fonte de proteína fornece é muito importante, principalmente para melhorar a composição corporal. Quanto menos aminoácidos essenciais por porção, menos nutritiva é a proteína.

A proteína de colágeno recebe notas baixas nesse quesito porque, embora seja rica em aminoácidos não essenciais *glicina, prolina* e *alanina,* faltam nela os aminoácidos essenciais mais relacionados ao crescimento muscular: *leucina, isoleucina* e *valina.* A proteína de colágeno também é pobre em enxofre, que participa de muitas funções corporais, como fluxo sanguíneo, produção de energia e proteção das células contra danos oxidativos.

Mas uma coisa que a proteína de colágeno tem a seu favor é a abundância de glicina, o que pode melhorar a qualidade de sua pele, cabelos e unhas. A glicina é muito barata (e tem um gosto bom), por isso você pode usá-la como suplemento para ver se ajuda a ficar mais bonito.

Proteína de arroz

Talvez você não pense muito na proteína de arroz nem saiba que existe, mas ela tem alto *valor biológico* (que mede a absorção e uso da proteína no corpo), de cerca de 80% (semelhante à carne bovina), e um perfil de aminoácidos robusto (semelhante ao da soja).

A proteína de arroz em pó também tem um sabor suave e uma textura agradável, o que a torna campeã geral para suplementação com proteína vegetal (e, se quiser que fique ainda melhor, pode misturá-la com a próxima opção).

No que diz respeito às formas, a proteína isolada de arroz é a melhor.

Proteína de ervilha

Quando foi a última vez que você ouviu um carnívoro dizer que está comendo muitas ervilhas para ganhar massa? Bem que poderia, porque a proteína de ervilha também tem um alto valor biológico (aproximadamente o mesmo do arroz) e uma grande quantidade de leucina, o que a torna eficaz na promoção do ganho muscular.

As pessoas também costumam misturar proteína de ervilha com proteína de arroz porque têm um sabor ótimo e perfis de aminoácidos complementares, combinando-se em uma mistura quimicamente semelhante à do whey. Na verdade, essa mistura muitas vezes é chamada de "whey vegano".

A proteína de ervilha vem em duas formas: concentrada e isolada. E ambas são fabricadas secando e moendo ervilhas até virar uma farinha fina, misturando-a com água e removendo a fibra e o amido, deixando principalmente a proteína com um pouco de vitaminas e minerais. No entanto, a proteína isolada de ervilha precisa ter pelo menos 90% de proteína por porção, ao passo que a concentrada pode ter de 70 a 90%.

Assim, prefiro a proteína de ervilha isolada à concentrada (mais proteínas e menos carboidratos e gordura por porção).

Proteína de cânhamo

Essa proteína é nutritiva, mas tem de 30-50% de proteínas por porção, o que significa que contém mais carboidratos e gordura que todas as outras que discutimos até agora. Além disso, ela não é absorvida tão bem quanto a proteína de soja, arroz ou ervilha e é mais pobre em aminoácidos essenciais, o que a torna ainda menos útil como suplemento de proteínas.

Portanto, vejo a proteína de cânhamo mais como um alimento que como um suplemento proteico, e não a recomendo para esse fim.

Como tomar proteína em pó

Para aumentar a ingestão de proteínas, a maioria das pessoas gosta de tomar uma medida de proteína em pó antes ou depois dos treinos, porque é rápido e conveniente, e mais uma ou duas colheres durante o dia como lanche (muitos gostam no meio da tarde). Isso funciona bem.

Algumas pessoas obtêm a maior parte de suas proteínas diárias dos suplementos em pó, mas isso pode causar desconforto gastrointestinal. Ultrapassando uma quantidade limitada de proteínas em pó por dia, especialmente as derivadas do leite, como whey e caseína, logo aparecem os problemas. A tolerância varia de pessoa para pessoa, mas, para mim, mais de 70 g a 80 g de whey ou caseína por dia incomodam meu estômago.

A principal razão para isso é que os pós são digeridos mais rapidamente que os alimentos; portanto, se você ingerir uma grande quantidade de proteína em pó de uma só vez, as moléculas de proteína vão chegar ao intestino grosso só parcialmente digeridas, resultando em gases e desconforto. Esse problema é exclusivo da proteína em pó, porque é muito fácil de ingerir, ao passo que as fontes de proteína que exigem mastigação saciam mais e é mais difícil consumi-las em excesso. Um shake de proteína com dois peitos de frango pode ser consumido em questão de segundos, por exemplo, provocando uma demanda imediata e intensa a seu sistema digestivo.

O whey protein pode ser particularmente problemático a esse respeito, porque muitas pessoas não conseguem digerir confortavelmente uma grande quantidade de proteína láctea de uma só vez. Esse é um problema menor com o whey isolado, que não contém lactose, mas ainda pode ocorrer.

Pois bem, considerando tudo, aqui estão minhas recomendações para proteínas em pó:

1. Não consuma mais de 50% de suas proteínas diárias na forma de proteínas em pó.
2. Não ingira mais de 40-50 g de proteínas em pó de uma só vez.

MULTIVITAMÍNICOS

Segundo uma pesquisa realizada por cientistas da Colorado State University e publicada em 2005, pelo menos metade da população dos Estados Unidos não ingere vitamina B6, vitamina A, magnésio, cálcio e zinco suficientes, e 33% da população não ingere vitamina B6, vitamina A, magnésio, cálcio e zinco e folato suficientes. Um estudo mais recente conduzido por cientistas da Tufts University e publicado em 2017 descobriu que mais de 30% da população dos Estados Unidos era deficiente em cálcio, magnésio e vitaminas A, C, D e E. Outras pesquisas mostram que a média de ingestão de vitaminas K e D também pode estar abaixo do ideal, o que é particularmente prejudicial à medida que envelhecemos, uma vez que essas vitaminas desempenham um papel importante no crescimento e reparo ósseo, nos vasos sanguíneos e na função imunológica, prevenção do câncer, saúde das articulações e muito mais.

Desse modo, um multivitamínico de alta qualidade pode ajudá-lo de várias maneiras:

1. Pode "tapar buracos" nutricionais de sua dieta, que são comuns mesmo entre pessoas que comem bem.
2. Pode aumentar a quantidade de ingestão de certas vitaminas e minerais que melhoram a saúde e o bem-estar, como vitaminas do complexo B, zinco e cromo.
3. Pode fornecer ingredientes benéficos que são difíceis ou impossíveis de obter dos alimentos, como faz o extrato de semente de uva, a *ashwagandha* e o ácido alfa-lipoico.

É difícil saber se um multivitamínico é o campeão. Muitos contêm grandes quantidades de vitaminas e minerais que a maioria das pessoas não precisa suplementar, como manganês, molibdênio e vitaminas do complexo B (além de niacina), bem como doses excessivas potencialmente prejudiciais de outros como retinol (vitamina A) e vitamina E. Formas baratas e menos eficazes de ingredientes também são comuns (para economizar dinheiro), e às vezes os desnecessariamente caros são usados apenas porque têm um marketing melhor.

Por exemplo, muitas vezes se supõe que as formas naturais de vitaminas encontradas nos alimentos são sempre melhores do que suas contrapartes sintéticas. Alguns vendedores de suplementos e autoridades afirmam que as vitaminas sintéticas são totalmente prejudiciais. A verdade, porém, é que nem todas as vitaminas naturais são melhores que as artificiais, e nem todas as sintéticas são ruins. Certas formas naturais têm propriedades únicas e desejáveis, como a vitamina E, e várias vitaminas sintéticas superam as naturais, como o ácido fólico, que é mais bem absorvido que o folato natural.

Outro ponto contra os multivitamínicos é a popularidade de produtos que afirmam fornecer 100% de tudo que você precisa em apenas uma cápsula diária. A única maneira de chegar a uma cápsula por dia é usando muito pouco de alguns nutrientes essenciais e nada de outros. Desse modo, a maioria dos bons multivitamínicos requer tomar mais de uma cápsula por dia, porque isso permite dosagem e absorção ideais.

Você também precisa ser cético em relação a multivitamínicos que são supostamente formulados para pessoas de meia-idade. Muitas vezes, essas formulações não são exclusivas – e mesmo quando são, geralmente apresentam falhas como as descritas acima (subdosagem ou sobredosagem; ingredientes aleatórios, indesejáveis ou ausentes etc.).

Como encontrar um bom multivitamínico, então? Veja algumas dicas:

1. Fique longe de produtos de uma cápsula por dia. Um multivitamínico de alta qualidade exigirá tomar pelo menos duas ou três cápsulas por dia.

2. Fique longe de comprimidos, porque não são tão bem absorvidos como as cápsulas.

3. Fique longe de produtos que contenham exatamente 100% da IDR (*ingestão diária recomendada,* ou a quantidade de um nutriente necessário diariamente para manter a saúde na maioria das pessoas) de muitas vitaminas e minerais. Esse é um sinal de que os fabricantes não entenderam ou não levaram em conta os padrões alimentares e necessidades nutricionais reais, porque a dosagem adequada em geral varia de uma fração do IDR em alguns casos a um múltiplo em outros.

4. Fique longe de produtos que contenham retinol. Essa forma de vitamina A nunca deve ser usada por via oral em virtude do potencial de danos ao fígado em doses mais altas. O que se deve usar são

os *carotenoides* (pigmentos encontrados nas plantas), que o corpo converte em retinol conforme necessário, e usa como antioxidantes ou elimina.

5. A inclusão de *5-MTHF* é um bom sinal. Essa é a abreviatura de *5 metiltetrahidrofolato* e é a forma ativa (utilizável pelo corpo) do ácido fólico da vitamina B (B9). Quando comemos alimentos com folato, nosso corpo o converte em 5-MTHF, que é então usado para vários processos fisiológicos. Pesquisas mostram que muitas pessoas têm uma mutação genética que dificulta a produção de 5-MTHF, e isso pode levar a uma deficiência, apesar da ingestão substancial de folato ou ácido fólico por meio de alimentação saudável e suplementação. Suplementando diretamente com 5-MTHF, quem tem ou não a mutação genética pode manter a suficiência sem desvantagem, o que torna essa a opção superior para atender a essa necessidade nutricional. Muitos fabricantes de multivitamínicos não sabem disso e optam por folato ou ácido fólico, e muitos que entendem o significado do 5-MTHF não o usam ou não podem usá-lo porque é caro. Assim, quando um multivitamínico contém 5-MTHF, isso sugere que os fabricantes talvez saibam mais sobre as sutilezas da nutrição humana do que muitos colegas e têm um orçamento maior para trabalhar.

Como tomar um multivitamínico

Os multivitamínicos devem ser tomados com as refeições, de preferência aquelas que contenham lipídios, pois isso ajuda na absorção de nutrientes.

VITAMINA D

Não muito tempo atrás, a vitamina D era simplesmente conhecida como uma "vitamina para os ossos", e até hoje muitos médicos ainda acreditam que ela é essencial apenas para a saúde óssea. Mas pesquisas recentes mostram o contrário. Quase todos os tipos de tecidos e células do corpo têm receptores de vitamina D, inclusive coração, cérebro e até células de gordura, e ela desempenha um papel vital em muitos processos fisiológicos, como função imunológica, metabolismo e crescimento celular.

Além disso, a ingestão insuficiente de vitamina D está associada a um risco aumentado de muitos tipos de doenças, como osteoporose, cardiopatias, derrame, alguns tipos de câncer, diabetes tipo 1, esclerose múltipla, tuberculose e até gripe. A importância da vitamina D é ainda mais pronunciada em pessoas na casa dos quarenta. Estudos mostram que muitas doenças relacionadas à idade, como osteoporose, diabetes tipo 2, câncer e disfunção imunológica, estão associadas a baixos níveis de vitamina D.

Obter vitamina D também é complicado, porque o corpo humano foi projetado para produzi-la quando exposto ao sol, e a maioria das pessoas não se expõe ao sol o bastante para manter níveis suficientes de vitamina D. Dependendo de sua alimentação, localização geográfica e estilo de vida, você precisa tomar sol de quinze a sessenta minutos por dia para manter níveis suficientes de vitamina D – e mesmo que isso seja viável para você, dependendo de onde mora, não terá tanta sorte no inverno.

A comida também não é uma ótima opção, considerando a quantidade de vitamina D de que precisamos para manter a saúde ideal. Existem pequenas quantidades em alimentos como fígado bovino (1,1 mcg), queijo cheddar (0,32 mcg) e ovo cozido (1,3 mcg), e quantidades ligeiramente maiores em peixes gordurosos como salmão (5 mcg), peixe-espada (13,9 mcg) e arenque fresco (23,5 mcg). A vitamina D também é acrescentada a vários alimentos "fortificados" como leite, cereais matinais, suco de laranja e margarina, mas um plano alimentar saudável nunca contém muito dessas coisas.

A maioria dos multivitamínicos contém vitamina D, e é por isso que classifiquei um multivitamínico melhor que um suplemento de vitamina

GANHE MÚSCULOS

D sozinho, mas a dosagem pode variar consideravelmente, e às vezes também é necessário um suplemento de vitamina D separado.

Como tomar vitamina D

Segundo um comitê da Endocrine Society convocado em 2011, 1.500 a 2.000 UI de vitamina D por dia é o adequado para maiores de 19 anos. Supondo que você esteja nessa faixa etária, recomendo que comece com 2.000 UI por dia e, a seguir, se estiver apresentando algum sintoma de baixos níveis de vitamina D (fadiga, dor óssea, fraqueza muscular e alterações de humor), faça um exame de sangue para ver seus níveis de *25-hidroxivitamina D* (a forma utilizável de vitamina D que seu corpo cria) a fim de determinar sua condição e ajustar sua ingestão de acordo com as recomendações de seu médico.

Assim como um multivitamínico, a vitamina D deve ser tomada com as refeições – que idealmente tenham um pouco de lipídios.

ÓLEO DE PEIXE

O óleo de peixe é... bem, óleo de peixe, como salmão, arenque, cavala, sardinha e anchova, e uma excelente fonte de dois valiosos ácidos graxos essenciais ômega-3: ácido eicosapentaenoico (EPA) e ácido docosahexaenoico (DHA).

Estudos mostram que a dieta de uma pessoa média fornece apenas um décimo de EPA e DHA necessário para preservar a saúde e prevenir doenças, e isso pode aumentar o risco de cardiopatias, Alzheimer, demência, depressão, câncer e outros problemas de saúde. Além disso, manter uma ingestão suficiente de EPA e DHA oferece muitos outros benefícios, como:

- Perda de gordura mais rápida.

- Menor ganho de gordura.
- Mais crescimento muscular.
- Melhora do humor (menores níveis de depressão, ansiedade e estresse).
- Melhor desempenho cognitivo (memória, atenção e tempo de reação).
- Maior imunidade.
- Redução de dor muscular e articular.

Você tem várias opções para aumentar sua ingestão de EPA e DHA apenas por meio da alimentação, mas comer peixes gordurosos é o melhor. A carne de animais alimentados com capim, ovos caipiras e óleos vegetais pode ajudar, mas os níveis de ômega-3 são muito mais baixos em carnes e ovos que em peixes, e os óleos vegetais não contêm EPA e DHA, mas sim o ácido graxo *alfa-linolênico* (ALA). O corpo converte ALA em EPA, que é então convertido em DHA, mas esse processo de conversão é ineficiente, então você tem que ingerir grandes quantidades de ALA para fornecer a seu corpo EPA e DHA suficientes. Essa é uma das razões pelas quais os veganos costumam ter deficiência de ácidos graxos ômega-3.

Para quem não quer comer algumas porções de peixe gorduroso por semana (sempre evitando os mais contaminados), um suplemento de óleo de peixe é ideal. Daí sua inclusão em minha lista de suplementos que vale a pena tomar.

Existem três formas de suplementos de óleo de peixe no mercado hoje:

1. Triglicerídios. O óleo de peixe em triglicerídios é criado pelo processamento do óleo de peixe cru para retirar impurezas sem alterar sua forma química. Esse tipo de óleo de peixe é o mais próximo possível do que você obteria de um peixe de verdade.

2. Éster etílico. O óleo de peixe em éster etílico é criado pelo processamento de triglicerídios naturais para substituir as moléculas de glicerol que contêm por etanol (álcool). Isso remove as impurezas e aumenta os níveis de EPA e DHA.

3. Triglicerídios reesterificados. O óleo de peixe em triglicerídios reesterificados é criado usando enzimas para converter o óleo de éster etílico de novo em uma forma de triglicerídio.

Os três são opções viáveis. Talvez você conclua que o suplemento natural de óleo de peixe em triglicerídios é sua melhor escolha, mas não necessariamente. Os óleos naturais de triglicerídios têm duas desvantagens significativas:

1. Por causa do baixo nível de processamento, podem ter níveis mais elevados de contaminantes.

2. Geralmente têm menos EPA e DHA por porção que as outras duas formas, o que significa que você precisa tomar mais, e isso pode custar caro em dinheiro e calorias.

Quanto ao óleo de peixe em éster etílico, ele funciona, mas pesquisas mostram que em triglicerídios reesterificados é mais bem absorvido pelo corpo, resultando em aumentos maiores nos níveis de EPA e DHA no plasma (sangue). Outra desvantagem é que o óleo em éster etílico oxida (estraga) mais facilmente em qualquer temperatura.

Sobra o óleo em triglicerídios reesterificados, que é o padrão-ouro dos suplementos de óleo de peixe, por quatro razões:

- Alta biodisponibilidade (bem absorvido).
- Altas concentrações de EPA e DHA.
- Baixos níveis de toxinas e contaminantes.
- Resistência à oxidação (permanece fresco por mais tempo).

Como tomar óleo de peixe

Pesquisas mostram que uma ingestão combinada de 500 mg a 1,8 g de EPA e DHA por dia é adequada para a saúde geral, e, para pessoas fisicamente ativas, 2-3 g de EPA e DHA combinados por dia são razoáveis. Não recomendo que você tome mais que isso, porque doses mais altas podem ter efeitos imunossupressores, o que é mais preocupante para pessoas de meia-idade e idosos que para jovens.

Tome seu óleo de peixe com as refeições para maximizar a absorção e eficácia, e para evitar arrotos com cheiro de peixe (improvável, mas possível com um suplemento de alta qualidade). Guarde as cápsulas no freezer.

CREATINA

A creatina é um composto natural formado pelos aminoácidos *L-arginina, glicina* e *metionina* e está presente em quase todas as células, nas quais atua como reserva energética. Nosso corpo produz creatina, mas também a obtém de alimentos como carne, ovos e peixe.

De todos os suplementos esportivos no mercado hoje, a creatina se destaca como um dos melhores absolutos. É a molécula mais pesquisada em toda a nutrição esportiva – objeto de centenas de estudos científicos –, e seus benefícios são claros:

- Mais crescimento muscular.
- Ganho de força mais rápido.
- Maior resistência anaeróbica.
- Melhor recuperação pós-treino.

A creatina também faz todas essas coisas com segurança. Apesar do que você possa ter ouvido, se você tem rins saudáveis, pesquisas mostram que não há nada a temer com a creatina, e, mesmo se tiver uma função renal prejudicada, é improvável que tenha algum problema. Mas, só por segurança, se tiver algum problema nos rins, converse com um médico antes de começar a suplementar creatina.

E por falar em consulta médica, uma das razões de as pessoas (incluindo muitos médicos) ainda pensarem que a creatina estressa os rins está relacionada a uma substância conhecida como *creatinina,* que é produzida quando seu corpo metaboliza a creatina. Em pessoas sedentárias que não suplementam creatina, níveis elevados de creatinina podem indicar problemas renais; mas em pessoas que se exercitam regularmente e suplementam com creatina, níveis elevados de creatinina são normais. Muitas pessoas ativas que tomam creatina não sabem disso (e às vezes seus médicos também não), e ficam alarmadas quando altos valores de creatinina aparecem em um exame de sangue.

Os suplementos de creatina vêm em muitas formas, como monohidrato de creatina, éster etílico de creatina, creatina tamponada e outras. Poderíamos discuti-los um por um, mas tudo que você precisa saber é: escolha o monohidrato de creatina em pó. É a forma mais bem pesquisada e parâmetro para todas as outras.

Como tomar creatina

Cinco gramas de mono hidrato de creatina por dia é o ideal para melhorar o crescimento e a recuperação muscular. Quando se começa a tomar creatina, pode-se "carregar" tomando 20 g por dia nos primeiros cinco a sete dias e ver os benefícios mais cedo, mas isso também pode incomodar seu estômago. Por isso, não recomendo.

Tomar creatina sempre dá bons resultados, mas tomar após o treino talvez seja o ideal. Não está claro quão importante é o momento da tomada, então, antes de tudo, não deixe de tomá-la todos os dias.

SUPLEMENTOS PARA AS ARTICULAÇÕES

Dizem que somos tão velhos quanto nos sentimos, mas acho mais correto dizer que somos tão velhos quanto nossas *articulações* parecem ser. Especialmente para pessoas com um estilo de vida ativo – nada pior para nosso estilo de vida que problemas nas articulações. Ombros temperamentais podem interromper os treinos de membros superiores. Joelhos doloridos dão mais um motivo para temer os dias de cárdio e perna. E uma lombar amargurada pode nos impedir de fazer praticamente tudo de que gostamos dentro e fora da academia.

Por outro lado, articulações saudáveis, funcionais e sem dor tornam nosso treino (e o dia a dia) mais agradável e produtivo, o que é uma das muitas razões para ser adepto da alimentação correta, do treino, descanso e recuperação adequados.

A suplementação também pode ajudar, e três ingredientes naturais se destacam em particular: colágeno tipo II não desnaturado, *boswellia* e curcumina.

Colágeno tipo II não desnaturado

Lembramos que o colágeno é a principal proteína dos tecidos conjuntivos dos animais, e o tipo II compõe a cartilagem articular.

"Não desnaturado" é, muitas vezes, uma palavra-chave sem sentido usada pelo marketing, mas, nesse caso, é uma parte fundamental do suplemento. A *desnaturação* é a alteração da estrutura natural de uma substância, e pesquisas mostram que o colágeno desnaturado não tem efeitos benéficos na inflamação das articulações. Mas o não desnaturado é uma forma mais natural da substância, e estudos mostram que é eficaz para regular a resposta imune que inflama as articulações e destrói cartilagens e ossos.

Ele consegue isso "ensinando" o sistema imunológico do corpo a parar de atacar seu colágeno como se fosse uma substância estranha; funciona quase como uma vacina natural contra uma resposta inflamatória do corpo ao colágeno. Esses efeitos foram encontrados tanto em pessoas com condições artríticas quanto com articulações saudáveis; portanto, tendo problemas nas articulações ou não, você pode se beneficiar da suplementação com colágeno tipo II não desnaturado.

Como tomar colágeno tipo II não desnaturado

Dez a 40 mg de colágeno tipo II não desnaturado por dia são eficazes para melhorar a saúde das articulações. A faixa é grande, mas estudos encontraram benefícios em várias doses, e mais nem sempre é melhor. Por exemplo, sabemos que 10 mg funcionam, mas duas, três ou quatro vezes essa quantidade não parece duplicar, triplicar ou quadruplicar a eficácia. Portanto, é seguro dizer que 20 mg por dia são suficientes e 40 mg por dia é pelo menos um pouco melhor, mas também significativamente mais caro.

Você pode tomar colágeno tipo II não desnaturado nas refeições ou não, mas pode ser mais eficaz sozinho ou com uma refeição pequena.

Boswellia

Boswellia serrata é uma planta nativa de grande parte da Índia e do Paquistão. Produz uma substância aromática conhecida como *olíbano,* usada na medicina ayurvédica há milhares de anos para tratar vários distúrbios relacionados a inflamações.

Graças à ciência moderna, agora sabemos por quê. O olíbano contém moléculas chamadas ácidos boswellicos – como o *Acetyl-11-keto-beta-boswellic acid* (ou AKBA) –, que inibem a produção de proteínas que causam inflamação no corpo. Esse efeito se estende às articulações. Estudos mostram que a *boswellia* reduz a inflamação e a dor nas articulações e inibe a resposta autoimune que corrói a cartilagem das articulações, causando artrite.

Como tomar *Boswellia*

Boswellia é eficaz entre 100-200 mg por dia, dependendo de seu teor de ácido boswellico. Suplementos de *boswellia* de alta qualidade geralmente têm cerca de 20% de AKBA.

Você pode tomar *boswellia* com as refeições ou não, mas com alimentos pode ter uma absorção melhor.

Curcumina

A curcumina é o pigmento laranja encontrado na planta cúrcuma, que é um dos principais componentes do curry. É usado de forma terapêutica na medicina ayurvédica há milhares de anos. A lista de benefícios à saúde associados à curcumina é impressionante, e só cresce à medida que os cientistas investigam mais seus efeitos sobre muitas doenças, como câncer, doenças cardiovasculares, osteoporose, diabetes, Alzheimer e outras.

A curcumina também produz articulações mais saudáveis e menos doloridas, pois inibe uma enzima inflamatória conhecida como *ciclo-oxigenase* (COX).

Mas, infelizmente, é mal absorvida no intestino. Estudos mostram que, para ter a maior parte dos benefícios da curcumina, você deve tomar uma forma patenteada da substância (Meriva), que é combinada com uma substância natural conhecida como *fosfatidilcolina*, ou combinar curcumina genérica com outro ingrediente para aumentar a absorção, como extrato de pimenta-do-reino.

Como tomar curcumina

A maioria dos estudos que comprovam a eficácia da curcumina usou de 200 a 500 mg por dia de uma forma de absorção aprimorada, como o complexo Meriva fosfatidilcolina-curcumina, ou curcumina genérica com extrato de pimenta-do-reino (geralmente 20 mg).

Você pode tomar a curcumina com as refeições ou não, mas com alimentos pode ter uma absorção melhor.

SUPLEMENTOS PARA VITALIDADE

Acima de tudo, escrevi este livro para ajudar pessoas que talvez pensem que estão acabadas a recuperar grande parte da confiança, beleza e energia da juventude. Nutrição adequada, exercícios, descanso e controle do estresse fazem a maior parte do trabalho pesado (risos), mas existem suplementos naturais que podem reforçar ainda mais sua resiliência, resistência e ânimo. Meus favoritos são DHEA, *rhodiola*, *ashwagandha* e maca.

DHEA

DHEA, abreviatura de *dehidroepiandrosterona*, é um hormônio produzido por nossas glândulas suprarrenais e criado artificialmente de substâncias do inhame-selvagem e da soja. Nosso corpo converte DHEA em hormônios sexuais masculinos e femininos, como testosterona e estrogênio, e nossa produção natural atinge o pico aos trinta e poucos anos e diminui gradualmente à medida que envelhecemos.

Pesquisas mostram que a suplementação com DHEA aumenta a produção de testosterona em homens mais velhos e a produção de estrogênio em mulheres mais velhas, o que o torna um suplemento ideal para níveis hormonais saudáveis à medida que envelhecemos. Portanto, recomendo DHEA para qualquer pessoa com mais de 40 anos com problemas hormonais de esteroides (como baixos níveis de testosterona, estrogênio ou progesterona) e para qualquer pessoa com mais de 60 anos, independentemente da saúde hormonal.

Como tomar DHEA

A dosagem de DHEA é simples: 50-100 mg por dia. Mas tenha certeza de que está tomando DHEA, e não *7-Keto DHEA,* que é produzido por seu corpo quando metaboliza o DHEA e funciona de maneira diferente quando suplementado.

Você pode tomar DHEA com as refeições ou não, mas com alimentos pode ter uma absorção melhor.

Rhodiola

Rhodiola rosea (também conhecida como raiz dourada) é uma planta que cresce em partes frias do mundo, como as regiões árticas da Europa, Ásia e América do Norte. É um *adaptógeno,* uma substância que causa um nível imperceptível de estresse e treina o corpo para lidar melhor com isso no futuro.

O principal benefício da *rhodiola* é a redução da fadiga causada por estressores prolongados, o que significa que ajuda a proteger contra o esgotamento causado por muito esforço e estresse físico ou mental. Pesquisas também mostram que pode melhorar, ou pelo menos preservar, a cognição e o humor durante períodos extenuantes.

Como tomar *rhodiola*

Estudos usaram doses que variam de 50-700 mg, com quantidades maiores usadas para benefícios agudos e menores para suplementação no longo prazo. Além disso, a maioria das pesquisas usou um extrato conhecido como *SHR-5,* que é padronizado para conter certo número de moléculas conhecidas como *rosavins* e *salidrosídeos,* que são responsáveis pela maioria dos benefícios da *rhodiola.*

Como estamos interessados em seus efeitos crônicos, recomendo 100-200 mg do extrato de SHR-5 por dia ou a mesma quantidade de outro extrato que tenha pelo menos 3% de rosavins e 1% de salidrosídeos. Se preferir usar a raiz crua da planta, 5-6 g por dia é a dose recomendada.

Você pode tomar *rhodiola* com as refeições ou não, mas com alimentos pode ter uma absorção melhor.

Ashwagandha

A *ashwagandha* é derivada de uma planta importante na medicina ayurvédica, e – fato curioso – significa "cheiro de cavalo" em sânscrito, porque cheira a suor de cavalo e se pensava que podia nos dar a força de um.

Também é um adaptógeno que ajuda seu corpo a ficar mais forte, expondo-o a um estresse menor, e pesquisas mostram que isso pode nos beneficiar de várias maneiras, como...

- Aumentando a energia e a força.
- Reduzindo os aumentos crônicos e agudos do cortisol devido ao estresse.
- Reduzindo sensação de estresse e ansiedade.
- Restaurando a fertilidade nos homens.
- Melhorando a função imunológica.
- Aumentando a resistência cardiovascular.
- Protegendo contra pigmentos que se acumulam durante a doença de Alzheimer e possivelmente produzindo um efeito terapêutico em quem tem a doença.

Como tomar ashwagandha

A maioria das pesquisas usou doses entre 500-600 mg por dia. Estudos com atletas e pessoas ansiosas usaram um extrato conhecido como *KSM-66*, que é padronizado e contém 5% de moléculas chamadas *vitanolidos*.

Portanto, para que você aproveite ao máximo sua suplementação de *ashwagandha*, tome 500-600 mg de KSM-66 por dia ou a mesma quantidade de outro extrato que forneça uma quantidade semelhante de vitanolidos (20-30 mg por porção).

Você pode tomar *ashwagandha* com as refeições ou não, mas com alimentos pode ter uma absorção melhor.

Maca

Trata-se de um vegetal crucífero cultivado nas regiões montanhosas do Peru há quase dois mil anos. Também é um adaptógeno, e seus principais benefícios são a melhora da libido e da função sexual em homens e mulheres e melhora do humor em mulheres na pós-menopausa.

Como tomar maca

Estudos que demonstraram benefícios notáveis usaram uma dose de 3 g da raiz por dia (ou um extrato concentrado fornecendo o equivalente a isso). Portanto, essa é minha recomendação.

Você pode comprar maca em forma de cápsulas e pó. Se preferir cápsulas, escolha um extrato que esteja entre 4:1 e 6:1, para que possa tomar apenas 500 a 800 mg por dia.

Você pode tomar maca com as refeições ou não, mas com alimentos pode ter uma absorção melhor.

Vamos agora ver como essas diretrizes se traduzem em planos estruturados que você pode facilmente consultar e seguir.

PLANO BÁSICO DE SUPLEMENTAÇÃO

Se deseja melhorar seus resultados no programa *Ganhe músculos,* mas não tem dinheiro ou vontade de tomar muitos suplementos, este plano é para você.

O quê	Por quê	Quando	Quanto
Proteínas em pó	Ajudam a ingerir proteína de alta qualidade suficiente para melhorar sua composição corporal e saúde	A qualquer hora (pré ou pós-treino e meio da tarde são comuns)	20-40 g por porção, não mais que 50% das proteínas diárias
Multivitamínicos	Aumentam a ingestão de nutrientes vitais que melhoram a saúde e o bem-estar	Com as refeições	Siga as instruções do rótulo
Vitamina D	Melhora a saúde e o bem-estar e reduz o risco de muitas doenças	Com as refeições	2.000 UI por dia
Óleo de peixe	Fornece ácidos graxos essenciais ômega-3, que melhoram a saúde e reduzem o risco de doenças	Com as refeições	2-3 g de EPA e DHA combinados por dia
Creatina mono hidratada	Aumenta a recuperação pós-treino e ganho muscular e de força	A qualquer hora, mas após o treino talvez seja o ideal	5 g por dia

PLANO DE SUPLEMENTAÇÃO COMPLETA

Se você quer todos os benefícios possíveis que a suplementação tem a oferecer, siga este plano.

O quê	Por quê	Quando	Quanto
Proteínas em pó	Ajudam a ingerir proteína de alta qualidade suficiente para melhorar sua composição corporal e saúde	A qualquer hora (pré ou pós-treino e meio da tarde são comuns)	20-40 g por porção, não mais que 50% das proteínas diárias
Multivitamínicos	Aumentam a ingestão de nutrientes vitais que melhoram a saúde e o bem-estar	Com as refeições	Siga as instruções do rótulo
Vitamina D	Melhora a saúde e o bem-estar e reduz o risco de muitas doenças	Com as refeições	2.000 UI por dia
Óleo de peixe	Fornece ácidos graxos essenciais ômega-3, que melhoram a saúde e reduzem o risco de doenças	Com as refeições	2-3 g de EPA e DHA combinados por dia
Creatina mono hidratada	Aumenta a recuperação pós--treino e ganho muscular e de força	A qualquer hora, mas após o treino talvez seja o ideal	5 g por dia
Colágeno tipo II não desnaturado	Reduz a inflamação das articulações e ajuda a preservar a cartilagem	A qualquer hora, sozinho ou com pequenas refeições	20 mg por dia
Boswellia	Reduz o inchaço e a dor nas articulações	A qualquer hora, idealmente nas refeições	100-200 mg por dia

O quê	Por quê	Quando	Quanto
Curcumina	Reduz a inflamação e a dor nas articulações e melhora a mobilidade das articulações	A qualquer hora, idealmente nas refeições	200-500 mg por dia de uma forma de absorção aprimorada como Meriva, ou curcumina genérica com extrato de pimenta-do-reino (geralmente 20 mg)
DHEA (não 7-Keto DHEA)	Melhora o perfil hormonal	A qualquer hora, idealmente nas refeições	50-100 mg de DHEA por dia
Rhodiola (extrato de SHR-5)	Reduz a fadiga mental e física	A qualquer hora, idealmente nas refeições	100-200 mg por dia
Ashwagandha (extrato KSM-66)	Aumenta o desempenho físico e a imunidade e reduz o estresse e a ansiedade	A qualquer hora, idealmente nas refeições	500-600 mg de KSM-66 por dia
Maca	Aumenta a libido e a função sexual	A qualquer hora, idealmente nas refeições	3 g de equivalente da raiz por dia

Suplementação é um assunto complexo, e, se você acreditar em tudo que o marketing diz, vai encher seus armários depressa de potes e garrafas que oferecem benefícios mínimos ou nulos. Lembre-se, então, de que você não precisa usar nenhum suplemento para atingir suas metas de saúde e condicionamento físico; nem mesmo os produtos destacados neste capítulo. Se estiver disposto a comer o suficiente dos alimentos certos (e tomar um pouco de sol), poderá dar a seu corpo tudo de que ele precisa para prosperar.

Muitas pessoas se esforçam para isso, mas mesmo que consigam fazer funcionar, perderão os benefícios adicionais que a suplementação inteligente pode oferecer. Portanto, é prudente pelo menos avaliar seguir o plano básico de suplementação e, se fizer sentido para você, dadas as suas circunstâncias e os seus objetivos, escolha o plano completo.

Quando decidir, compre os suplementos que deseja tomar. Se quiser minhas recomendações específicas de produtos, você as encontrará no material complementar que acompanha este livro (www.muscleforlife-book.com/bonus).

Bem, continue lendo, porque, na parte seguinte, compartilharei com você mais informações e táticas que o ajudarão a solucionar problemas e aproveitar ao máximo este programa.

RESUMINDO

- Uma ótima proteína em pó tem várias características: é saborosa, dilui bem, é rica em proteínas e pobre em carboidratos e gorduras, rica em aminoácidos essenciais, é bem absorvida pelo corpo e é acessível.

- Adoçantes artificiais e corantes alimentares podem não ser tão perigosos quanto os alarmistas querem que você acredite, mas estudos mostram que podem causar reações adversas em algumas pessoas.

- Os wheys isolados e hidrolisados têm vantagens – mais proteína por porção, sem lactose, melhor diluição e digestibilidade, e alguns diriam melhor sabor. Mas no que diz respeito aos resultados finais, um whey concentrado de alta qualidade funciona muito bem.

- A caseína vem do leite e é altamente eficaz para a hipertrofia, mas, ao contrário do whey, ela é digerida lentamente, resultando em uma liberação mais constante e gradual de aminoácidos no sangue – uma propriedade que não a torna melhor ou pior para nossos propósitos.

- Se você for homem, evite proteína de soja em pó, pois pode afetar negativamente os hormônios masculinos. Mas, se for mulher, a proteína de soja é uma maravilhosa fonte de proteína vegetal, sem riscos ou desvantagens conhecidas.

- A proteína de arroz tem alto valor biológico, cerca de 80% (semelhante ao da carne bovina), um perfil de aminoácidos robusto (semelhante ao da soja), um sabor suave e uma textura e sensação na boca agradáveis, o que a torna campeã na suplementação com proteína vegetal.

- A proteína de ervilha tem alto valor biológico (aproximadamente o mesmo do arroz) e grande quantidade de leucina, o que a torna eficaz na promoção de ganho muscular.
- Retirar a maior parte das proteínas diárias de pós pode causar desconforto gastrointestinal, então, não consuma mais de 50% de suas proteínas diárias de proteínas em pó e não ingira mais de 40-50 g de uma só vez.
- Seguem algumas dicas para ajudá-lo a encontrar um bom multivitamínico:
  - Fique longe de produtos um por dia – suplementos multivitamínicos de alta qualidade exigirão tomar pelo menos dois ou três comprimidos por dia.
  - Fique longe de comprimidos, porque não são tão bem absorvidos como as cápsulas.
  - Fique longe de produtos que contenham exatamente 100% da IDR de muitas vitaminas e minerais.
  - Fique longe de produtos que contenham retinol.
  - A inclusão de 5-MTHF é um bom sinal.
- A creatina ajuda a ganhar músculos e ficar mais forte mais rápido, e melhora a resistência anaeróbica e a recuperação muscular.
- A suplementação com colágeno tipo II não desnaturado, *boswellia* e curcumina pode ajudar a manter as articulações saudáveis, funcionais e sem dor.
- Nutrição adequada, exercícios, descanso e gestão do estresse vão ajudá-lo a recuperar grande parte da confiança, beleza e energia de sua juventude, mas suplementos naturais como DHEA, *rhodiola*, *ashwagandha* e maca podem reforçar ainda mais sua resiliência, resistência e ânimo.

PARTE V

COMEÇANDO

16

Perguntas frequentes

Não sacrifique quem você poderia ser por quem você é.
DR. JORDAN B. PETERSON

A esta altura, cobrimos todos os aspectos mais importantes do programa *Ganhe músculos,* mas você ainda pode ter dúvidas ou incertezas. Isso é perfeitamente normal, por isso, vamos ver se conseguimos resolver algumas aqui.

P: Tenho artrite. Posso fazer musculação?
R: Sim, mas você deve consultar um médico primeiro. Pesquisas mostram que musculação moderada e de alta intensidade, como você faz em *Ganhe músculos,* raramente agrava os sintomas da artrite e é até *melhor* para as articulações artríticas que o treino de baixa intensidade geralmente prescrito para pessoas com osteoartrite ou artrite reumatoide.

Talvez alguns exercícios sejam desconfortáveis ou até levemente dolorosos nas primeiras semanas de treino, mas continue, porque a maioria das pessoas com problemas nas articulações sente um alívio significativo no primeiro mês.

P: Tenho pressão alta. Posso fazer musculação?
R: Sim, mas deve consultar um médico primeiro. Embora a musculação aumente temporariamente a pressão arterial durante os treinos, estudos mostram que pode diminuí-la significativamente, às vezes quase tanto quanto o cárdio.

Como você aprendeu no Capítulo 2, uma combinação de musculação e cárdio é melhor para reduzir a pressão arterial. Mas há uma exceção para essa observação: se você tem pressão muito alta (geralmente definida como > 140/90 mm Hg, também conhecida como *hipertensão estágio 2*), seu sistema cardiovascular pode não suportar exercícios intensos ainda. Converse com um médico antes de iniciar o programa *Ganhe músculos* (ou qualquer outra rotina de exercícios).

P: Eu só tenho halteres. Posso fazer este programa?
R: Na maioria das vezes, sim. Você pode seguir as rotinas para iniciantes e intermediários com bastante facilidade, basta fazer algumas substituições para as máquinas às quais você não tem acesso e o levantamento terra com barra hexagonal (no caso do programa intermediário). As rotinas avançadas exigirão mais substituições, pois introduzem mais exercícios com barra, mas é viável mesmo assim.

Esta tabela o ajudará a fazer as escolhas certas:

Em vez de...	Faça...
Supino máquina	Flexão, supino com halteres ou paralelas para peito
Levantamento terra com barra hexagonal	Levantamento terra com halteres
Mesa ou cadeira flexora	Stiff
Pulley frente	Remada unilateral com halteres
Tríceps na polia	Tríceps francês sentado
Leg press	Agachamento goblet
Remada baixa	Remada unilateral com halteres
Rosca no cabo	Rosca alternada com halteres
Desenvolvimento máquina	Desenvolvimento com halteres

P: Viajo regularmente. Posso fazer este programa?
R: Sim, mas vai exigir certa organização. Reservar hotéis perto de uma academia ajuda muito se você estiver seguindo uma rotina de musculação intermediária ou avançada (academias de hotéis geralmente não são adequadas).

E determinar com antecedência quando você vai malhar também ajuda na programação. Se não puder fazer nada disso, no entanto, qualquer treino ao viajar é melhor que nenhum, então, faça o que puder, mesmo que seja apenas exercícios sem carga e cárdio (aplicando tudo que você aprendeu neste livro para fazer desses exercícios o mais produtivos possível).

Quanto à sua dieta ao viajar, você tem três opções:

1. Faça um plano alimentar com coisas simples que você pode comprar em uma mercearia e preparar e armazenar em seu quarto de hotel. Há boas opções, como salada, frango assado, laticínios com alto teor de proteína, proteínas em barras e em pó, frutas, castanhas, frutas e vegetais cortados, homus e similares.
2. Acompanhe suas calorias/macros com um aplicativo como o MyfitnessPal se precisar comer correndo. Tente manter suas calorias e proteínas na faixa certa.
3. Coma de acordo com seu apetite e use o que sabe sobre os alimentos de que gosta para ingerir proteínas suficientes e manter suas calorias sob controle.

Se você viaja muito e quer progredir, as opções um e dois são as melhores. A opção três funciona bem para viagens ocasionais, mas não para viagens frequentes.

P: Não consigo fazer um exercício específico em um treino. O que devo fazer?
R: Depende do motivo pelo qual você não consegue fazer o exercício.

Se for porque ainda não tem força suficiente, substitua-o por um exercício mais fácil que consiga fazer. Por exemplo, se está seguindo a rotina de treino intermediária para mulheres e tendo dificuldade com o levantamento terra com barra hexagonal, pode continuar fazendo o levantamento terra com halteres até que esteja forte para progredir.

PERGUNTAS FREQUENTES **339**

Se não consegue fazer um exercício porque não tem o equipamento certo, substitua-o por um similar que possa fazer. Mas não esqueça que alguns exercícios não têm bons substitutos. Por exemplo, o levantamento terra com halteres e o agachamento com halteres não se comparam às versões com barra dos exercícios, e mesmo que o pulley frente seja semelhante à barra fixa, estes últimos são muito mais difíceis. Portanto, não são alternativas viáveis para pessoas que estão começando a fazer musculação.

Para evitar problemas de substituição, tente não deixar que a falta de equipamento adequado atrapalhe seus resultados. Montar uma academia em casa ou se matricular em uma pode parecer caro, mas lembre-se de que é um dinheiro investido em sua saúde e bem-estar, não uma despesa frívola.

Se não consegue fazer um exercício por causa de dor ou limitação física, troque-o por um semelhante que consiga fazer confortavelmente. Suponhamos que esteja seguindo a rotina avançada para homens e não consiga fazer o supino inclinado com barra por causa de uma antiga lesão no ombro. Nesse caso, escolha um exercício de empurrar comparável das rotinas avançada ou intermediária (os exercícios para iniciantes serão muito fáceis para você), como o supino inclinado com halteres, que é mais suave para os ombros.

Veja algumas substituições comumente viáveis para quando a dor for o problema:

Se não puder fazer...	Faça...
Supino com halteres	Supino máquina
Supino inclinado com barra	Supino inclinado com halteres
Supino reto com barra	Supino com halteres
Levantamento terra com barra	Levantamento terra com barra hexagonal
Levantamento terra com barra hexagonal	Levantamento terra com halteres
Desenvolvimento com halteres	Desenvolvimento máquina
Stiff	Mesa ou cadeira flexora
Remada unilateral com halteres	Remada baixa
Agachamento goblet	Leg press

P: O que devo fazer se perder ou tiver que pular um treino?

R: Se perder um ou dois treinos na semana, pode fazê-los em outros dias ou ignorá-los e continuar como se os houvesse feito, dependendo de suas circunstâncias e preferências. Por exemplo, digamos que sua programação normal seja assim:

Seg.	Ter.	Qua.	Qui.	Sex.	Sáb.	Dom.
Membros superiores A	Membros inferiores A	Descanso	Membros superiores B	Cárdio	Descanso	Cárdio

Se perder o treino de membros inferiores A por um motivo ou outro, pode fazê-lo no dia seguinte (quarta-feira); ou, se não gostar de fazer três treinos seguidos, pode fazer na quarta-feira, descansar na quinta e fazer o treino de membros superiores B na sexta ou sábado.

Se não puder compensar um ou dois treinos perdidos, não se preocupe. Se isso for ocasional, não fará nenhuma diferença mensurável em seus resultados gerais. Deixe para lá e continue como faria normalmente.

E se perder uma ou duas semanas de treino, ou um mês ou mais, por causa de férias, trabalho, nascimento de um filho etc.? Se perder apenas uma ou duas semanas, poderá retomar de onde parou sem problemas, porque leva pelo menos três a quatro semanas sem treino para a maioria das pessoas perder uma quantidade notável de músculo ou força. Mas se perder mais que isso, precisará reduzir a carga do treino quando voltar à academia. Mas tenho boas notícias: não importa quanto tempo tenha passado e quanto progresso você sinta que perdeu, vai recuperar tudo rapidamente – muito mais rápido do que levou para chegar lá.

Isso se deve a um fenômeno conhecido como *memória muscular,* que faz com que as fibras musculares recuperem seu tamanho e força anteriores mais depressa que da primeira vez. Os cientistas ainda estão investigando como isso funciona, mas a musculação parece alterar permanentemente a fisiologia das células musculares de uma forma que as prepara para um crescimento rápido.

Portanto, para reiniciar seu treino após uma pausa prolongada, reduza a carga que usava em...

- 20% se já se passaram de um a dois meses desde a última vez que treinou.
- 30% se já se passaram três a quatro meses desde a última vez que treinou.
- 50% se já se passaram de cinco a seis meses desde a última vez que treinou.

E, em pouco tempo, você estará em forma de novo.

P: E se eu tiver que encurtar um treino?

R: Isso não é problema se acontecer ocasionalmente, mas tente não fazer disso um hábito. Se interromper regularmente um ou mais treinos por semana durante semanas seguidas (ou algumas semanas por mês), precisará ajustar seu cronograma ou prioridades, ou ambos. E se encurtar um treino, não tente compensar no próximo; continue como se nada tivesse acontecido.

P: O que posso fazer para ter menos fome durante a fase de corte?

R: Minhas três maneiras favoritas de me sentir mais saciado e reduzir a fome e os desejos são:

1. Beber bastante água. Pesquisas mostram que aumentar a ingestão de água (especialmente quando acrescentada às refeições) pode ser uma maneira eficaz de aumentar a saciedade, combater a fome e manter a dieta. E lembre-se: a National Academy of Medicine recomenda uma ingestão inicial de cerca de 1,2 litro de água por dia para homens e mulheres adultos, com um adicional de 1 a 1,5 litro por hora de atividade física com suor.

2. Dormir o suficiente. Dormir mal é uma boa maneira de sabotar seu autocontrole, aumentar sua fome e diminuir a satisfação que sente ao comer. Um estudo realizado por cientistas do European Center for Taste Sciences descobriu que pessoas que dormiam quatro horas por noite comiam quase 600 calorias a mais no dia seguinte *e* sentiam mais fome antes das refeições que pessoas que dormiam oito horas por noite. Outra pesquisa mostra que uma única noite de privação de sono aumenta a atividade cerebral associada à fome quando as pessoas veem imagens de alimentos. Lembre-se de que as necessidades de sono variam de um indivíduo para outro, mas de acordo com a National Sleep Foundation, adultos precisam de sete a nove horas de sono por noite.

3. Comer devagar e com atenção. Comer devagar é exatamente isto: comer sua comida gradualmente, dando mordidas menores, mastigando e saboreando cada uma. Ter uma alimentação consciente significa prestar atenção à refeição enquanto está comendo (e não à TV, ao computador, celular etc.).

Veja algumas maneiras fáceis de comer mais devagar e com mais atenção:

- Reserve pelo menos quinze a vinte minutos para as refeições maiores.
- Mastigue bem cada mordida e engula antes de pegar a próxima.
- Use talheres menores para ajudá-lo a pegar porções menores.
- Solte os talheres entre as mordidas.
- Concentre-se na comida ou na conversa com outras pessoas ao comer, não em um dispositivo eletrônico.

P: Por que não há exercícios de core no programa?

R: Há, sim! São o agachamento, levantamento terra, desenvolvimento com halteres, supino, barra fixa pegada pronada, barra fixa pegada supinada, remada unilateral com halter e outros.

Embora não haja exercícios específicos para o abdome no programa, como pranchas e abdominais, muitos dos propostos aqui trabalham fortemente os abdominais, oblíquos e outros músculos do core.

P: Não estou ficando muito dolorido. Isso é um problema?
R: Eu achava que a dor muscular eterna era o preço que tinha que pagar para ficar maior, como um distintivo de honra ao mérito. "Nossa, tenho que descer a escadas para trás! Minhas pernas ficarão *enormes*!"

Achava que a principal razão pela qual trabalhamos os músculos era fissurá-los, o que resultava em dor. Portanto, dor considerável significava fissuras consideráveis, o que levaria a um crescimento muscular considerável, certo? Não exatamente.

Pesquisas mostram que o dano muscular pode contribuir para o crescimento, mas não é um requisito. Exercícios que produzem muita dor muscular podem gerar pouco crescimento (corrida em declive e exercício excêntrico pesado, por exemplo), e os que produzem muito pouca dor podem causar um crescimento significativo. Para complicar ainda mais, a quantidade de dor que você sente após um treino não é um indicador confiável do grau de dano muscular – uma quantidade alta ou baixa de dor nem sempre reflete uma quantidade alta ou baixa de dano.

Esses fenômenos ainda não são totalmente compreendidos, mas um estudo conduzido por cientistas da Concordia University revelou que pelo menos parte da dor que sentimos no pós-treino decorre do tecido conjuntivo que mantém as fibras musculares juntas, não das fibras em si. Portanto, o que pensamos ser dor muscular é, pelo menos em parte (se não principalmente), dor no tecido conjuntivo.

Portanto, o ponto central é que, se você não estiver muito dolorido após os treinos, não significa que esteja fazendo algo errado.

P: Posso trabalhar músculos que ainda estão doloridos de um treino anterior?

R: Sim. Trabalhar músculos doloridos não necessariamente impede a recuperação e o crescimento muscular. Mas, se costuma treinar pesado, pode sentir dor crônica e fadiga, o que compromete seu desempenho e, com o tempo, sua saúde. Se seguir o programa *Ganhe músculos* direitinho, isso não deve acontecer.

P: Estou com dificuldades para comer o suficiente para ganhar massa. O que devo fazer?

R: Vejamos três maneiras fáceis de obter calorias suficientes para crescer que não seja comer cheeseburguer duplo e pizza todos os dias:

1. Coma mais alimentos calóricos. Esta é, de longe, a maneira mais fácil de iniciar o ganho de massa muscular. Coma muitos alimentos com mais calorias e menos fibras e água (menos recheio) para ajudar a atingir sua meta diária de calorias. Veja algumas boas opções:

   - Arroz branco.
   - Pão.
   - Macarrão.
   - Frutas secas.
   - Ovos.
   - Cortes gordurosos de carne e frutos do mar (filé, pato, salmão etc.).
   - Aveia.
   - Cereais matinais.

- Queijo, iogurte, leite e outros laticínios com alto teor de gordura.
- Castanhas e cremes de castanhas.
- Molhos como pesto, mexicano, aioli, chimichurri, teriyaki e o bom e velho molho de carne.

2. Não faça muito cárdio. Passado certo ponto, quanto mais cárdio você fizer, mais difícil será ganhar músculos e força. Assim, procure não fazer mais que poucas horas de cárdio por semana quando estiver ganhando massa magra, e prefira caminhada ou ciclismo se quiser minimizar o impacto negativo que o cárdio pode ter na musculação.

3. Beba calorias, se necessário. Algumas pessoas (magras, geralmente) precisam comer um número desconfortavelmente grande de calorias todos os dias para ganhar massa muscular – tanto que é uma luta fazer isso apenas com alimentos integrais. Beber calorias pode ajudar muito. Leite, shakes de proteína e sucos de frutas sem adição de açúcar são escolhas comuns.

P: Com que frequência devo mudar meus treinos?

R: Se seguir as rotinas que forneço no final do livro, não precisa fazer nenhuma alteração nos seus treinos, porque elas alternam os exercícios e os intervalos de repetições conforme você progride de uma fase para a seguinte.

Mas, se quiser criar seus próprios treinos com base nas informações que aprendeu, tenho três dicas para lhe dar:

1. Procure não mudar sua rotina de exercícios mais de uma vez a cada seis a oito semanas. Lembre-se de que seu objetivo principal é melhorar a força do corpo todo, e se mudar seus treinos com muita frequência, progredirá mais devagar, não mais rápido.

2. Faça primeiro os exercícios mais difíceis no dia de treino, seguidos pelos mais fáceis. Por exemplo, se quiser fazer um treino de membros superiores com supino com barra e remada unilateral com halter, faça o supino primeiro.

3. Ao trocar os exercícios de um treino, escolha os que trabalhem os mesmos grupos musculares e não sejam significativamente mais fáceis ou difíceis de fazer. Por exemplo, se você concluiu oito semanas de treino e quer substituir o leg press para trabalhar membros inferiores, o afundo com halteres funcionaria bem (porque é semelhante em dificuldade), mas a mesa ou cadeira flexora (muito mais fácil) ou um exercício de membros superiores (grupo muscular diferente), não.

Talvez você pretenda seguir os treinos que criei, mas não sabe o que fazer se, quando concluir as três fases de uma rotina, ainda não estiver pronto para a rotina mais difícil. Tem que passar para ela de qualquer maneira? Não. Basta reiniciar a primeira fase até estar pronto para a próxima rotina.

P: Devo me exercitar quando estou doente?
R: Não. Pelo menos não intensamente.

Entendo a vontade de treinar quando estamos doentes. Depois de estabelecer um bom hábito de treino, pular dias pode ser mais difícil que ir à academia, mesmo quando não estamos nos sentindo bem. Mas obrigue-se a descansar, porque treinar normalmente só vai piorar as coisas, pois deprimirá a função imunológica.

Por outro lado, pesquisas em animais provaram que exercícios leves (vinte a trinta minutos de corrida leve) enquanto infectados com o vírus da gripe podem aumentar a imunidade e a recuperação. Efeitos semelhantes também foram observados em estudos em humanos. Se fizer algum exercício ao ar livre, faça vinte minutos ou menos de cárdio leve por dia, como caminhar.

P: Devo comer antes e depois do treino?

R: Pode, se quiser, mas não vai fazer muita diferença. Minha recomendação geral é a seguinte:

- Se não comeu pelo menos uma porção de proteínas ou carboidratos nas três a cinco horas anteriores ao treino, coma 20-40 g de proteínas e carboidratos trinta a sessenta minutos antes de treinar. Se comeu pelo menos uma porção de proteínas e carboidratos nas duas horas anteriores ao treino, não precisa comer nada antes de treinar.
- Se fez uma refeição uma a duas horas antes do treino, não precisa comer de novo imediatamente após (espere até o horário da próxima refeição). Se não comeu antes, coma de 20-40 g de proteínas dentro de trinta a sessenta minutos após terminar o treino (e coma carboidratos e gorduras como desejar).

P: O que têm em comum pessoas que atingem suas metas no condicionamento físico?

R: Homens e mulheres que perdem mais gordura e ganham mais músculos e força e depois conseguem manter a forma geralmente não são excepcionalmente disciplinados, motivados ou obstinados. De todos os hábitos e traços positivos que essas pessoas desenvolvem e incorporam, o fator mais responsável por seu sucesso é a *regularidade*.

Invariavelmente, são apenas pessoas que perdem menos treinos e cometem menos erros alimentares. Também estão longe de ser perfeitas; são apenas boas o bastante na maioria das vezes, e é por isso que tenho certeza de que você terá sucesso no programa *Ganhe músculos*. O fato de ter chegado ao fim deste livro me diz que você tem a vontade e os meios para vencer, e agora também tem o caminho. Siga-o, e vejo você do outro lado.

17

Epílogo

Ser você mesmo em um mundo que está constantemente tentando fazer de você outra coisa é a maior realização.
RALPH WALDO EMERSON

Meu objetivo é ajudá-lo a alcançar *os seus*, e sei que, se trabalharmos juntos, em equipe, teremos sucesso. Quando digo "trabalhar juntos", é sério; quero estar em contato com você, acompanhar seu progresso, responder a perguntas ou abordar preocupações que você possa ter, e um dia apresentar sua história de sucesso em meu site!

A melhor maneira de entrar em contato comigo é por e-mail: mikem@legionsupplements.com. Recebo muitos e-mails todos os dias, por isso, pode levar uma ou duas semanas para eu responder. Mas você receberá uma resposta, com certeza.

Também quero convidá-lo a participar de meu grupo no Facebook, que é uma comunidade de milhares de pessoas positivas, solidárias e com ideias semelhantes que podem responder às suas perguntas, festejar suas vitórias e aliviar seus contratempos. Você pode encontrá-lo em www.muscleforlife.group basta visitar essa URL e clicar no botão "+ Join Group", e um dos membros de minha equipe aprovará sua inscrição.

E por falar em redes sociais, você pode me encontrar nas principais:

- Instagram: www.instagram.com/muscleforlifefitness
- Facebook: www.facebook.com/muscleforlifefitness
- YouTube: www.youtube.com/muscleforlifefitness
- Twitter: www.twitter.com/muscleforlife

Se pretende anunciar publicamente que está começando o programa *Ganhe músculos,* peço que me marque e acrescente a hashtag #MuscleFor-Life, para que outras pessoas do programa possam encontrá-lo e acompanhar sua jornada.

E se gostou deste livro e está melhor depois de lê-lo, por favor, passe-o para alguém de quem gosta. Empreste o seu, ou, melhor ainda, dê o livro de presente e diga: "Eu amo e valorizo você e quero ajudá-lo a viver sua melhor vida. Por isso, comprei isto para você. Leia". Minha missão pessoal é levar estas informações a tantas mãos quanto possível, e não posso fazer isso sem sua ajuda. Por favor, divulgue.

Muito obrigado, e espero ter notícias suas em breve.

18

Bônus: material gratuito (vídeos, ferramentas e muito mais!)

Desistir de nossas metas de longo prazo para gratificação imediata, meus amigos, é procrastinação.
DAN ARIELY

O brigado por ler Ganhe músculos. Espero que o tenha achado perspicaz, inspirador e prático, e que ele o ajude a mudar para sempre seu corpo e sua vida.

Quero assegurar que você receba o máximo de valor possível com este livro, por isso, reuni recursos gratuitos para ajudá-lo, como:

- Um guia de referência que você pode salvar, compartilhar e imprimir, com todos os principais tópicos, listas e ações deste livro.
- Links para vídeos demonstrativos para todos os exercícios de *Ganhe músculos*.
- Um ano inteiro de exercícios do programa *Ganhe músculos* organizados e fornecidos em vários formatos, como PDF, Excel e Google Sheets. E, se preferir usar um aplicativo de treino, veja o meu, que é gratuito: Stacked (www.getstackedapp.com), que vem com os treinos de *Ganhe músculos*.
- Vinte planos alimentares *Ganhe músculos* para perder gordura e ganhar músculos.
- Uma lista das minhas ferramentas favoritas para manter a motivação dentro e fora da academia.
- E muito mais.

Para obter acesso instantâneo a todos esses bônus gratuitos (além de presentes surpresa), acesse aqui agora:

- www.muscleforlifebook.com/bonus

Também tenho um pequeno favor a lhe pedir: você se importaria de reservar um minuto para escrever uma resenha on-line sobre este livro? Leio todas as minhas avaliações e adoro receber feedbacks honestos.

Para deixar uma avaliação rápida, você pode clicar aqui:

- www.muscleforlifebook.com/review

APÊNDICE

PLANOS ALIMENTARES PARA DEFINIÇÃO MUSCULAR

Plano alimentar de definição muscular para uma mulher de 63 kg (carboidratos moderados)						
Refeição	Alimentos	Porção	Calorias	Proteínas	Carboidratos	Gordura
Café da manhã	Ovo, inteiro	1	70	6	0	5
	Queijo cottage	1	150	20	10	3
	Abacate	1	120	1	6	10
	Espinafre	1	0	0	0	0
	Cogumelo, picado	1	30	2	6	0
	Pimentão, picado	1	30	2	6	0
Total			400	31	28	18
Treino						
Shake pós-treino	Iogurte natural desnatado	1	150	20	10	3
	Manga, congelada	1	60	1	15	0
	Mirtilo, congelado	1	60	1	15	0
Total			270	22	40	3
Almoço	Peito de frango sem pele e sem osso	1	130	25	0	3
	Alface	1	0	0	0	0
	Cenoura, picada	½	15	1	3	0
	Tomate, picado	½	15	1	3	0
	Vinagre balsâmico	1	100	0	2	10
Total			260	27	8	13

354 GANHE MÚSCULOS

Plano alimentar de definição muscular para uma mulher de 63 kg (carboidratos moderados)						
Refeição	Alimentos	Porção	Calorias	Proteínas	Carboidratos	Gordura
Jantar	Tilápia, grelhada	2	260	50	0	6
	Brócolis	1	30	2	6	0
	Abobrinha	1	30	2	6	0
	Couve-flor	1	30	2	6	0
	Azeite	1	120	0	0	14
Total			470	56	18	20
Total diário			1.400	136	94	54
Meta diária			1.400	140	90	55

Plano alimentar de definição muscular para uma mulher de 73 kg (carboidratos moderados)						
Refeição	Alimentos	Porção	Calorias	Proteínas	Carboidratos	Gordura
Café da manhã	Iogurte grego natural desnatado	2	300	40	20	6
	Pêssego	1	60	1	15	0
	Ovo, inteiro	2	140	12	0	10
Total			500	53	35	16
Almoço	Camarão	2	260	50	0	6
	Brócolis	3	90	6	18	0
	Azeite	1	120	0	0	14
Total			470	56	18	20
Lanche	Amêndoa	2	160	6	6	14
Total			160	6	6	14
Treino						
Jantar	Tilápia, cozida	1	130	25	0	3
	Vagem	3	90	6	18	0
	Sorvete light	1 1/3 xícara	180	12	42	4

Plano alimentar de definição muscular para uma mulher de 73 kg (carboidratos moderados)

Refeição	Alimentos	Porção	Calorias	Proteínas	Carboidratos	Gordura
Total			400	43	60	7
Total diário			1.530	158	119	57
Meta diária			1.600	160	120	55

Plano alimentar de definição muscular para uma mulher de 90 kg (low carb)

Refeição	Alimentos	Porção	Calorias	Proteínas	Carboidratos	Gordura
Café da manhã	Ovo, inteiro	3	210	18	0	15
	Presunto	1	130	25	0	3
	Tomate, picado	1	30	2	6	0
	Espinafre	1	0	0	0	0
	Cogumelo, picado	1	30	2	6	0
	Pimentão, picado	1	30	2	6	0
Total			430	49	18	18
Almoço	Peito de frango sem pele e sem osso	2	260	50	0	6
	Alface	2	0	0	0	0
	Rúcula	1	0	0	0	0
	Cenoura, picada	½	15	1	3	0
	Pepino, picado	½	15	1	3	0
	Cebola, picada	½	15	1	3	0
	Pimentão, picado	1	30	2	6	0
	Molho ranch	2	200	0	4	20
Total			535	55	19	26
Treino						
Lanche	Queijo cottage	2	300	40	20	6
	Mirtilo	1	60	1	15	0
Total			360	41	35	6

356 GANHE MÚSCULOS

Plano alimentar de definição muscular para uma mulher de 90 kg (low carb)						
Refeição	Alimentos	Porção	Calorias	Proteínas	Carboidratos	Gordura
Jantar	Salmão	2	400	40	0	24
	Couve-de--bruxelas	2	60	4	12	0
	Abobrinha	1	30	2	6	0
	Aspargos	1	30	2	6	0
	Beringela	1	30	2	6	0
	Azeite	1	120	0	0	14
Total			670	50	30	38
Total diário			1.995	195	102	88
Meta diária			2.000	200	100	90

Plano alimentar de definição muscular para um homem de 73 kg (carboidratos moderados)						
Refeição	Alimentos	Porção	Calorias	Proteínas	Carboidratos	Gordura
Café da manhã	Ovo, inteiro	2	140	12	0	10
	Clara de ovo	1	130	27	2	0
	Banana	2	120	2	30	0
	Abóbora batã	3	90	6	18	0
	Maçã	1	120	0	0	14
Total			600	47	50	24
Treino						
Almoço	Tilápia, grelhada	2	260	50	0	6
	Abobrinha	2	60	4	12	0
	Cenoura	2	60	4	12	0
	Azeite	1	120	0	0	14
Total			500	58	24	20
Jantar	Peito de frango sem pele e sem osso	2	260	50	0	6
	Brócolis	3	90	6	18	0
	Manteiga	1	120	0	0	14
	Sorvete light	$2/3$ xícara	90	60	21	2

Plano alimentar de definição muscular para um homem de 73 kg (carboidratos moderados)

Refeição	Alimentos	Porção	Calorias	Proteínas	Carboidratos	Gordura
Total			560	62	39	22
Total diário			1.630	165	107	66
Meta diária			1.600	160	100	60

Plano alimentar de definição muscular para um homem de 90 kg (carboidratos moderados)

Refeição	Alimentos	Porção	Calorias	Proteínas	Carboidratos	Gordura
Café da manhã	Presunto	1	130	25	0	3
	Queijo cottage	1	150	20	10	3
	Aveia cozida	1	120	3	25	1
	Maçã	1	60	1	15	0
Total			460	49	50	7
Almoço	Peito de frango sem pele e sem osso	2	260	50	0	6
	Aspargos	2	60	4	12	0
	Couve-flor	2	60	4	12	0
	Azeite	1	120	0	0	14
Total			500	58	24	20
Lanche	Iogurte grego natural desnatado	2	300	40	20	6
Total			300	40	20	6
Treino						
Jantar	Bife de lombo bovino, sem gordura visível	2	400	40	0	24
	Vagem	3	90	6	18	0
	Abobrinha	2	60	4	12	0
	Chocolate Snickers	45 g	215	3	28	11
Total			765	53	58	35
Total diário			2.025	200	152	68
Meta diária			2.000	200	150	65

358 GANHE MÚSCULOS

Plano alimentar de definição muscular para um homem de 110 kg (carboidratos moderados)						
Refeição	Alimentos	Porção	Calorias	Proteínas	Carboidratos	Gordura
Café da manhã	Iogurte grego natural integral	2	440	40	20	20
	Banana	2	120	2	30	0
	Amêndoa	2	160	6	6	14
Total			720	48	56	34
Almoço	Peito de peru	2	260	50	0	6
	Queijo cheddar	2	240	12	2	20
	Alface	½	0	0	0	0
	Tomate	½	15	1	3	0
	Chucrute	½	15	1	3	0
	Brócolis	2	60	4	12	0
	Maionese light	2	70	0	4	6
	Mostarda Dijon	3 colheres de chá	15	1	2	0
	Pão integral	1 fatia	110	5	22	2
Total			785	74	48	34
Lanche	Whey protein	2	200	40	4	4
	Maçã	2	120	2	30	0
Total			320	42	34	4
Treino						
Jantar	Costeleta de porco, sem gordura visível	3	390	75	0	9
	Couve	2	60	4	12	0
	Manteiga	1	120	0	0	14
Total			570	79	12	23
Total diário			2.395	243	150	95
Meta diária			2.400	240	150	95

PLANOS ALIMENTARES PARA GANHAR MASSA MAGRA

Plano alimentar para ganho de massa magra para uma mulher de 45 kg (carboidratos moderados)						
Refeição	Alimentos	Porção	Calorias	Proteínas	Carboidratos	Gordura
Café da manhã	Ovo, inteiro	1	70	6	0	5
	Espinafre	1	0	0	0	0
	Cogumelo, picado	1	30	2	6	0
	Pimentão, picado	1	30	2	6	0
	Aveia cozida	1	120	3	25	1
	Abacate	1	120	1	6	10
Total			370	14	43	16
Treino						
Shake pós-treino	Iogurte natural desnatado	1	150	20	10	3
	Whey protein	1	100	20	2	2
	Manga, congelada	1	60	1	15	0
	Mirtilo, congelado	2	120	2	30	0
Total			430	43	57	5
Almoço	Peito de frango sem pele e sem osso	1	130	25	0	3
	Alface	1	0	0	0	0
	Cenoura, picada	½	15	1	3	0
	Tomate, picado	½	15	1	3	0
	Pimentão, picado	1	30	2	6	0
	Vinagre balsâmico	2	200	0	4	20
Total			390	29	16	23

360 GANHE MÚSCULOS

Plano alimentar para ganho de massa magra para uma mulher de 45 kg (carboidratos moderados)						
Refeição	Alimentos	Porção	Calorias	Proteínas	Carboidratos	Gordura
Jantar	Tilápia, grelhada	1	130	25	0	3
	Brócolis	2	60	4	12	0
	Abobrinha	2	60	4	12	0
	Couve-flor	2	60	4	12	0
	Arroz integral	1	120	3	25	1
	Azeite	1	120	0	0	14
Total			550	40	61	18
Total diário			1.740	126	177	62
Meta diária			1.700	130	170	55

Plano alimentar para ganho de massa magra para uma mulher de 55 kg (carboidratos moderados)						
Refeição	Alimentos	Porção	Calorias	Proteínas	Carboidratos	Gordura
Café da manhã	Iogurte grego natural desnatado	2	300	40	20	6
	Banana	2	120	2	30	0
	Kiwi	1	60	1	15	0
	Pêssego	1	60	1	15	0
	Amêndoa	1	80	3	3	7
Total			620	47	83	13
Almoço	Camarão	2	260	50	0	6
	Brócolis	3	90	6	18	0
	Arroz integral	2	240	6	50	2
	Azeite	1	120	0	0	14
Total			710	62	68	22
Treino						

APÊNDICE **361**

Plano alimentar para ganho de massa magra para uma mulher de 55 kg (carboidratos moderados)

Refeição	Alimentos	Porção	Calorias	Proteínas	Carboidratos	Gordura
Jantar	Lombo bovino marinado em molho adobo (página 137)	1	237	39	2	7
	Vagem	2	60	4	12	0
	Batata-doce	1	120	3	25	1
	Manteiga	1	120	0	0	14
	Chocolate amargo, 85% cacau	1 kg	170	4	11	14
Total			707	50	50	36
Total diário			2.037	159	201	71
Meta diária			2.040	155	205	70

Plano alimentar para ganho de massa magra para uma mulher de 63 kg (carboidratos moderados)

Refeição	Alimentos	Porção	Calorias	Proteínas	Carboidratos	Gordura
Café da manhã	Ovo, inteiro	3	210	18	0	15
	Presunto	1	130	25	0	3
	Tomate, picado	1	30	2	6	0
	Espinafre	1	0	0	0	0
	Cogumelo, picado	1	30	2	6	0
	Pimentão, picado	1	30	2	6	0
	Pão integral	2 fatias	220	10	44	4
Total			650	59	62	22

362 GANHE MÚSCULOS

Plano alimentar para ganho de massa magra para uma mulher de 63 kg (carboidratos moderados)						
Refeição	Alimentos	Porção	Calorias	Proteínas	Carboidratos	Gordura
Almoço	Peito de frango, sem pele e sem osso	1	130	25	0	3
	Alface	2	0	0	0	0
	Rúcula	1	0	0	0	0
	Cenoura, picada	1	30	2	6	0
	Pepino, picado	½	15	1	3	0
	Cebola, picada	½	15	1	3	0
	Pimentão, picado	1	30	2	6	0
	Grão-de-bico	1	120	3	25	1
	Molho ranch	2	200	0	4	20
Total			540	34	47	24
Lanche	Iogurte grego natural desnatado	2	300	40	20	6
	Banana	4	240	4	60	0
Total			540	44	80	6
Treino						
Jantar	Salmão, de cativeiro	2	400	40	0	24
	Couve-de-bruxelas	1	30	2	6	0
	Abobrinha	1	30	2	6	0
	Aspargos	1	30	2	6	0
	Beringela	1	30	2	6	0
	Batata inglesa	1	120	3	25	1
Total			640	51	49	25
Total diário			2.370	188	238	77
Meta diária			2.380	180	240	80

Plano alimentar para ganho de massa magra para um homem de 63 kg (carboidratos moderados)

Refeição	Alimentos	Porção	Calorias	Proteínas	Carboidratos	Gordura
Café da manhã	Ovo, inteiro	3	210	18	0	15
	Clara de ovo	1	130	27	2	0
	Banana	2	120	2	30	0
	Abóbora batã	3	90	6	18	0
	Manteiga	1	120	0	0	14
Total			670	53	50	29
Treino						
Lanche	Whey protein	1	100	20	2	2
	Maçã	2	120	2	30	0
Total			220	22	32	2
Almoço	Sanduíche de salada de frango com framboesa e castanhas (página 135)	1	374	29	33	14
	Arroz integral	1	120	3	25	0
Total			494	32	58	14
Jantar	Peito de frango, sem pele e sem osso	2	260	50	0	6
	Brócolis	3	90	6	18	0
	Batata-doce	2	240	6	50	2
	Manteiga	1	120	0	0	14
	Sorvete	2/3 xícara	300	6	26	20
Total			1.010	68	94	42
Total diário			2.394	175	234	87
Meta diária			2.380	180	240	80

364 GANHE MÚSCULOS

Plano alimentar para ganho de massa magra para um homem de 73 kg (carboidratos moderados)						
Refeição	Alimentos	Porção	Calorias	Proteínas	Carboidratos	Gordura
Café da manhã	Queijo cottage	2	300	40	20	6
	Aveia cozida	2	240	6	50	2
	Maçã	2	120	2	30	0
	Mirtilo	1	60	1	15	0
	Amêndoa	1	80	3	3	7
Total			800	52	118	15
Almoço	Peito de frango, sem pele e sem osso	2	260	50	0	6
	Aspargos	2	60	4	12	0
	Couve-flor	2	60	4	12	0
	Azeite	1	120	0	0	14
Total			500	58	24	20
Lanche	Iogurte grego natural integral	2	440	40	20	20
	Banana	2	120	2	30	0
Total			560	42	50	20
Treino						
Jantar	Bife de costela, sem gordura visível	2	400	40	0	24
	Vagem	3	90	6	18	0
	Abobrinha	2	60	4	12	0
	Arroz branco	1	120	3	25	1
	Chocolate Snickers	45 g	215	3	28	11
Total			885	56	83	36
Total diário			2.745	208	275	91
Meta diária			2.720	205	270	90

APÊNDICE **365**

Plano alimentar para ganho de massa magra para um homem de 80 kg (carboidratos moderados)						
Refeição	Alimentos	Porção	Calorias	Proteínas	Carboidratos	Gordura
Café da manhã	Smoothie cremoso de mirtilo e banana (página 133)	2	446	42	48	20
	Amêndoa	2	160	6	6	14
	Aveia cozida	2	240	6	50	2
Total			846	54	104	36
Almoço	Peito de peru	2	260	50	0	6
	Queijo cheddar	2	240	12	2	20
	Alface	½	0	0	0	0
	Tomate, fatiado	½	15	1	3	0
	Chucrute	½	15	1	3	0
	Brócolis	2	60	4	12	0
	Maionese light	2	70	0	4	6
	Mostarda Dijon	3 colheres de chá	15	1	2	0
	Pão integral	2 fatias	220	10	44	4
Total			895	79	70	36
Lanche	Iogurte grego natural desnatado	2	300	40	20	6
	Maçã	2	120	2	30	0
	Homus	½ xícara	200	10	17	11
Total			620	52	67	17
Treino						

366 GANHE MÚSCULOS

Plano alimentar para ganho de massa magra para um homem de 80 kg (carboidratos moderados)						
Refeição	Alimentos	Porção	Calorias	Proteínas	Carboidratos	Gordura
Jantar	Lasanha com queijo cottage e abóbora (página 138)	1	419	38	48	8
	Abobrinha	2	60	4	12	0
	Chocolate amargo, 85% cacau	30 g	170	4	11	14
Total			649	46	71	22
Total diário			3.010	231	312	111
Meta diária			3.060	230	305	100

EXERCÍCIOS DE MUSCULAÇÃO PARA MULHERES

Rotina Iniciante
Fase 1

Treino 1 Membros inferiores A	Treino 2 Membros superiores A	Treino 3 Membros inferiores B
Agachamento peso corporal 3 séries intensas de 12-15 repetições	Flexão 3 séries intensas de 12-15 repetições	Levantamento terra com halteres 3 séries intensas de 12-15 repetições
Levantamento terra com halteres 3 séries intensas de 12-15 repetições	Pulley frente 3 séries intensas de 12-15 repetições	Afundo sem carga 3 séries intensas de 12-15 repetições
Avanço alternado 3 séries intensas de 12-15 repetições	Supino máquina 3 séries intensas de 12-15 repetições	Leg press 3 séries intensas de 12-15 repetições
Tríceps banco 3 séries intensas de 12-15 repetições	Remada invertida 3 séries intensas de 12-15 repetições	Mesa ou cadeira flexora 3 séries intensas de 12-15 repetições

Fase 2

Treino 1 Membros inferiores A	Treino 2 Membros superiores A	Treino 3 Membros inferiores B
Afundo sem carga 3 séries puxadas de 12-15 repetições	Flexão 3 séries puxadas de 12-15 repetições	Levantamento terra com halteres 3 séries puxadas de 12-15 repetições
Levantamento terra com halteres 3 séries intensas de 12-15 repetições	Remada unilateral com halter 3 séries intensas de 12-15 repetições	Subida na plataforma sem carga 3 séries intensas de 12-15 repetições
Agachamento peso corporal 3 séries intensas de 12-15 repetições	Desenvolvimento máquina 3 séries intensas de 12-15 repetições	Cadeira extensora 3 séries intensas de 12-15 repetições
Tríceps banco 3 séries intensas de 12-15 repetições	Remada invertida 3 séries intensas de 12-15 repetições	Elevação de quadril 3 séries intensas de 12-15 repetições

Fase 3

Treino 1 Membros inferiores A	Treino 2 Membros superiores A	Treino 3 Membros inferiores B
Agachamento peso corporal 3 séries intensas de 12-15 repetições	Flexão 3 séries intensas de 12-15 repetições	Levantamento terra com halteres 3 séries intensas de 12-15 repetições
Levantamento terra com halteres 3 séries intensas de 12-15 repetições	Pulley frente 3 séries intensas de 12-15 repetições	Afundo sem carga 3 séries intensas de 12-15 repetições
Avanço alternado 3 séries intensas de 12-15 repetições	Supino máquina 3 séries intensas de 12-15 repetições	Leg press 3 séries intensas de 12-15 repetições
Tríceps banco 3 séries intensas de 12-15 repetições	Remada invertida 3 séries intensas de 12-15 repetições	Mesa ou cadeira flexora 3 séries intensas de 12-15 repetições

Rotina intermediária

Fase 1

Treino 1 Membros inferiores A	Treino 2 Membros superiores A	Treino 3 Membros inferiores B
Levantamento terra com barra hexagonal 3 séries intensas de 10-12 repetições	Supino com halteres 3 séries de 10-12 repetições	Afundo com halteres 3 séries intensas de 10-12 repetições
Agachamento goblet 3 séries intensas de 10-12 repetições	Pulley frente 3 séries intensas de 10-12 repetições	Stiff 3 séries intensas de 10-12 repetições
Mesa ou cadeira flexora 3 séries intensas de 10-12 repetições	Desenvolvimento com halteres 3 séries intensas de 10-12 repetições	Leg press 3 séries intensas de 10-12 repetições
Agachamento goblet 3 séries de 10-12 repetições	Remada baixa 3 séries intensas de 10-12 repetições	Mesa ou cadeira flexora 3 séries intensas de 10-12 repetições

Fase 2

Treino 1 Membros inferiores A	Treino 2 Membros superiores A	Treino 3 Membros inferiores B
Levantamento terra com barra hexagonal 3 séries intensas de 10-12 repetições	Supino inclinado com halteres 3 séries intensas de 10-12 repetições	Agachamento goblet 3 séries de 10-12 repetições
Afundo com halteres 3 séries intensas de 10-12 repetições	Remada unilateral com halter 3 séries intensas de 10-12 repetições	Levantamento terra com halteres 3 séries intensas de 10-12 repetições
Stiff 3 séries intensas de 10-12 repetições	Supino com halteres 3 séries de 10-12 repetições	Cadeira extensora 3 séries intensas de 10-12 repetições
Agachamento goblet 3 séries de 10-12 repetições	Remada baixa 3 séries intensas de 10-12 repetições	Mesa ou cadeira flexora 3 séries intensas de 10-12 repetições

Fase 3

Treino 1 Membros inferiores A	Treino 2 Membros superiores A	Treino 3 Membros inferiores B
Levantamento terra com barra hexagonal 3 séries intensas de 10-12 repetições	Desenvolvimento com halteres 3 séries intensas de 10-12 repetições	Afundo com halteres 3 séries intensas de 10-12 repetições
Agachamento goblet 3 séries de 10-12 repetições	Remada baixa 3 séries intensas de 10-12 repetições	Stiff 3 séries intensas de 10-12 repetições
Elevação de quadril 3 séries intensas de 10-12 repetições	Supino inclinado com halteres 3 séries intensas de 10-12 repetições	Leg press 3 séries intensas de 10-12 repetições
Agachamento goblet 3 séries intensas de 10-12 repetições	Pulley frente 3 séries intensas de 10-12 repetições	Mesa ou cadeira flexora 3 séries intensas de 10-12 repetições

Rotina avançada

Fase 1

Treino 1 Membros inferiores A	Treino 2 Membros superiores A	Treino 3 Membros inferiores B
Agachamento livre com barra 3 séries intensas de 8-10 repetições	Supino reto com barra 3 séries intensas de 8-10 repetições	Afundo com halteres 3 séries intensas de 8-10 repetições
Levantamento terra com barra 3 séries intensas de 8-10 repetições	Pulley frente 3 séries intensas de 8-10 repetições	Stiff 3 séries intensas de 8-10 repetições
Mesa ou cadeira flexora 3 séries puxadas de 8-10 repetições	Supino inclinado com barra 3 séries puxadas de 8-10 repetições	Leg press 3 séries intensas de 8-10 repetições
Afundo com halteres 3 séries intensas de 8-10 repetições	Remada unilateral com halter 3 séries intensas de 8-10 repetições	Paralelas para peito 3 séries intensas de 8-10 repetições

Fase 2

Treino 1 Membros inferiores A	Treino 2 Membros superiores A	Treino 3 Membros inferiores B
Agachamento livre com barra 3 séries intensas de 8-10 repetições	Supino reto com barra 3 séries intensas de 8-10 repetições	Levantamento terra com barra 3 séries intensas de 8-10 repetições
Stiff 3 séries intensas de 8-10 repetições	Barra fixa 3 séries intensas de 8-10 repetições	Afundo com halteres 3 séries intensas de 8-10 repetições
Cadeira extensora 3 séries intensas de 8-10 repetições	Paralelas para peito 3 séries intensas de 8-10 repetições	Supino inclinado com barra 3 séries intensas de 8-10 repetições
Mesa ou cadeira flexora 3 séries intensas de 8-10 repetições	Remada baixa 3 séries intensas de 8-10 repetições	Leg press 3 séries intensas de 8-10 repetições

Fase 3

Treino 1 Membros inferiores A	Treino 2 Membros superiores A	Treino 3 Membros inferiores B
Agachamento livre com barra 3 séries intensas de 8-10 repetições	Supino reto com barra 3 séries intensas de 8-10 repetições	Afundo com halteres 3 séries intensas de 8-10 repetições
Levantamento terra com barra 3 séries intensas de 8-10 repetições	Barra fixa 3 séries intensas de 8-10 repetições	Stiff 3 séries intensas de 8-10 repetições
Mesa flexora ou cadeira 3 séries intensas de 8-10 repetições	Supino inclinado com barra 3 séries intensas de 8-10 repetições	Leg press 3 séries intensas de 8-10 repetições
Afundo com halteres 3 séries intensas de 8-10 repetições	Remada unilateral com halter 3 séries intensas de 8-10 repetições	Paralelas para peito 3 séries intensas de 8-10 repetições

EXERCÍCIOS DE MUSCULAÇÃO PARA HOMENS

Rotina iniciante
Fase 1

Treino 1 Membros superiores A	Treino 2 Membros inferiores A	Treino 3 Membros superiores B
Flexão 3 séries intensas de 12-15 repetições	Agachamento peso corporal 3 séries puxadas de 12-15 repetições	Desenvolvimento máquina3 séries puxadas de 12-15 repetições
Pulley frente 3 séries puxadas de 12-15 repetições	Levantamento terra com halteres 3 séries puxadas de 12-15 repetições	Remada invertida 3 séries puxadas de 12-15 repetições
Supino máquina 3 séries intensas de 12-15 repetições	Leg press 3 séries intensas de 12-15 repetições	Supino máquina 3 séries intensas de 12-15 repetições
Remada invertida 3 séries intensas de 12-15 repetições	Mesa ou cadeira flexora 3 séries intensas de 12-15 repetições	Rosca no cabo 3 séries intensas de 12-15 repetições

Fase 2

Treino 1 Membros superiores A	Treino 2 Membros inferiores A	Treino 3 Membros superiores B
Flexão 3 séries intensas de 12-15 repetições	Avanço alternado 3 séries intensas de 12-15 repetições	Supino máquina 3 séries intensas de 12-15 repetições
Pulley frente 3 séries intensas de 12-15 repetições	Levantamento terra com halteres 3 séries intensas de 12-15 repetições	Remada na máquina 3 séries intensas de 12-15 repetições
Desenvolvimento máquina 3 séries intensas de 12-15 repetições	Cadeira extensora 3 séries intensas de 12-15 repetições	Flexão 3 séries intensas de 12-15 repetições
Remada unilateral com halter 3 séries intensas de 12-15 repetições	Elevação de quadril 3 séries intensas de 12-15 repetições	Rosca alternada com halteres 3 séries intensas de 12-15 repetições

Fase 3

Treino 1 Membros superiores A	Treino 2 Membros inferiores A	Treino 3 Membros superiores B
Flexão 3 séries intensas de 12-15 repetições	Agachamento peso corporal 3 séries intensas de 12-15 repetições	Desenvolvimento máquina 3 séries intensas de 12-15 repetições
Pulley frente 3 séries intensas de 12-15 repetições	Levantamento terra com halteres 3 séries intensas de 12-15 repetições	Remada invertida 3 séries intensas de 12-15 repetições
Supino máquina 3 séries intensas de 12-15 repetições	Afundo sem carga 3 séries intensas de 12-15 repetições	Supino máquina 3 séries intensas de 12-15 repetições
Remada invertida 3 séries intensas de 12-15 repetições	Mesa ou cadeira flexora 3 séries intensas de 12-15 repetições	Tríceps banco 3 séries intensas de 12-15 repetições

Rotina intermediária
Fase 1

Treino 1 Membros superiores A	Treino 2 Membros inferiores A	Treino 3 Membros superiores B
Supino com halteres 3 séries intensas de 10-12 repetições	Levantamento terra com barra hexagonal 3 séries intensas de 10-12 repetições	Desenvolvimento com halteres 3 séries intensas de 10-12 repetições
Pulley frente 3 séries intensas de 10-12 repetições	Agachamento goblet 3 séries de 10-12 repetições	Remada baixa 3 séries intensas de 10-12 repetições
Supino máquina 3 séries intensas de 10-12 repetições	Mesa ou cadeira flexora 3 séries intensas de 10-12 repetições	Supino máquina 3 séries intensas de 10-12 repetições
Remada baixa 3 séries intensas de 10-12 repetições	Agachamento goblet 3 séries intensas de 10-12 repetições	Rosca alternada com halteres 3 séries intensas de 10-12 repetições

Fase 2

Treino 1 Membros superiores A	Treino 2 Membros inferiores A	Treino 3 Membros superiores B
Supino inclinado com halteres 3 séries intensas de 10-12 repetições	Levantamento terra com barra hexagonal 3 séries intensas de 10-12 repetições	Desenvolvimento com halteres 3 séries intensas de 10-12 repetições
Pulley frente 3 séries intensas de 10-12 repetições	Afundo com halteres 3 séries intensas de 10-12 repetições	Remada unilateral com halter 3 séries intensas de 10-12 repetições
Supino máquina 3 séries intensas de 10-12 repetições	Mesa ou cadeira flexora 3 séries intensas de 10-12 repetições	Supino com halteres 3 séries de 10-12 repetições
Remada na máquina 3 séries intensas de 10-12 repetições	Leg press 3 séries intensas de 10-12 repetições	Rosca no cabo 3 séries intensas de 10-12 repetições

Fase 3

Treino 1 Membros superiores A	Treino 2 Membros inferiores A	Treino 3 Membros superiores B
Supino com halteres 3 séries de 10-12 repetições	Levantamento terra com barra hexagonal 3 séries intensas de 10-12 repetições	Desenvolvimento com halteres 3 séries intensas de 10-12 repetições
Pulley frente 3 séries intensas de 10-12 repetições	Agachamento goblet 3 séries puxadas de 10-12 repetições	Remada baixa 3 séries intensas de 10-12 repetições
Supino máquina 3 séries intensas de 10-12 repetições	Mesa ou cadeira flexora 3 séries intensas de 10-12 repetições	Supino máquina 3 séries intensas de 10-12 repetições
Remada baixa 3 séries intensas de 10-12 repetições	Afundo com halteres 3 séries intensas de 10-12 repetições	Rosca alternada com halteres 3 séries intensas de 10-12 repetições

Rotina avançada
Fase 1

Treino 1 Membros superiores A	Treino 2 Membros inferiores A	Treino 3 Membros superiores B
Supino reto com barra 3 séries intensas de 8-10 repetições	Agachamento livre com barra 3 séries intensas de 8-10 repetições	Desenvolvimento com halteres 3 séries intensas de 8-10 repetições
Pulley frente 3 séries intensas de 8-10 repetições	Levantamento terra com barra 3 séries intensas de 8-10 repetições	Remada unilateral com halter 3 séries intensas de 8-10 repetições
Supino com halteres 3 séries intensas de 8-10 repetições	Agachamento goblet 3 séries intensas de 8-10 repetições	Supino com halteres 3 séries intensas de 8-10 repetições
Remada unilateral com halter 3 séries intensas de 8-10 repetições	Mesa ou cadeira flexora 3 séries intensas de 8-10 repetições	Rosca alternada com halteres 3 séries intensas de 8-10 repetições

Fase 2

Treino 1 Membros superiores A	Treino 2 Membros inferiores A	Treino 3 Membros superiores B
Supino inclinado com barra 3 séries intensas de 8-10 repetições	Agachamento livre com barra 3 séries intensas de 8-10 repetições	Desenvolvimento com halteres 3 séries intensas de 8-10 repetições
Barra fixa 3 séries intensas de 8-10 repetições	Levantamento terra com barra 3 séries intensas de 8-10 repetições	Remada baixa 3 séries intensas de 8-10 repetições
Paralelas para peito 3 séries intensas de 8-10 repetições	Afundo com halteres 3 séries intensas de 8-10 repetições	Supino com halteres 3 séries intensas de 8-10 repetições
Remada baixa 3 séries intensas de 8-10 repetições	Stiff 3 séries intensas de 8-10 repetições	Tríceps francês sentado 3 séries intensas de 8-10 repetições

Fase 3

Treino 1 Membros superiores A	Treino 2 Membros inferiores A	Treino 3 Membros superiores B
Supino reto com barra 3 séries intensas de 8-10 repetições	Agachamento livre com barra 3 séries intensas de 8-10 repetições	Desenvolvimento com halteres 3 séries intensas de 8-10 repetições
Barra fixa pegada supinada 3 séries intensas de 8-10 repetições	Levantamento terra com barra 3 séries intensas de 8-10 repetições	Remada unilateral 3 séries intensas de 8-10 repetições
Supino inclinado com halteres 3 séries intensas de 8-10 repetições	Leg press 3 séries intensas de 8-10 repetições	Supino com halteres 3 séries intensas de 8-10 repetições
Remada unilateral 3 séries intensas de 8-10 repetições	Stiff 3 séries intensas de 8-10 repetições	Rosca no cabo 3 séries intensas de 8-10 repetições

Este livro possui 32 páginas de referências bibliográficas. Elas podem ser acessadas pelo site da Faro Editorial. Escolhemos não colocá-las na versão impressa pois será uma economia de árvores e de dinheiro para você por um conhecimento que pode ser baixado gratuitamente.

Índice remissivo

5-MTHF, 316

A
Abacate, 86, 106, 107, 128, 129, 146, 353, 359
  tamanho da porção de, 158
Abdominais, 182, 343
Academia em casa, 53, 292
Academias, 289-291
Ácido fólico, 316
Ácidos graxos essenciaisproteínas
  ácidos graxos ômega-3, 33, 86, 90, 318
  ácidos graxos ômega-6, 86, 87, 90
Açúcar no sangue, 27
Açúcares adicionados, 82
Açúcares naturais, 82
Adipômetro, 117
Afirmações, 46-49
Afundo
  em deslocamento, 242
  no lugar, 241
  reverso, 242
  sem carga, 241
Agachamento
  goblet, 245
  peso corporal, 239
Água, 107, 108
ALA (ácido alfa-linolênico), 319
Álcool
  beber, dicas para, 144-45, 170
  e peso, estudos sobre, 143-44
Alimentação rica em proteínas
  pesquisas sobre, 77-81
Alimentos
  integrais, 79-81
  não processados, 79-81
  pobres em nutrientes, 79
Alimentos de origem vegetal
  altamente proteicos, lista aprovada de, 154-55
Aminoácidos, 77
de cadeia ramificada, 304
Amplitude de movimento adequada, 196
Anilhas, 293
Apetite, 127
Artrite, 336
Ashwagandha, 328-329
Assado proteico, 131

Autoafirmações, 46
Autocontrole, 57, 58, 61, 64, 342
Avanço alternado
  sem carga, 240

B
B9 (vitamina B ácido fólico), 316
Banco regulável, 292
Banco de dados online de calorias e
  macronutrientes, 147
Barra
  Agachamento com, 248
  de elevação, 294
  fixa, 232, 233, 294
  hexagonal, 227-28,
  levantamento terra, 227
  stiff, 250, 294
  supino com, 216
  supino inclinado com, 217
Batata-doce
  Brownie de batata-doce de dois minutos, 140
  Assado proteico, 131
  Chips de batata-doce, 134
Batata. *Veja também* Batata-doce
Bebidas
  adoçadas, 107
  água, 107-8
  álcool, 143-45, 170
  cafeinadas, 108
  calóricas, 107-8, 145, 345
  Smoothie cremoso de mirtilo e banana, 133
Bíceps (braços), 182, 183
Boswellia, 324-25
Brownie de batata-doce de dois minutos, 140

C
Café, 108
Calçados para treinar, 288
Calorias
  "empréstimo", 168-69
  alimentos ricos em,
  aumento, para ganhar músculos, 95-6
  banco de dados online para, 147
  cálculo de, na dieta flexível, 92-100
  cálculo de, para manutenção, 99-100
  cálculo de, para planos alimentares, 125

ÍNDICE REMISSIVO 377

definição muscular, para perder gordura, 95-8
densidade energética das, 31
em 1 g de carboidratos, 102
em 1 g de gordura, 103-4
em 1 g de proteínas, 101-2
em dietas restritivas, 109
no álcool, 144
para guloseimas, 108-9
para produzir déficit calórico, 76
princípio do equilíbrio energético, 68-9, 71-5
queimadas por cárdio, 29
regulação de, para objetivos específicos, 76
restringir, desvantagens de, 169-70
subestimar ingestão de, 73
superestimar gastos de, 73
tabela para, 104-5
Caneleiras, 289
Carboidratos
acrescentar ao plano alimentar, 153-57
cálculo de gramas por dia, 102-3
combinação com gordura, 81-4
efeito sobre a leptina, 169-70
fontes saudáveis de, 107
para definição muscular, 126
para ganho de massa magra, 126
para manutenção, 126
tabela de, 105
tipos favoritos de, 128
Cárdio
benefícios para a saúde, 28-9
combinação com treino de força, 271-74
no cronograma de treinos, 295-97
para ganhar massa magra, 345
Carga, escolha da, 268
Carne bovina
gordurosa, lista aprovada de, 151
Lombo bovino marinado em molho adobo, 137
magra, lista aprovada de, 151
Carotenoides, 316
Caseína, 309
Caseína micelar, 309
Caseinato de cálcio, 309
Castanhas, tamanho da porção, 158
Chá, 108
Ciclismo, 273
Ciclo-oxigenase (COX), 325
Circunferência da cintura, 281
Circunferência da coxa, 281
Circunferência da panturrilha flexionada, 287
Circunferência do ombro, 282
Circunferência do peito, 282
Circunferência dos braços flexionados, 287
Cisna, John, 69
Colágeno tipo II não desnaturado, 323-24
Colesterol, 87-8
Comer demais, extremo, 73
Comer devagar, 342
Comer fora, 141-43
Composição corporal

abordagem cíclica à, 93-4
acompanhamentos de mudanças na, 279-83
comparada ao IMC, 67
imagens de progresso, 282-83
manutenção, 122
manutenção, calorias necessárias para, 99-100
melhorar, cálculo de calorias para, 92-100
"recomposição", 26
Continuum de força e resistência, 175-76
Contraste mental, 62
Core
ativação dos músculos do, 182
exercícios para o, 342-43
Corpo ideal, visualização, 45-46
Definição muscular de forma lenta, 95
Cortisol, 83, 328
Creatina, 321-22
Creatinina, 322
Crescimento muscular. *Veja também* ganho de
massa magra; musculação,
calorias para, 76, 114
continuum força e resistência, 175-76
mito da mulher musculosa, 177-78
na meia-idade e além, 23-4
principais caminhos para, 175
processo de sobrecarga progressiva, 176-77
proteínas para, 24
Curcumina, 325-26

D

Dano muscular
estudos sobre, 343
para o crescimento muscular, 175-76
por causa do cárdio, 273
Declarações que-quando-onde, 60-1
Deltoides (ombros), 180, 186, 208
Densidade capilar, 29
Densidade energética, 31
Desejos, 89, 95, 115, 341
Desidratação, 107
Desnaturação, 323
DHA (ácido docosahexaenoico), 318-21
DHEA, 326-27
Diabetes, 27, 32, 317, 325
Diários de fitness, 41
Dieta flexível
alimentos integrais, 78-81
cálculo de calorias diárias, 92-100
equilíbrio entre ingestão de carboidratos e
gordura, 81-5
necessidade proteica, 77-78
refeições diárias típicas, 91-2
regulação de calorias de acordo com a meta, 76
sobre, 75
Dieta *low carb,*69, 103, 108
Dietas da moda, 69
Dietas. *Veja também* Dieta flexível
convencionais, 69, 71-2, 109
low carb e *dieta sem açúcar*, 69
restritivas, 71, 109

378 GANHE MÚSCULOS

"Disseminação da meia-idade", 24
Doenças cardíacas, 27, 30, 85, 86, 87, 90, 107
Dor
    identificação da, 200

E

Efeito de interferência, 272
Efeito térmico dos alimentos (ETA), 80
Elevação de quadril, 254
Energia de ativação, 60
EPA (ácido eicosapentaenoico),
Equipamento para rotina avançada, 294
Equipamento para rotina intermediária, 293
Estação de calistenia, 294
Estresse metabólico, 175-76
Exagero, sintomas de, 189
Exercícios. *Veja também* Cárdio; Musculação
    e níveis de colesterol, 88
    para crescimento muscular, 98
    para perda de gordura, 96
Exercícios acessórios
    exercícios de agachamento, 251-254
    exercícios de empurrar, 218-221
    exercícios de puxar, 233-237
    lista de, 207
    sobre, 205-206
Exercícios avançados
    lista de, 207
    principais agachamentos, 248-251
    principais exercícios de empurrar, 216-218
    principais exercícios de puxar, 230-233
    sobre, 205-206
Exercícios de agachamento
    lista de, 207
    músculos trabalhados em, 183-85, 238
    principais, 239-254
Exercícios de empurrar
    lista de, 207
    músculos de puxar para, 180-81
    músculos trabalhados nos, 208
    principais, 208-21
Exercícios de puxar
    lista de, 207
    músculos trabalhados nos, 182-83, 222
    principais, 222-37
Exercícios intermediários
    exercícios principais de agachamento, 245-47
    exercícios principais de empurrar, 213-15
    exercícios principais de puxar, 227-29
    lista de, 207
    sobre, 206
Exercícios principais
de agachar, 239-54
de empurrar, 208-21
de puxar, 222-37
lista de, 207
    sobre, 206
Expectativa de vida, estudos sobre, 78
Extensão de pernas, 252
Extensão, 196

F

Fadiga muscular, 192
    treino para, 192, 198, 203-4
Fase de definição muscular
    cálculo de calorias para, 95-8, 125
    cálculo de macros para, 125-6
    comer fora durante, 141
    conclusão, opções depois da, 120
    definição, 93
    duração da, 119-20
    pausas na dieta, 121-22
    planos alimentares para, 353-58
    quando terminar, 120
    razões para escolher, 113-14
    tabela de calorias para, 105
Fase de manutenção
    cálculo de calorias para, 99-100, 125
    comer fora durante, 142
    definição, 93
    duração da, 122
    razões para escolher, 114
Fases de treino
    sobre, 257
Fenômeno "superalimento", 29, 105
Fibras, 82
Fitas de levantamento, 289
Fitonutrientes, 31
Flexão, 18
Flexores do quadril, 183
Folato, 313, 316
Fome, 31, 126-27, 341-42
Força de vontade, 57
Fotografias, 282-83
Frango
    Salada cremosa de, com ervas, 136
    Sanduíche de salada de, com framboesa e
    castanhas, 135
Frutas
    lista aprovada de, 154-55
    lista de, ricas em nutrientes, 106
    tamanho das porções, 156
Frutos do mar,
    gordurosos, lista aprovada de, 151-52
    gordurosos, tamanho das porções, 149
    magros, lista aprovada de, 151-52
    magros, tamanho das porções, 149
Frutose, 82
Função cerebral, 27, 28, 35
Função cognitiva, 27
Função imunológica, 314, 317, 328

G

Gallwey, Tim, 43
Ganho de massa magra
    cálculo de calorias para, 98-9, 125
    cálculo de macros para, 126
    comer fora durante, 141-42
    definição, 93
    planos alimentares para, 353-66
    razões para escolher, 114

tabela de calorias para, 105
Garcinia cambogia, 304
Glicina, 310-11, 321
Glicogênio, 83, 279
Glicose, 82, 83
Glúteos (bumbum), 183
Gordura. *Veja* Gordura corporal; Lipídios
Gordura corporal
    ao redor do tecido muscular, 178
    converter em massa magra, 26
    modo de armazenamento de gordura, 83
    modo de queima de gordura, 83
    perder, cortar calorias para, 76, 95-8
Gordura corporal, porcentagens de
    imagens para cálculo de, 116
    medição, 117-19
    metas recomendadas para, 119-20
Gordura insaturada, 86-7
Gordura monoinsaturada, 86-7
Gordura poli-insaturada, 86
Gordura saturada, 85-6
Grãos
    lista aprovada de, 154-55
    tamanho das porções, 156
Guloseimas
    acrescentar ao plano alimentar, 159-63
    lista de favoritas, 129
    na dieta flexível, 108-9

H

Hábitos de condicionamento físico
    formação, 58-62
Halteres
    afundo com, 245-46
    agachamento goblet com, 245
    ajustáveis, 292
    avanço alternado com, 246
    desenvolvimento com, 215
    stiff, 247
    levantamento terra, 224-25
    regulares   , 292
    remada unilateral com, 226
    rosca alternada com, 236
    supino com, 213
    supino inclinado com, 214
    tríceps francês sentado com, 220
Haub, Mark, 69
Homens,
    padrões de força, 259
    rotina de treino avançada para, 263, 374-75
    rotina de treino intermediária para, 262, 372-73
    rotina de treino para iniciantes, 261, 371-72
    rotina de treino, 259
Homolka, Gina, 130
Hormônios da tireoide, 79

I

IDR (Ingestão Diária Recomendada), 315
Índice de massa corporal (IMC), 67-8

Indulgências
    controle de calorias nas, 161
    definição, 166
    permissão semanal, 168
Iniciantes
    equipamentos para,
    lista de, 207
    principais exercícios de agachamento para, 239-44
    principais exercícios de empurrar para, 208-12
    principais exercícios de puxar para, 223-26
    sobre, 206
Iniciantes, treino de musculação, 260-61
    para homens, 371-72
    para mulheres, 366-67
Insulina, 83-4
Isoflavonas, 309-10
Isoleucina, 310
Isquiotibiais, 183

J

Jackson/Pollock 3-Site, método, 117

L

Lasanha com cottage e abóbora batá, 138
Laticínios, alta proteína
    lista aprovada de, 151
    tamanho das porções, 149
Leg press, 244
Leguminosas
    lista aprovada de, 154-55
    tamanho das porções, 156
Leite
    integral, gorduras saudáveis no, 107
    integral, tamanho das porções, 158
    semidesnatado, tamanho das porções, 158
Leptina, 169-70
Lesão por Esforço Repetitivo (LER), 200
Lesões
    evitar, 199-201
Leucina, 307, 310, 311
Levantamento stiff,
    com barra, 250
    com halteres, 247
Levantamento terra
    com barra hexagonal, 227
    com barra, 230
    com halteres, 247
Lipoproteínas
    de alta densidade (HDL), 87-8
    de baixa densidade (LDL), 87-8
Lombo bovino marinado em molho adobo, 137
Luvas de treino, 288

M

Maca, 329
Macronutrientes, 74. *Veja também* Carboidratos;
    Proteínas
    base de dados on-line, 147-48
    cálculo para planos alimentares, 126

tabela de, 104-5
Manteiga de castanhas
  tamanho da porção, 158
Manteiga
  tamanho da porção, 158
Massa. *Ver* Lasanha com cottage e abóbora batá
Mentalidade de crescimento, 63
Metabolismo
  dano celular e, 78
  desaceleração do, 25
  e função da tireoide, 79
  e tabela de refeições, 126-7
Metas de condicionamento físico
  afirmações escritas para, 46-9
  arranjar tempo para, 50-4
  esforços regulares para, 55-63, 347
  identificação das, 45-6
  priorizar, 52-3
  razões para, 49-50
  tijolos de construção para, 112-13
Metas. *Ver* Metas de condicionamento físico
Mito da mulher musculosa, 177
Molhos para salada
  tamanho da porção, 158
Motivações, 43
Mulheres
  e o mito da mulher musculosa, 177
  padrões de força, 259
  rotinas de treino avançado, 262-63, 369-70
  rotinas de treino intermediário, 261-62,
    368-69
  rotinas de treino para iniciantes, 260-61,
    366-67
  rotinas de treino, 259
Multivitamínicos, 313-16
Musculação. *Veja também* Exercícios de puxar;
  Exercícios de empurrar; Exercícios de
  agachamento
Músculos
  abdominais, 182, 342-43
  do core, aparência dos, 179
  do core, ativação, 182
  do core, exercícios para, 342-43
  dor nos, 344
  gordura corporal ao redor dos, 178
  para agachar, 184
  para empurrar, 181
  para puxar, 182-83
  perda de, efeito no metabolismo, 25

N

Níveis de testosterona, 83
Nutrição, importância da, 112-13

O

Oblíquos, 182
Óleo de peixe, 33, 318-21
  em éster etílico, 320
  em triglicerídeos reesterificados, 320
Óleos, tamanhos das porções, 158

Olíbano, 324
Ovos
  Assado proteico, 131
  claras, tamanho da porção, 150
  inteiro, tamanho da porção, 158

P

Panturrilhas, 184
Paralelas para peito, 218
Pareto, Vilfredo, 187-88
  princípio de, 187, 205
Pausas na dieta
  estudos sobre, 164-65
  execução, 121-22
Peitorais (peito), 210
Peru
  Assado proteico, 131
Peso
  acompanhamento de mudanças no, 279-80
  e índice de massa muscular (IMC), 67
  ganho de, dicas para, 345-46
Peso, perda de
  alimentos de baixa densidade energética para,
    31
  erros comuns, 73-4
  princípio do balanço energético, 71-5
  suplementos, 304
Piso de EVA, 293
Planos alimentares *Ganhe músculos*. *Veja também*
  Receitas
Polia baixa, 221
Postura adequada, 197, 202
Preferências alimentares, 128
Pressão alta, 336-37
Pressão arterial, 27 29, 336-37
Princípio do equilíbrio energético, 68, 72, 73, 74
Programa *Ganhe músculos*. *Veja* Musculação
Progressão dupla, 195, 197, 299
Proteína de arroz, 311
Proteína de cânhamo, 312
Proteína de colágeno, 310-11
Proteína de ervilha, 311-12
Proteína de soja, 309-10
Proteína em pó
  como tomar, 312-13
  tipos de, 313
Proteínas,
  acrescentando ao plano alimentar, 148-53
  benefícios à saúde, 29-30
  cálculo de gramas por dia, 100-2
  dietas de alta, 77-8
  em alimentos populares de alta-proteína, 101
  lista de favoritas, 128
  magra, fontes de, 107
  magra, tamanho das porções, 149
  para definição muscular, 126
  para ganho de massa magra, 126
  para manutenção, 126
  tabela de, 105
  tamanho das porções, 149-50

ÍNDICE REMISSIVO · 381

Pulley frente, 234

Q
Quadríceps, 183
Queijos
  Caçarola de café da manhã rica em proteínas, 131
  Lasanha com cottage e abóbora batã, 138
  tamanho da porção, 158

R
Rack(gaiola) de agachamento, 294
Receitas
  Assado proteico, 131
  Brownie de batata-doce de dois minutos, 140
  Chips de batata-doce, 134
  Lasanha com cottage e abóbora batã, 138
  Lombo bovino marinado em molho adobo, 137
  Salada cremosa de frango com ervas, 136
  Sanduíche de salada de frango com framboesa e castanhas, 135
  Smoothie cremoso de mirtilo e banana, 133
  Torta de pêssego proteica, 139
Receitas de sobremesas
  Brownie de batata-doce em dois minutos, 140
  Torta de pêssego proteica, 139
Receitas para o almoço
  Salada cremosa de frango com ervas, 136
  Sanduíche de salada de frango com framboesa e castanhas, 135
Receitas para o jantar
  Lasanha com cottage e abóbora batã, 138
  Lombo bovino marinado em molho adobo, 137
Receitas para o lanche
  Chips de batata-doce, 134
  Smoothie cremoso de mirtilo e banana, 133
Redução de intensidade, técnica 277
Refeições de restaurante, 141
Regularidade nos esforços, 55-8
Relógio de pulso, 289
Remada
  baixa, 229
  unilateral com halter, 226
  na máquina, 235
  invertida, 223-24
Repetições, 191-92, 198-99
Resistência, superação, 51-2
Retinol, 315
Rhodiola, 327-28
Ritmo de repetição adequado, 198-99
Rosca
  alternada com halteres, 236
  no cabo, 237
Rotina de aquecimento, 266-68

S
Sacarose, 82

Sanduíche de salada de frango com framboesa e castanhas, 135
Saúde do coração, 29
Sedgwick, Kai, 69
Sementes
  tamanho da porção, 158
Séries puxadas definidas
  descanso entre, 188
  dificultando, 267
  por treino, 191
Séries. *Veja também* Séries puxadas definidas
"Síndrome do Objeto Brilhante", 17
Sistema imunológico, 32, 324
Skinnytaste, livro de receitas, 130
Smoothie cremoso de mirtilo e banana, 133
Sobrecarga progressiva, 176, 194-95
Sono
  benefícios à saúde, 32
  efeitos na fome, 342
  horas por noite, 32, 342
  pesquisas sobre, 342
Supino
  reto com barra, 216
  com halteres, 213
  inclinado com barra, 217
  inclinado com halteres, 214
Supino máquina, 210
Suplementos. Veja também Suplementos de proteína
Suplementos de proteína
  lista aprovada de, 151-52
  tamanho das porções, 150

T
Taxa metabólica de repouso, 25-5
Telômeros, 23-4
Tênis de corrida, 289
Tensão mecânica, 175-76
Teste de dobras cutâneas, 119
The Shredded Chef (Matthews), 130
Torta de pêssego proteica, 139
Treino de musculação. *Veja também* Exercícios de puxar; Exercícios de empurrar; Exercícios de agachamento
Tribulus terrestris, 304
Tríceps
  banco, 212
  francês sentado, 220
  na polia, 219
Triglicerídeos, 85-7

V
Valina, 310
Valor biológico, 311
Vegetais
  acrescentar ao plano alimentar, 155
  Assado proteico, 131
  lista aprovada, 154-55
  lista de, ricos em nutrientes, 106
  Salada cremosa de frango com ervas, 136

tamanho das porções, 155
Viagens, 338
25-hidroxivitamina D, 318
Vírus da gripe, 346
Vitaminas
  multivitamínicos, 313-16
  vitamina D, 316-18

W
Whey concentrado, 307
Whey hidrolisado, 307
Whey Isolado, 307, 308
Whey protein, 306-08, 313
"Whey vegano", 311

Z
Zinco, 79

Sobre o autor

Mike Matthews é um personal trainer certificado, autor de best-sellers de fitness, com mais de 1,5 milhão de livros vendidos no mundo; é fundador da marca nº 1 de suplementos esportivos totalmente naturais Legion.

Sua abordagem simples e com fundamentos científicos para ganhar músculos, perder gordura e ficar saudável já ajudou dezenas de milhares de pessoas a construir um corpo melhor, e seu trabalho já foi divulgado por muitos meios de comunicação conhecidos, como *Esquire, Men's Health, Elle, Women's Health, Muscle & Strengh* e muito outros, além de canais como Fox e ABC.

ASSINE NOSSA NEWSLETTER E RECEBA INFORMAÇÕES DE TODOS OS LANÇAMENTOS

www.faroeditorial.com.br

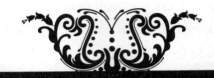

CAMPANHA

Há um grande número de pessoas vivendo com HIV e hepatites virais que não se trata. Gratuito e sigiloso, fazer o teste de HIV e hepatite é mais rápido do que ler um livro.

FAÇA O TESTE. NÃO FIQUE NA DÚVIDA!

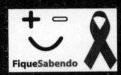

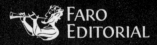

ESTA OBRA FOI IMPRESSA EM OUTUBRO DE 2022